CLÍNICA MAYO

ENFERMEDAD DE ALZHEIMER

Y OTRAS FORMAS DE DEMENCIA

Guía para pacientes y cuidadores

CLÍNICA MAYO

ENFERMEDAD DE ALZHEIMER

Y OTRAS FORMAS DE DEMENCIA

Guía para pacientes y cuidadores

JONATHAN GRAFF-RADFORD • ANGELA M. LUNDE

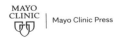
MAYO CLINIC | Mayo Clinic Press **OCEANO**

CLÍNICA MAYO. ENFERMEDAD DE ALZHEIMER
Y OTRAS FORMAS DE DEMENCIA
Guía para pacientes y cuidadores

Título original: ALZHEIMER'S DISEASE AND OTHER DEMENTIAS

© 2020, Mayo Foundation for Medical Education and Research
(MFMER)

Editores médicos | Jonathan Graff-Radfor, M.D., Angela M.
Lunde, M.A.
Directora editorial | Paula M. Marlow Limbeck
Editora sénior | Karen R. Wallevand
Gerente editorial | Stephanie K. Vaughan
Gerente de Producto sénior | Daniel J. Harke
Director de Arte | Stewart J. Koski
Ilustración, fotografía y producción | Joanna R. King, Jamie
Klemmensen, Kent Mc Daniel, Gunnar T. Soroos
Bibliotecarios de investigación editorial | Abbie Y. Brown, Edward
(Eddy) S. Morrow Jr., Erika A. Riggin, Katherine (Katie) J. Warner
Corrección de estilo | Miranda M. Attlesey, Alison K. Baker, Nancy
J. Jacoby, Julie M. Maas
Indexador | Steve Rath
Colaboradores | Rachel A. Haring Bartony; Bradley F. Boeve, doctor
en Medicina; Hugo Botha, licenciado en Medicina y Cirugía; Guojun
Bu, doctor en Filosofía; Richard J. Caselli, doctor en Medicina;
Tanis J. Ferman, doctor en Filosofía; Neill R. Graff-Radford, doctor
en Medicina; Sherrie M. Hanna, maestra en Artes y psicóloga
certificada; Clifford R. Jack, doctor en Medicina; David T. Jones,
doctor en Medicina; David S. Knopman, doctor en Medicina;
Heather L. LaBruna; James F. Meschia, doctor en Medicina; Ronald
C. Petersen, doctor en Medicina y Filosofía; Maisha T. Robinson,
doctora en Medicina; Nikki H. Stricker, doctora en Filosofía y
psicóloga certificada; Nilufer Taner, doctor en Medicina y Filosofía;
Philip W. Tipton, doctor en Medicina; Ericka E. Tung, doctora en
Medicina y maestra en Salud Pública; Rene L. Utianski, doctora
en Filosofía; Prashanthi Vemuri, doctora en Filosofía; Laura M.
Waxman; Jenny Whitwell, doctora en Filosofía; Bryan K. Woodruff,
doctor en Medicina.

Traducción: Natalia Herrero y Ariadna Molinari

Diseño de portada: Sergi Rucabado

D.R. © 2023, Editorial Océano de México, S.A. de C.V.
Guillermo Barroso 17-5, Col. Industrial Las Armas
Tlalnepantla de Baz, 54080, Estado de México
info@oceano.com.mx
www.oceano.mx

Primera edición: 2023
ISBN: 978-607-557-753-1
Depósito legal: B 15387-2023

Impreso en España / *Printed in Spain*

9005758010823

Queremos expresar nuestra más sincera gratitud a todas las personas
que viven con demencia y a sus cuidadores, quienes continúan
ayudándonos a entender la experiencia de vivir con la enfermedad
de Alzheimer y otras demencias relacionadas. Extendemos un
especial agradecimiento a las personas que viven con demencia y a
sus cuidadores, quienes retroalimentaron y guiaron los temas y el
contenido de este libro.

Contenido

Carta de los editores

Es una época emocionante para quienes se dedican al estudio y tratamiento de la enfermedad de Alzheimer y otras demencias. Se han hecho avances significativos en la capacidad para diagnosticar demencia y detectar la enfermedad de Alzheimer antes de que se desarrollen síntomas. Un diagnóstico temprano y preciso permite entender mejor la evolución que tendrá la enfermedad en una persona.

Los investigadores también han descubierto que la demencia suele tener más de una causa, aunque la enfermedad de Alzheimer es la más común. Esto significa que, a futuro, para cada individuo podrá crearse un plan de tratamiento efectivo personalizado.

Los investigadores trabajan con diligencia para desarrollar terapias y, con un poco de suerte, prevenir estas enfermedades en su totalidad. Actualmente se comprenden mucho mejor los vínculos entre la salud cerebral y el estilo de vida (conductas relacionadas con la alimentación y el ejercicio) que en el pasado. Éstas son algunas de las razones por las que aún hay esperanza en el mundo de la investigación sobre la demencia.

A medida que los investigadores trabajan para desarrollar nuevas terapias, también enfrentan algunos desafíos adicionales: reducir el estigma alrededor de la demencia y ampliar el cuidado y el apoyo para quienes se ven afectados por la enfermedad. Éstos son asuntos que requieren atención urgente.

Enfermedad de Alzheimer y otras formas de demencia de la Clínica Mayo te permitirá entender mejor la demencia, con base en lo que los investigadores y otros especialistas médicos saben sobre la enfermedad en la actualidad. También aprenderás que la demencia no sólo consiste en pérdida y deterioro, ya que, para muchas personas, aún es posible tener una buena calidad de vida.

JONATHAN GRAFF-RADFORD, M.D.
ANGELA M. LUNDE, M.A.

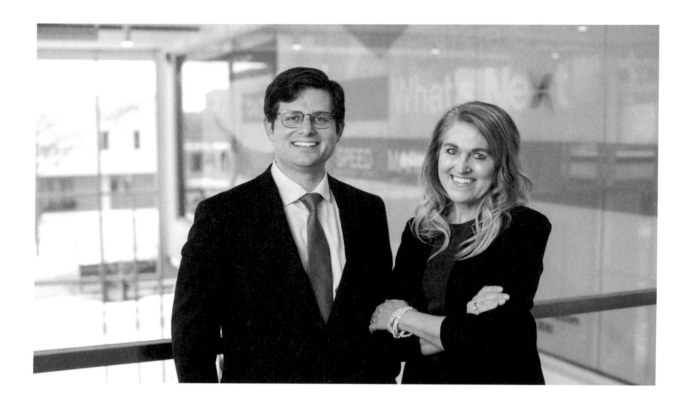

Jonathan Graff-Radford, M.D., es neurólogo conductual en la Clínica Mayo de Rochester, Minnesota, donde evalúa y trata a pacientes con trastornos cognitivos, incluyendo demencia. Es profesor asociado de Neurología en la Escuela de Medicina y Ciencias de la Clínica Mayo, y también funge como coinvestigador en el Centro de Investigación de la Enfermedad de Alzheimer de la Clínica Mayo y el Estudio sobre el Envejecimiento de la Clínica Mayo. El doctor Graff-Radford ha publicado más de 100 artículos y escrito capítulos de libros sobre cognición, la enfermedad de Alzheimer y demencias relacionadas. Fue reconocido por sus investigaciones con el premio Paul B. Beeson al Desarrollo Profesional de Líderes Emergentes sobre el Envejecimiento. Durante su preparación en la Clínica Mayo, el doctor Graff-Radford recibió el premio Woltman a la Excelencia en Neurología Clínica y el Mayo Brothers Distinguished Fellowship Award.

Angela M. Lunde, M.A., ha trabajado en el ámbito del cuidado de la demencia durante casi veinte años. Es coinvestigadora de la División de Divulgación, Reclutamiento y Educación en el Centro de Investigación de la Enfermedad de Alzheimer de la Clínica Mayo, donde se enfoca en el bienestar emocional y la calidad de vida de quienes viven con demencia y sus cuidadores. Lunde participa de manera activa en alianzas estatales, nacionales e internacionales enfocadas en reducir el estigma, elevar el bienestar, y respaldar la inclusión y la voz de la gente que vive con demencia. Reconocida como socia del Departamento de Neurología de la Clínica Mayo en 2012, Lunde ha ayudado a crear programas innovadores que buscan ayudar a las personas con demencia a vivir bien. Ha sido coautora de múltiples artículos, escrito varios capítulos de libros, y mantenido un blog especializado en el cuidado de la demencia por más de una década.

La experiencia de vida

LA HISTORIA DE MIKE: DEMENCIA A LOS 52 AÑOS

Las primeras señales de advertencia comenzaron en el trabajo.

Las tareas que antes realizaba en cuestión de minutos ahora me tomaban más tiempo, y comúnmente me veía en la necesidad de pedir ayuda a personas que yo mismo había capacitado. También me perdía de camino a casa al salir del trabajo, y constantemente parecía estar dispuesto a discutir con quien me desafiara.

El momento decisivo ocurrió cuando fui incapaz de recordar una discusión que había tenido con mi esposa la noche anterior.

Ella pensó que yo quería convencerla de que nunca había ocurrido, pero cuando le dije que no recordaba las cosas que había dicho, lloramos y nos abrazamos porque sabíamos que algo andaba muy mal.

A los 52 años fui diagnosticado con alzhéimer precoz. Tres años después, el diagnóstico cambió a demencia ocasionada por la enfermedad con cuerpos de Lewy. Ahora tengo 58 años.

Aún puedo aprender cosas nuevas, hacer lo que me gusta y, lo que es más importante, aún tengo una voz (y planeo utilizarla el mayor tiempo posible). Una forma de hacerlo es desmentir algunos mitos comunes sobre la demencia.

Mito: las personas con demencia ya no pueden contribuir de forma significativa

Lo primero que hice tras retirarme de mi carrera en telecomunicaciones fue visitar el centro para personas mayores de mi localidad y preguntar si necesitaban ayuda con cuestiones de cómputo y tecnología. Como no tenían a nadie que los apoyara, yo me ofrecí a hacerlo, y creamos un grupo.

Mito: la gente con demencia ya no puede aprender cosas nuevas

Desde que me retiré descubrí que me encanta cocinar. Por razones obvias, tengo prohibido usar la estufa cuando mi esposa no está en casa, así que cocinamos juntos. Cuando es necesario, mi esposa me ayuda a comprender la receta, pero estoy involucrado en la preparación de la comida. Me satisface mucho aún poder contribuir con mi familia.

También he descubierto una pasión y un talento para la pintura con acuarela. Siempre he sido bueno para dibujar, pero la pintura siempre fue algo que me intimidó un poco. Finalmente, decidí tomar una clase de pintura en el centro para personas mayores y me enamoré de la acuarela.

Mito: la gente con demencia *recibe* o *acepta* cuidados de otros, pero no los *da*

En marzo pasado, mi hija me contó que el animal favorito de mi nieta es una jirafa. Como se acercaba su cumpleaños número 8, de regalo decidí pintarle una jirafa.

Pronto descubrí que no puedes pintar algo para un nieto y no pintar algo para los demás, lo cual derivó en la creación de pinturas para cada uno de mis nietos.

En abril pasado, un amigo muy querido falleció a causa de la demencia. Nunca antes había hecho el retrato de alguien, pero sentí que debía hacerlo. Creo que fue terapéutico para mí, aunque también fue una manera de honrar a mi amigo Steve. Esto me llevó a pintar seis retratos de personas que habían fallecido a causa de algún tipo de demencia, o para sus cuidadores, todos para gente que he conocido. También he estado publicando pinturas en internet, lo cual a su vez ha derivado en varias solicitudes de amistad.

Dibujar y pintar me ayudan a relajarme, sobre todo cuando mi ansiedad empieza a aumentar y me siento muy nervioso. La pintura me ayuda a sentirme satisfecho, a relajarme, y me permite contribuir con los demás.

Mito: todas las personas con demencia son iguales

Anticipando lo que me depara el futuro, estoy pensando en hacer un video personal; una grabación que muestre una imagen clara de quién soy en realidad. Quién soy como persona, qué cosas me gustan y cuáles me disgustan, cuáles son mis pasiones, qué me mueve en la vida.

La idea es que, si me mudo a un lugar como un asilo, las personas encargadas de cuidarme vean el video para conocer mi verdadero yo. Esto también les ayudaría a entender que, si estoy nervioso o enojado, seguramente es porque algo me molesta, y es su responsabilidad conocerme y respaldar mis necesidades. No quiero que la gente se conforme con mantenerme ocupado, distraerme o entretenerme.

Las personas que han recibido este diagnóstico aún pueden contribuir, aprender y vivir una vida llena de significado. También siguen teniendo voz, incluso aunque no puedan comunicarse como solían hacerlo.

Por favor, recuerda que la demencia es una enfermedad, no un rasgo de la personalidad.

ENCONTRAR ESPERANZA EN LA DEMENCIA

La historia de Mike en las páginas previas ofrece una visión de lo que significa vivir con demencia. Cuando conoces a una persona con demencia, significa sólo eso: que conociste a alguien que vive con demencia. La experiencia de cada persona con la demencia es única. Si vives con demencia, tu experiencia será distinta a la de Mike de muchas maneras, pero de otras formas, quizá sea similar.

Lo mismo puede decirse de la experiencia del cuidador. Si has conocido a alguien que cuida a una persona con alzhéimer, entonces has visto lo que implica su vida. Cada cuidador maneja esta responsabilidad de forma distinta aunque comparte la incertidumbre que conlleva este rol no solicitado.

Si estás viviendo con demencia o brindando apoyo como cuidador, ¿cómo puedes enfrentar esta nueva realidad de cara al futuro? ¿Puedes volver a sentir esperanza? Tener esperanza en la experiencia de una enfermedad progresiva puede parecer ilógico e incluso insensible para algunas personas.

Sin embargo, Mike y algunos cuidadores como Rosalie, de quien leerás más adelante en este libro, dirían que es posible sentir esperanza a pesar de un diagnóstico de demencia.

Al compartir sus experiencias, Mike y Rosalie demuestran que cuando desaparece una esperanza, es posible que surja otra. Mike y Rosalie también señalan que no toda esperanza es la misma; existe un tipo de esperanza para las cosas que no podemos controlar y una esperanza distinta para las que sí.

Mike encuentra esperanza en las cosas que puede hacer, como sus nuevos roles, pasatiempos y las maneras creativas en que se adapta a la vida cotidiana. Encuentra esperanza al compartir el mensaje de que la vida continúa después de un diagnóstico de demencia, y que la gente con demencia puede seguir contribuyendo de forma significativa a otros a su alrededor. Mike también tiene la esperanza de que, conforme avance su enfermedad, quienes lo cuiden y apoyen sepan quién es en realidad; una persona completa con emociones, gustos y aversiones. También anhela tener comodidad, dignidad, amistad continua y amor; y desea involucrarse de forma significativa con la vida.

De igual forma, Rosalie y otros cuidadores definen la esperanza a su manera. La esperanza de los cuidadores puede cambiar a lo largo del tiempo. Para algunos, radicará en las fortalezas que resultan del rol de cuidador, como paciencia, resiliencia e incluso buen humor y gratitud (cualidades que quizá no sabían que tenían).

A veces las personas con demencia y sus cuidadores pueden sentir esperanza al ofrecer apoyo y orientación a otros que experimentan un dolor similar, o al defender los derechos humanos, las leyes o el financiamiento para la investigación de la enfermedad.

La esperanza es un recurso psicosocial y espiritual que permite experimentar la alegría en medio de las adversidades, y que se convierte en una fuente de fortaleza interior.

Un llamado a la acción

Cada uno de nosotros desempeña un papel para garantizar que las personas que viven con demencia se sientan comprendidas y respetadas, y que tengan oportunidades para prosperar. Existen comunidades a lo largo del mundo que están tomando acciones para ser más incluyentes y amigables con la demencia.

Ya sea que tu vida se haya visto afectada directamente por la demencia o no, puedes ayudar a que tu comunidad sea:

- Un lugar donde las personas que viven con demencia, sus cuidadores y familiares se sientan respaldados y reciban información y acceso oportuno a los servicios y recursos disponibles para ellos.
- Un lugar donde quienes han sido afectados por la demencia se sientan respetados y comprendidos, y donde sean valorados como miembros que contribuyen a la comunidad.
- Un lugar donde cada individuo, negocio y organización reciba educación para crear más conciencia y entendimiento que se traduzcan en una actitud positiva en las vidas de las personas con demencia que conocen y atienden.
- Un lugar que ofrece a la gente que vive con demencia y a sus familiares opciones para mantenerse involucrados y conectados a través de programas, clubes, experiencias y actividades artísticas.

Este libro es un recurso que puede ayudarte a aprender lo más posible sobre la demencia. Quizá no logres leerlo completo en una sola sesión. En vez de eso, puedes leer las secciones que sean relevantes para ti.

A medida que las cosas cambien, quizá descubras que algunos capítulos son más importantes para ti o que vale la pena volver a consultarlos.

Todos desempeñan un papel importante cuando se trata de aprender sobre la demencia, y este libro es una gran herramienta para hacer justamente eso.

Sin embargo, el mejor aprendizaje y entendimiento proviene de los verdaderos expertos: la gente que vive con demencia y sus cuidadores. Ojalá podamos acompañarlos, escucharlos, y verlos como las personas completas que son, hoy y todos los días.

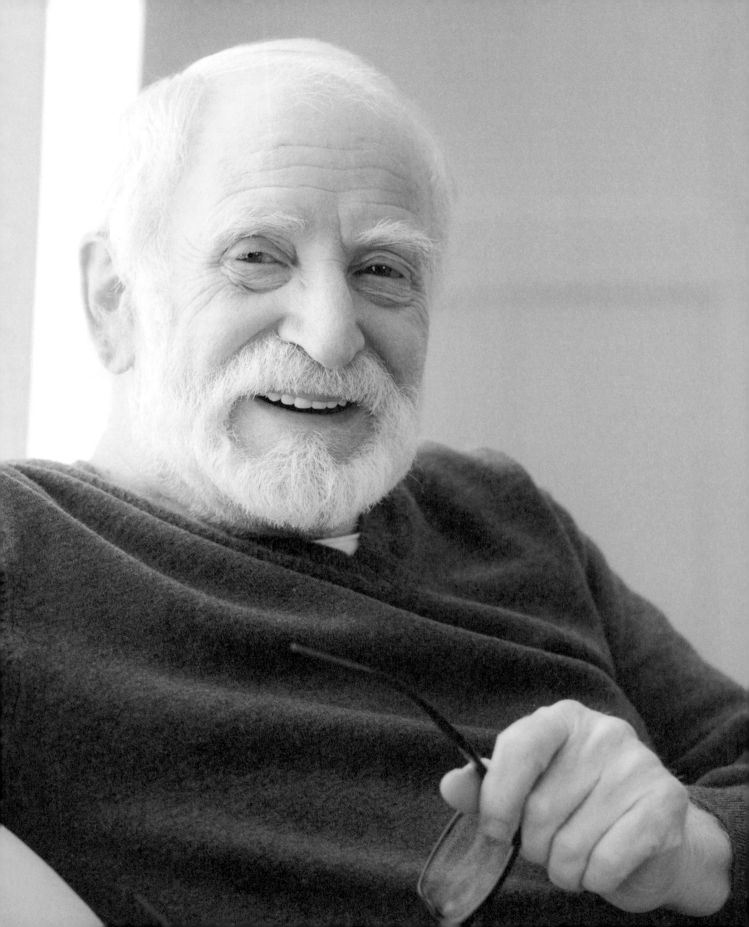

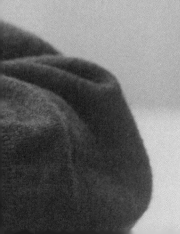

PARTE 1

Envejecimiento normal frente a demencia

Hoy en día la gente vive más que en el pasado. En 2015, menos de 10 por ciento de las personas en el mundo tenía más de 65 años. Para 2050, se espera que esta cifra se duplique. Dado que la demencia es una enfermedad relacionada con la edad, se espera que el número de personas que vive con demencia aumente en los próximos años. De acuerdo con algunas estimaciones, el número de personas que vive con demencia podría triplicarse para 2050.

Esto hace que el tema del envejecimiento saludable cobre mayor relevancia que nunca.

Seguramente has oído hablar en múltiples ocasiones sobre las diversas estrategias que existen para vivir bien durante la vejez. Hacer ejercicio de forma regular, llevar una alimentación saludable, no fumar, manejar el estrés y dormir bien son aspectos clave para una vida larga y saludable.

Pero, ¿acaso existen estrategias efectivas para el envejecimiento específicas a la salud cerebral? ¿O hay maneras de reducir tu riesgo de padecer demencia? ¿La demencia puede prevenirse en su totalidad? Si tienes demencia, ¿qué se puede hacer para tratarla o ralentizar su avance? ¿Puedes vivir bien con demencia? De ser así, ¿cómo?

Éstas son preguntas importantes que los científicos e investigadores buscan responder, y en este libro descubrirás lo que se sabe en la actualidad.

En la parte 1, aprenderás lo que es "usual" en el envejecimiento, así como lo que no. También recibirás una introducción breve a las partes del cerebro vinculadas con la memoria y qué apariencia tiene la demencia. La parte 1 incluye algunos capítulos que definen la demencia y detallan los pasos que comúnmente se siguen para saber si alguien tiene la enfermedad.

"AUNQUE CUALQUIER ADULTO MAYOR PUEDE DESARROLLAR ALGÚN TIPO DE DEMENCIA, LA DEMENCIA NO DEBE CONSIDERARSE UNA PARTE NORMAL DEL PROCESO DE ENVEJECIMIENTO."

CAPÍTULO 1

Lo normal
y lo anormal

Sin importar cuán saludable y libre de lesiones te hayas mantenido a lo largo de tu vida, el desgaste que acarrea la edad causa estragos en el cuerpo. Es probable que comiences a ver cambios a partir de los 30 o 40 años, cuando recuperarte de un resfriado o correr igual de rápido que antes se vuelve un poco más difícil.

Algunos cambios físicos del envejecimiento son fáciles de percibir, como cuando te empiezan a salir canas y tu pelo comienza a adelgazarse. Tu piel puede arrugarse y perder tono conforme se vuelve más delgada y seca, y menos elástica. También te pueden aparecer manchas de la edad en la piel y salir moretones con mayor facilidad.

Otros cambios físicos pueden ser más difíciles de detectar, al menos en un principio. A medida que envejeces, tus ojos y boca pueden empezar a sentirse más resecos. El ejercicio vigoroso se vuelve más difícil porque tus pulmones no pueden almacenar la misma cantidad de aire cuando respiras. Las paredes de tu vejiga suelen perder elasticidad, lo cual te obliga a ir al baño con mayor frecuencia.

Algunos cambios relacionados con la edad son tan sutiles que quizá no los notes hasta que se hayan asentado por completo. Tu sistema digestivo se vuelve más lento de forma natural, por lo que podrías experimentar episodios de estreñimiento más seguido. Tu sistema inmunológico no funciona tan bien, por lo que quizá te enfermes con mayor frecuencia. La función renal se deteriora, por lo que es más fácil sufrir deshidratación o retener líquidos.

Todos éstos son cambios normales que surgen con la edad y a los que mucha gente aprende a adaptarse en su vida cotidiana.

TU CEREBRO Y EL ENVEJECIMIENTO NORMAL

Tal y como sucede con otras partes del cuerpo, el cerebro sufre cambios a medida que envejece. Con un peso aproximado de 1.4 kg, el cerebro es el órgano más complejo de tu cuerpo; es una supercomputadora que controla tanto las acciones en las que piensas (como organizar tus finanzas) como en las que *no* piensas (como tragar o parpadear).

Cuando está sano, tu cerebro vigila todas las funciones y acciones de tu cuerpo: almacena tus instintos y recuerdos; te permite tomar decisiones y ser creativo; además organiza y moldea emociones. Pero quizá lo que resulta más milagroso es que tu cerebro puede hacer todas estas cosas al mismo tiempo.

Considera una acción tan simple como leer. A medida que absorbes el significado de cada palabra, lo más probable es que estés sosteniendo un libro o una tableta en tus manos, ajustando la distancia de tus ojos, y dándoles vuelta a las páginas cuando es necesario. Estás analizando lo que lees, recordando información que ya conoces, y respondiendo emocionalmente al texto.

Al mismo tiempo, quizás estés procesando sonidos y sensaciones del entorno que te rodea. Tal vez también estés haciendo otras cosas, como consultar la hora en tu reloj o darle sorbos a tu taza de café.

Tu cerebro controla todas estas acciones. Y mientras esto sucede, tu cerebro se encarga de funciones vitales que no están directamente ligadas con lo que estás haciendo en ese momento; se está asegurando de que respires, digieras los alimentos, y haciendo otras cosas necesarias para la vida.

El cerebro y la memoria

Tu cerebro se compone de una serie de estructuras que realizan tareas diversas, y trabajan en conjunto para ayudarte a desempeñar funciones cognitivas, como recordar algo. Estas estructuras cerebrales que trabajan unas con otras pueden ubicarse cerca o lejos entre sí en el cerebro.

Las partes del cerebro que trabajan juntas para desempeñar funciones cognitivas como pensar, aprender y recordar se conocen como red cerebral. Las partes del cerebro que están vinculadas con la memoria son el telencéfalo y el sistema límbico. Aquí compartimos un poco más de información sobre ambas:

Telencéfalo. Probablemente estés más familiarizado con el telencéfalo, la parte más larga del cerebro que se ubica encima del tronco encefálico y moldea quién eres como persona.

Un surco profundo separa el telencéfalo en dos hemisferios, el izquierdo y el derecho, los cuales están conectados por un grueso haz de fibras llamado cuerpo calloso.

Cada hemisferio tiene cuatro lóbulos (como podrás apreciar en la siguiente imagen), y cada lóbulo se encarga de funciones distintas. Por ejemplo, el lóbulo temporal, ubicado a un costado de tu frente cerca de la sien, es vital para la memoria.

Sistema límbico. El sistema límbico contiene varias estructuras pequeñas dentro del cerebro, y procesa los millones de mensajes que bombardean tu cerebro, tanto dentro como fuera de tu cuerpo. En el sistema límbico se encuentra el hipocampo, que es el conmutador central de tu sistema de memoria.

El hipocampo clasifica pedazos de información, los almacena en partes distintas de tu cerebro y los recuerda cuando

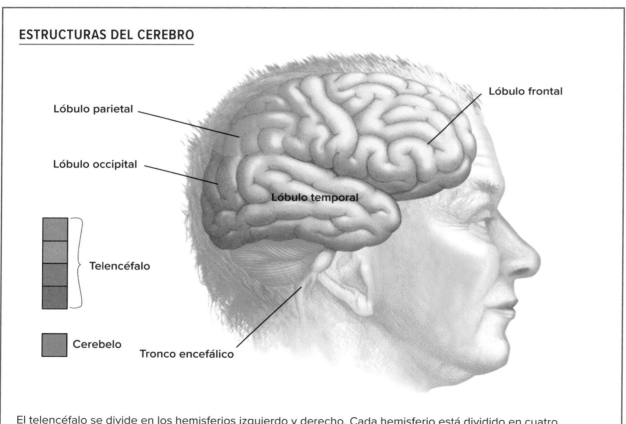

ESTRUCTURAS DEL CEREBRO

Lóbulo parietal

Lóbulo occipital

Lóbulo temporal

Lóbulo frontal

Telencéfalo

Cerebelo

Tronco encefálico

El telencéfalo se divide en los hemisferios izquierdo y derecho. Cada hemisferio está dividido en cuatro secciones (lóbulos). Los lóbulos están separados el uno del otro por surcos superficiales y tejido conectivo y por su forma. El lóbulo temporal es crucial para la memoria.

los necesitas. También transporta información entre tu memoria reciente y lejana. Te ayuda a recordar todo, desde dónde dejaste las llaves del coche esta mañana hasta el pueblito pintoresco que visitaste hace 20 veranos.

En un cerebro saludable, todas las estructuras trabajan en conjunto de forma eficiente, y están protegidas por tu cráneo y por capas de membrana. Una red de vasos sanguíneos le ayuda al cerebro a sobrevivir y funcionar.

Cambios cognitivos que se dan con el envejecimiento normal

Mucha gente comienza a notar cambios sutiles en su capacidad para recordar, aprender y tomar decisiones. Es posible que su mente parezca menos ágil y aguda. Estos cambios se desarrollan de manera gradual e inconsistente en quincuagenarios y sexagenarios. Aunque puede resultar perturbador saber que estos cambios pueden ocurrir, la realidad puede ser un poco menos terrible de lo que crees.

Es cierto que, a medida que envejeces, se reduce la cantidad de neuronas en tu cerebro, lo cual significa que habrá menos comunicación entre tu cerebro y el resto de tu cuerpo. Conforme esto sucede, tu cerebro puede encogerse (atrofiarse). No obstante, gracias a los millones de neuronas y a los billones de conexiones entre ellas, la capacidad de tu cerebro excede por mucho lo que podrías necesitar en toda tu vida. Lo que es todavía mejor, las neuronas vivas continúan haciendo conexiones nuevas, con lo cual se reemplazan las conexiones perdidas.

Sin embargo, la pérdida de neuronas que ocurre durante el envejecimiento afectará tu capacidad para pensar y aprender hasta cierto punto. Aquí compartimos más información sobre los principales cambios en tu capacidad para pensar que suelen ocurrir con la edad.

Velocidad de procesamiento. Tu rapidez para procesar información y dar una respuesta, como para moverte o responder una pregunta, disminuye con la edad. De acuerdo con algunas estimaciones, el tiempo de respuesta de un adulto mayor es aproximadamente 1½ veces más lento que el de adultos más jóvenes.

Esto significa, por ejemplo, que quizá requieras más tiempo para resolver un problema complejo que cuando estabas en tus treintas. O tal vez necesites un poco más de tiempo y un poco más de instrucción para dominar nuevas habilidades. Sin embargo, cuando a los adultos mayores se les da el tiempo suficiente, son capaces de encontrar soluciones acertadas y efectivas que son iguales que las de los adultos jóvenes.

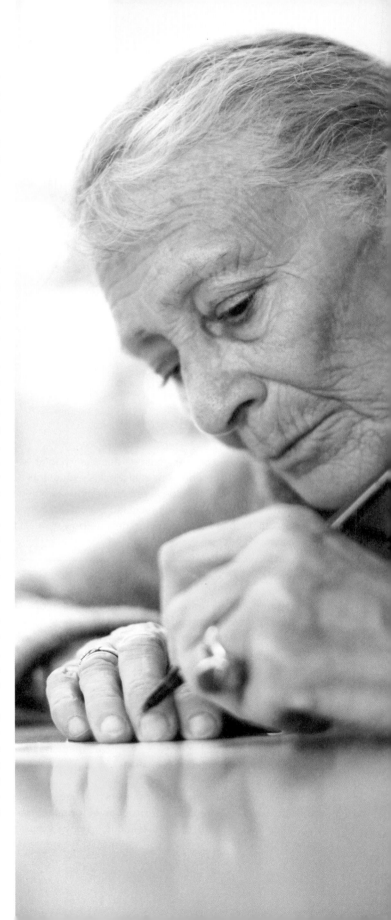

ÁREAS FUNCIONALES DEL CEREBRO

Movimiento
Sensorial
Escritura
Lectura
Habla
Olfato
Visión
Memoria, aprendizaje
Comprensión del lenguaje
Coordinación, equilibrio

Planeación
Resolución de problemas
Atención
Comportamiento

Cerebro derecho
Cerebro izquierdo
Lado derecho del cuerpo
Lado izquierdo del cuerpo

Funciones como pensar, analizar, recordar y hablar, así como procesar sensaciones, se asocian con lóbulos específicos del cerebro. Por ejemplo, las estructuras del cerebro vitales para la memoria se ubican en el lóbulo temporal. Partes de la red de memoria también se ubican en otros lóbulos. Cada lado (hemisferio) del telencéfalo interactúa con una mitad del cuerpo, pero las conexiones están cruzadas; el hemisferio derecho está conectado con el lado izquierdo del cuerpo y el hemisferio izquierdo está conectado con el lado derecho del cuerpo.

Memoria. "Memoria" es un término amplio que describe la capacidad para recordar información.

Con el envejecimiento normal, los adultos mayores no suelen tener problemas para retener información y recuerdos previamente adquiridos, como detalles sobre una boda familiar o la graduación de un hijo o hija. Es sólo que esta tarea de recuperar la información puede tomarles más tiempo. La capacidad para realizar procedimientos bien aprendidos, como andar en bicicleta, se mantiene estable. Éste es un ejemplo de lo que se conoce como memoria procesal, de la que aprenderás más en la página 25.

Donde es probable que los adultos mayores detecten cambios es en la llamada memoria operativa, que se refiere a la capacidad de retener información de forma temporal, como escuchar un número telefónico nuevo y luego recordarlo el tiempo suficiente para marcarlo. Sin embargo, la memoria reciente y la formación de nuevos recuerdos son más vulnerables al envejecimiento.

Atención. La atención es la capacidad para concentrarse en algo con el objetivo de procesar información. La atención simple o concentrada, como ser capaz de ver y ponerle atención a un programa de televisión, tiende a conservarse en la vejez. Pero hacer cosas que dividen la atención suele ser más difícil, como ver televisión y hablar por teléfono al mismo tiempo. El cerebro sólo puede procesar una cantidad determinada de información a la vez. Con la edad, perder la concentración se vuelve más fácil. Sin embargo, envejecer no parece afectar tanto la capacidad para concentrarse en tareas sencillas.

NEURONAS: LAS MENSAJERAS DE TU CEREBRO

Las células nerviosas (neuronas) son las unidades básicas de tu sistema nervioso. Tan sólo en tu cerebro, tienes cerca de 100,000 millones. Las neuronas recolectan y procesan mensajes a través de impulsos eléctricos y envían información a las otras neuronas. Ésta es la forma en que tu cerebro habla con otras partes de tu cuerpo.

Ahora ahondaremos un poco más en el funcionamiento de las neuronas. Miles de neuronas forman canales que permiten que los mensajes fluyan a lo largo del cuerpo. Para que una neurona envíe un mensaje, algo debe incitarla a la acción. Una neurona podría enviar un impulso a otra neurona. O algo fuera del cuerpo, como el dolor que sientes al cortarte el dedo con un papel o el aroma del café matutino, puede hacer que una neurona dispare un impulso.

De ahí, el impulso viaja como una onda y provoca la liberación de sustancias químicas. Todo esto sucede para que los mensajes puedan viajar de neurona en neurona y hacia otras partes del cuerpo, como tu cerebro.

Piensa que esto es como una versión del juego del teléfono descompuesto que quizá jugaste durante la infancia. Un niño susurra un mensaje al oído de otro que está sentado a su lado, quien a su vez se voltea y le susurra el mismo mensaje al siguiente niño o niña, y así sucesivamente, hasta que una fila entera de niños ha recibido el mensaje (y pueden actuar en consecuencia juntos). En tu cerebro y sistema nervioso, este proceso ocurre a la velocidad del relámpago y con mucha mayor precisión.

La demencia es causada por un daño o una pérdida de células nerviosas y sus conexiones en el cerebro. Sigue leyendo este libro para aprender más sobre las neuronas.

Lenguaje. Las habilidades lingüísticas describen tu capacidad para entender y usar el lenguaje, ya sea escrito o hablado.

Durante el envejecimiento normal, los adultos mayores retienen su vocabulario y su capacidad para entender el lenguaje escrito. Sin embargo, entender el lenguaje hablado puede volverse más difícil con la edad, sobre todo en alguien con problemas de audición. Encontrar o recuperar una palabra puede tomar más tiempo, y deletrear palabras conocidas puede volverse más difícil. Pero hay cosas que mejoran con los años, como utilizar un vocabulario rico y decir exactamente lo que uno quiere decir.

Función ejecutiva. Es un término que describe tu agilidad mental e incluye los procesos y habilidades complejos que permiten que organices tareas, recuerdes detalles, pienses de manera abstracta, gestiones tu tiempo y soluciones problemas. Estas habilidades suelen deteriorarse con la edad.

Esto no quiere decir que sea imposible tener estas habilidades durante la vejez, sino que quizá tardes más tiempo en emplearlas que cuando eras más joven.

Procesamiento emocional. Se refiere a tu capacidad para regular tus emociones a fin de responder de forma apropiada, sobre todo en situaciones negativas. Las investigaciones muestran que los adultos mayores tienden a reaccionar menos y a recuperarse con mayor facilidad de una situación negativa, además de que se concentran y recuerdan más información positiva que negativa.

Mientras piensas en los cambios cognitivos que ocurren con la edad, lo más importante a considerar es que aunque muchas funciones del pensamiento se ven afectadas por el proceso de envejecimiento, otras apenas sufren daños. Envejecer no implica un deterioro de todas tus habilidades cognitivas; muchas permanecen intactas, y algunas incluso pueden mejorar con el tiempo.

Crear recuerdos

Experimentar lapsus de memoria ocasionales suele ser parte del proceso normal de envejecimiento. Estos episodios pueden provocar preocupación, ansiedad y a veces hasta pánico en adultos mayores porque la pérdida de memoria es

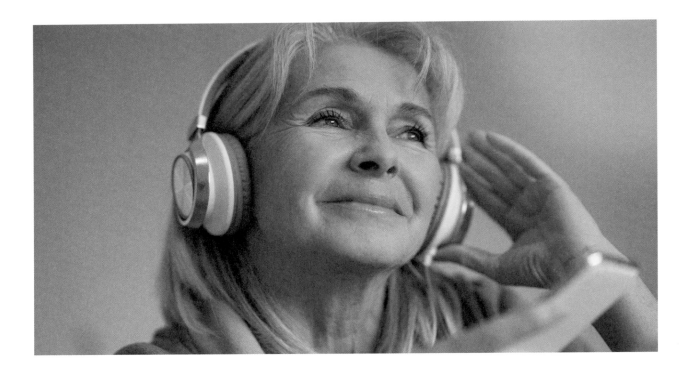

uno de los primeros indicios de demencia por la enfermedad de Alzheimer.

La memoria se refiere a tu capacidad para almacenar, recordar y reutilizar información. Imagina que tu cerebro es una biblioteca llena de salas con libros acomodados en estantes (o, en este caso, recuerdos disponibles para préstamo).

A diferencia de los libros acomodados en estantes de una biblioteca, tu cerebro no almacena un mismo recuerdo en un solo lugar. En vez de eso, la parte de tu cerebro conocida como hipocampo separa los recuerdos en varios pedazos (como la apariencia, el olor, el sonido y la textura de un objeto). Luego almacena estos pedazos en distintas partes de tu cerebro.

Por ejemplo, la melodía de una de tus canciones favoritas puede almacenarse en tu lóbulo temporal, una zona del cerebro que te permite interpretar sonidos. Por otro lado, la letra que conoces de la canción puede almacenarse en tu lóbulo frontal. Y luego están las emociones que asocias con la canción y la información sobre quién la canta; datos que pueden almacenarse en otras partes de tu cerebro.

Cada vez que escuchas esa melodía en el radio, tu cerebro se pone a trabajar, reconstruyendo un solo recuerdo de distintos lugares, lo cual te permite reconocer la canción y cantarla.

Diferentes tipos de memoria. Los recuerdos que almacenas en tu cerebro se dividen en dos categorías distintas. Más adelante aprenderás que los diferentes tipos de demencia atacan distintos tipos de memoria. Por ahora, puedes aprender sobre los diferentes tipos de memoria en la página siguiente.

La memoria operativa te permite retener un poco de información, como un número telefónico, por un periodo breve de tiempo. Después, la información puede ser descartada o trasladada a tu memoria de largo plazo.

La gente que dice estar teniendo problemas de memoria reciente en realidad suele describir una dificultad para recordar información minutos o hasta días después de aprenderla, y no problemas con su memoria operativa.

Aunque la transferencia de información de tu memoria operativa a tu memoria a largo plazo puede parecer sencilla, la memoria a largo plazo puede ser mucho más compleja. La información en tu memoria operativa es almacenada en tu memoria de largo plazo. Esto ocurre mediante un proceso llamado consolidación. Aprenderte el nombre de una persona es un ejemplo de cómo la información en tu memoria operativa se traslada a tu memoria de largo plazo, la cual puede almacenar información durante algunos minutos o toda la vida.

Cuando aprendes el nombre de alguien, esta información crea un canal en tu cerebro, el cual necesita fortalecerse

Tipo de memoria	Cómo funciona	Cuánto tiempo se almacena la información
Memoria episódica	Éste es un tipo de recuerdo que tienes que recordar de forma consciente. La memoria episódica es la forma en que recuerdas tus experiencias y eventos específicos. Tus recuerdos pueden diferir de los de otras personas que vivieron las mismas experiencias. Los detalles específicos vinculados con la memoria episódica a menudo incluyen sentimientos, temporalidad y lugar. Los expertos creen que las emociones juegan un papel crucial en la manera en que se crean estos recuerdos. Ejemplos de recuerdos episódicos pueden incluir el nacimiento de un hijo o hija, una graduación escolar, tu primera cita con tu cónyuge o unas vacaciones de hace algunos años.	Desde minutos hasta años
Memoria semántica	Éste es un tipo de memoria que tienes que recordar de forma consciente. Involucra lo que sabes sobre el mundo que te rodea. Es un registro estructurado de datos, significados de palabras, conceptos y conocimiento. Es posible que estos recuerdos hayan tenido un contexto personal en algún momento, pero ahora existen por sí solos como simple conocimiento. Este tipo de memoria incluye cosas como un entendimiento de las matemáticas, de cómo funcionan los objetos, definiciones de palabras, información sobre animales específicos y recordar la ubicación de un estado. Cuando los adultos mayores dicen tener problemas para recordar las palabras de los objetos y los nombres de las personas, ésta es la parte del recuerdo que suelen estar describiendo.	Desde minutos hasta años
Memoria procesal	Ésta es la memoria de cómo hacer ciertas cosas. Estos recuerdos suelen formarse en una etapa temprana de la vida, por ejemplo, cuando aprendiste a amarrarte las agujetas de los zapatos y andar en bicicleta, y, más adelante, cuando aprendiste a manejar un auto. Estas tareas se realizan una y otra vez y se vuelven tan arraigadas que son prácticamente automáticas y requieren poco o incluso ningún pensamiento consciente.	Desde minutos hasta años
Memoria operativa	Ésta es la memoria que te permite almacenar información de forma temporal para que esté disponible cuando la necesites. Algunos ejemplos de esto son mantener un número telefónico en tu mente antes de marcarlo, seguir una ruta mentalmente o hacer girar un objeto en tu mente.	Desde segundos hasta minutos; la información se ensaya o manipula de forma deliberada.

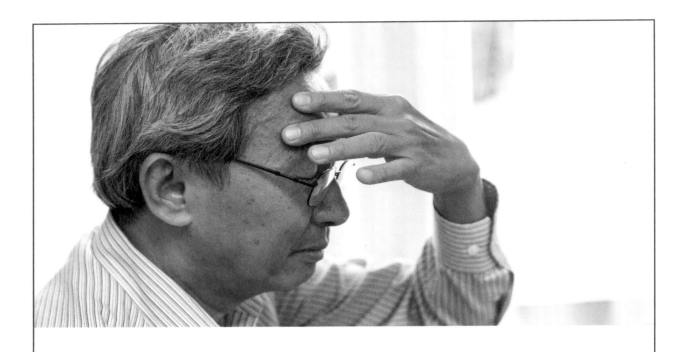

UNA ACLARACIÓN SOBRE LA MEMORIA A CORTO PLAZO

En el habla cotidiana, el término *memoria a corto plazo* puede referirse tanto a la memoria operativa como a la memoria reciente, por lo que a veces causa confusión. Las personas comúnmente dicen tener problemas con su memoria a corto plazo porque olvidan información recién aprendida, también conocida como memoria reciente.

Debido a esta posible confusión, evitamos utilizar el término *memoria a corto plazo* en este libro.

para que la información se convierta en una memoria de más largo plazo. Esto puede ocurrir de muchas maneras: puedes concentrarte en el nombre la primera vez que lo escuchas, repetir el nombre después, o relacionar el nombre con algo conocido. Cualquiera de estas medidas puede ayudarte a recordar ese nombre. Supongamos que acabas de conocer a una nueva vecina y que eres una persona a la que le cuesta mucho trabajo recordar nombres. La vecina se llama Sydney, así que relacionas su nombre con la ciudad de Sídney, en Australia. La próxima vez que la veas, si no recuerdas su nombre, puedes pensar en *Australia* y recordar que su nombre es Sydney.

Esta asociación te ayuda a recordar su nombre rápidamente en cuanto la veas. Con el tiempo, su nombre queda almacenado en tu memoria de largo plazo, así que puedes recordarlo cuando sea necesario.

EL ESPECTRO COGNITIVO

No hace mucho tiempo los científicos pensaban que existían límites claros entre la cognición que se considera normal y aquella que se percibe como deteriorada.

Los científicos creían que las personas entraban en una de dos categorías: o no tenían cambios en el cerebro relacionados con alguna enfermedad, o experimentaban cambios en el cerebro que resultaban en una discapacidad cognitiva.

A lo largo de los últimos 30 años, a través del estudio detallado del proceso normal de envejecimiento y el desarrollo de alguna discapacidad cognitiva, los científicos han descubierto más sobre cómo opera el deterioro cognitivo. Ahora pueden identificar pequeños cambios en el desempeño mental que pueden indicar que alguien tiene una mayor probabilidad de desarrollar demencia más adelante.

¿QUÉ ES LA COGNICIÓN?

El término *cognición* proviene de una palabra en latín que significa "el acto de empezar a conocer", y se refiere a todos los procesos cerebrales que te permiten pensar y actuar de forma consciente, de experimentar lo que está sucediendo a tu alrededor, y de sentir emociones. Estos procesos mentales involucran conciencia, percepción, criterio, razonamiento, aprendizaje y memoria. Los procesos cognitivos son lo opuesto a los múltiples procesos que tu cuerpo realiza sin que pienses en ellos, como los latidos del corazón y la respiración. No necesitas pensar para que esas funciones ocurran.

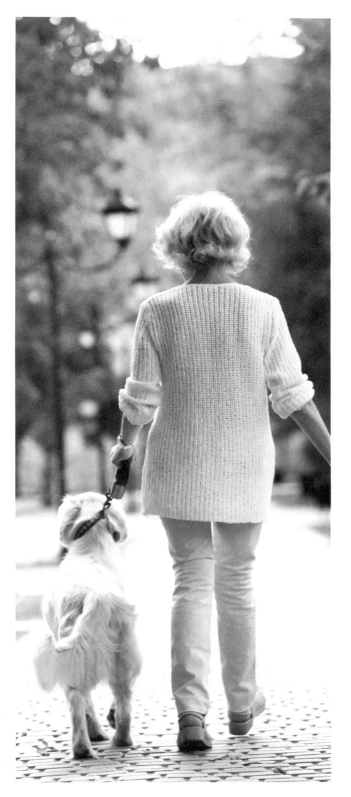

Algo importante es que los científicos han descubierto que los cambios en el cerebro pueden comenzar mucho antes de que los indicios y síntomas sean evidentes; comúnmente muchos años antes. En pocas palabras, la salud cerebral no puede describirse únicamente en términos de simples; no se encuentra en un estado normal o anormal. Estos hallazgos han provocado que los especialistas reconsideren su acercamiento al tema.

Los expertos ahora saben que es más preciso describir el estado cognitivo de una persona en términos de un rango (espectro) más amplio y continuo. En un extremo del espectro se encuentra el funcionamiento normal, un estado en el que las habilidades cognitivas están intactas. En el extremo opuesto del espectro está la demencia, un estado en el que la enfermedad ha deteriorado severamente las habilidades cognitivas.

Entre estos extremos existen muchos niveles, en los cuales la forma en que una persona piensa y aprende puede variar entre un funcionamiento normal y uno deficiente. Por ejemplo, algunas personas tienen problemas de pérdida de memoria, pero sus dificultades no son lo bastante graves como para afectar su vida diaria. Los resultados de sus exámenes médicos muestran algo de discapacidad cognitiva, pero no cumplen con los criterios para la demencia. Ellas pueden tener deterioro cognitivo leve, una condición que no es tan grave como la demencia, pero sí es un poco más preocupante que los cambios en la memoria asociados con el proceso normal de envejecimiento. El deterioro cognitivo leve se ubica más o menos a la mitad del espectro cognitivo.

ENVEJECIMIENTO Y CAMBIO COGNITIVO

La gráfica ilustra los diferentes caminos que puede tomar la cognición a medida que la gente envejece. El eje vertical muestra el espectro cognitivo; la cognición buena (normal) se ubica en la parte superior del eje, la cognición pobre o deteriorada (anormal), en la parte inferior, y el deterioro más gradual, a la mitad. El eje horizontal muestra la edad de las personas en años. Los niveles cognitivos oscilan a lo largo del espectro.

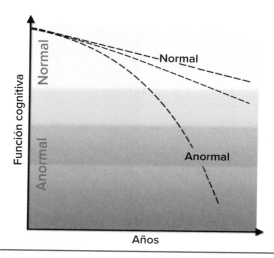

La gráfica de líneas que se muestra del lado derecho ilustra el papel crucial que juega la edad en el espectro cognitivo. Conforme las personas envejecen, aumenta su riesgo de padecer trastornos que afectan el cerebro. Los trastornos que pueden causar demencia se describen en el capítulo 3.

La línea que aparece en la parte superior de la gráfica muestra el proceso normal de envejecimiento. Son personas que experimentan cierto grado de deterioro cognitivo a medida que envejecen. Existen muchos factores capaces de reducir o alterar la cognición, como enfermedades, lesiones y traumatismos, genes, abuso de sustancias, y desgaste general. En algunos casos, la causa de los problemas cognitivos puede curarse.

Un ejemplo de esto es un problema metabólico provocado por un nivel extremadamente bajo de vitamina B12.

El nivel de deterioro cognitivo varía. Algunas personas pueden volverse más olvidadizas y no experimentar otros síntomas. Otras personas pueden tener problemas para recordar nombres o perder sus llaves de vez en cuando. Sin importar si existe una disminución en la función cognitiva, la gente que envejece de forma "normal" sigue siendo capaz de funcionar bien en su vida cotidiana.

Un grupo reducido de personas (con la fortuna de heredar buena salud y genes) representa lo que podría considerarse como un envejecimiento óptimo. Éstas son personas que continúan disfrutando de una buena cognición a medida que envejecen, incluyendo memoria, razonamiento, criterio, concentración, capacidad de análisis, toma de decisiones y uso del lenguaje.

La línea que aparece en la parte inferior de la gráfica representa el envejecimiento anormal, y con el paso de los años viene el deterioro cognitivo. El deterioro suele ser gradual, pero puede ser agudo.

Por último, la línea que aparece a la mitad de la gráfica representa un deterioro mucho más gradual en el pensamiento y la memoria que el que se observa en el envejecimiento anormal.

Los síntomas del deterioro cognitivo comúnmente se desarrollan en septuagenarios y octogenarios. Muchas enfermedades pueden provocar deterioro cognitivo más adelante en la vida, pero la enfermedad de Alzheimer es la más común.

Como descubrirás más adelante, los investigadores ahora saben que los cambios que ocurren con la enfermedad de Alzheimer y otro tipo de enfermedades del cerebro comienzan muchos años antes del primer síntoma.

TIPOS DE DETERIORO COGNITIVO Y FUNCIONAL

La demencia no es una enfermedad específica, sino un síndrome que puede ser ocasionado por una gran variedad de enfermedades. Es un término global que hace referencia a síntomas del pensamiento (cognitivos) que interfieren con la capacidad de una persona para funcionar en la vida cotidiana.

La demencia puede afectar la conducta, la toma de decisiones, la memoria, el lenguaje, las habilidades visuales o espaciales, y la atención. Aunque varias de estas áreas suelen verse afectadas, una puede estar más deteriorada que otras.

¿Qué causa la demencia? La enfermedad de Alzheimer es la principal causa de demencia, pero también existen otras causas de demencia, sobre las cuales leerás en este libro. Cada trastorno posee características distintas que causan síntomas específicos, pero la experiencia de cada individuo siempre es diferente.

Aquí compartimos explicaciones sencillas de los síntomas más comunes de la demencia. Estos síntomas suelen relacionarse más con la demencia por la enfermedad de Alzheimer. En la página 22, puedes ver dónde se ubican diversas áreas funcionales del cerebro.

Pérdida de memoria y dificultad para reconocer objetos familiares

La pérdida de memoria es el síntoma más común en un diagnóstico de demencia. Este síntoma de deterioro cognitivo se caracteriza por la incapacidad de recordar eventos del pasado, ya sea de forma parcial o total. Los problemas con la memoria reciente suelen ser los indicios más tempranos y evidentes de este deterioro. El hipocampo, como aprendiste en páginas anteriores, es el sistema de memoria del cerebro.

Otro efecto del daño cerebral es la incapacidad de reconocer objetos familiares. El término técnico para esta condición es agnosia. La agnosia suele ocurrir en una etapa más tardía de la enfermedad que otros síntomas de la demencia, pero en raras ocasiones puede ser un síntoma temprano. La agnosia significa ser incapaz de reconocer o identificar objetos a pesar de verlos, oírlos y sentirlos. O tal vez alguien sea incapaz de identificar un tenedor en la mesa.

Conforme avanza la demencia, la agnosia puede dificultar la capacidad de las personas de reconocer a sus hijos, cónyuges y parejas. Incluso pueden llegar a negar que están enfermas. El término para esta condición se conoce como anosognosia.

Déficit de atención

Esto es cuando resulta difícil concentrarse en las palabras que se dicen o en tareas que deben cumplirse, y puede ocasionar que las personas se sientan atolondradas y muy distraídas.

Dificultades para entender relaciones espaciales

Sentirse desorientado con facilidad y tener dificultades para desplazarse por un espacio son ejemplos de deterioro visuoespacial. Este tipo de deterioro en una persona puede causar problemas para calcular la altura de un escalón o la distancia alrededor de un obstáculo en su camino.

Dificultades para gestionar el tiempo y el esfuerzo

Estas dificultades pueden hacer que a una persona le cueste trabajo organizarse, priorizar tareas y pensar de manera abstracta. El término para definir la toma de decisiones y llevarlas a cabo se conoce como funcionamiento ejecutivo. Tareas como organizar las finanzas personales, esbozar un reporte, organizar unas vacaciones familiares o planear una cena pueden ser muy difíciles.

Dificultades con el uso del lenguaje

Las dificultades con el lenguaje pueden incluir problemas para recordar nombres de personas, lugares y objetos conocidos. En las etapas más tardías, el habla suele no tener sentido, ser repetitiva y estar plagada de palabras poco específicas como cosa o eso. Puede ser complicado entender el lenguaje hablado y escrito.

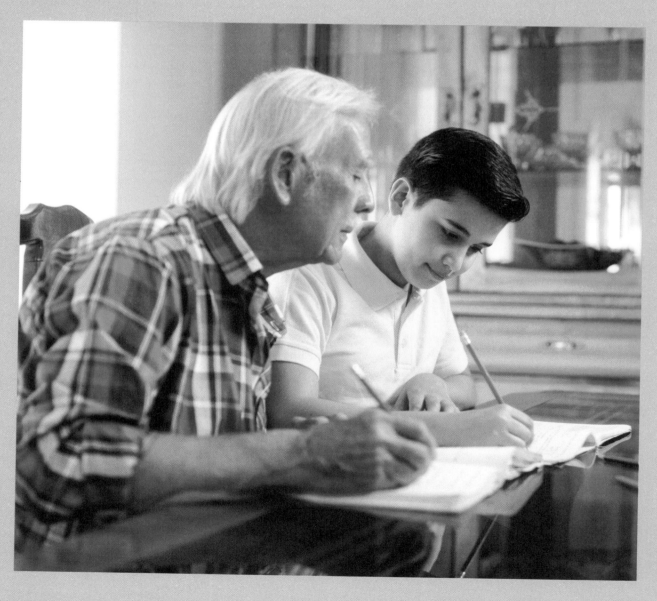

ENVEJECIMIENTO ANORMAL

A los 75 años, Frank puede afirmar con orgullo que durante los últimos 40 años ha vivido en una casa que construyó con sus propias manos. Aunque su esposa murió hace tiempo, él siente que le va bien viviendo solo y no pide mucha ayuda de familiares y amigos.

Durante años, Frank disfrutaba arreglar cosas en su taller, como autos, podadoras y electrodomésticos (básicamente cualquier objeto que tuviera un motor que reparar). Casi todos los días, asistía a una cena del vecindario para tomar café y conversar con otros asistentes frecuentes. Durante los fines de semana, disfrutaba de las visitas de sus nietos.

Hace algunos meses, la gente comenzó a notar algunos cambios en el comportamiento de Frank. Ahora, todo el tiempo pierde llaves, herramientas, lentes, comida y cualquier cosa que tenga en las manos. En varias ocasiones, se ha encaminado hacia la cena del vecindario tan sólo para darse cuenta más adelante, confundido, que olvidó adónde iba, y entonces intenta volver a casa (pero, por desgracia, también le cuesta trabajo recordar cómo regresar).

Al parecer ahora tampoco logra terminar los proyectos que empieza. Y, de acuerdo con uno de sus nietos, Frank dice que habló recientemente con su esposa.

Sus familiares están preocupados por estos cambios, que parecen afectar la cognición de Frank, es decir, su capacidad

¿QUÉ ES "NORMAL"?

Cuando se trata de funciones cognitivas (pensamiento, percepción, memoria, resolución de problemas, toma de decisiones), ¿qué cambios relacionados con la edad son normales y cuáles pueden ser motivo de preocupación? Quizá te sorprenda saber que existen pocas investigaciones para responder esta pregunta. Esto se debe a que la respuesta no es tan sencilla como podrías pensar.

Por ejemplo, pensemos en una mujer de poco más de noventa años cuya mente es sumamente aguda. Aún vive en casa, toma unos cuantos medicamentos, saca a su perro a pasear todos los días y se reúne con amigos con regularidad. Es un hecho que existe gente así. Pero, ¿podemos afirmar que esta mujer es un caso "normal"? En términos del número de personas que realmente envejecen de esta manera, esto podría considerarse anormal. En cambio, los expertos se refieren a esto como envejecimiento exitoso u óptimo; el que la mayoría de la gente querría experimentar.

El envejecimiento normal puede tener muchas variantes. Con mucha mayor frecuencia, el envejecimiento involucra enfermedades y condiciones como cardiopatía, disminución de la densidad ósea, y pérdida del oído o la vista. Mucha gente también piensa que la pérdida de memoria leve forma parte del envejecimiento. Los cambios que ocurren con el envejecimiento pueden ser inconvenientes y frustrantes, pero no te impiden vivir una vida activa e independiente.

El reto de definir lo que es "normal" radica en distinguir los elementos del envejecimiento comunes de los cambios anormales que pueden ser indicios de demencia y enfermedad de Alzheimer. Al ser capaz de detectar un trastorno en sus etapas más tempranas, los científicos esperan "contener" a la enfermedad de Alzheimer cuando sea más tratable.

Al mismo tiempo, los investigadores están estudiando el concepto de envejecimiento óptimo y lo que se puede hacer para promover la salud en todas las etapas de la vida. Ambas líneas de investigación podrían proporcionar información invaluable sobre cómo prevenir el deterioro cognitivo y tratar la demencia.

El punto más importante a recordar es que la demencia *no* es parte del envejecimiento normal.

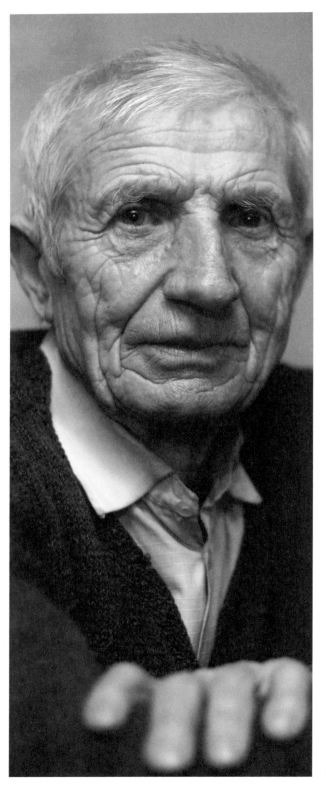

para razonar, decidir y recordar. También notan que Frank luce más deprimido, ansioso e irritable que antes. Les preocupa que lo que sea que esté ocasionando los problemas de Frank no haga más que empeorar.

¿Cómo luce el envejecimiento anormal?

El grado en que la gente mantiene sus habilidades cognitivas conforme envejece varía significativamente.

Mientras que algunas personas comienzan a sufrir lapsus de memoria en sus cincuentas, otras personas tienen buena memoria hasta los noventa años; y su razón y criterio se mantienen tan agudos como siempre. Los cambios que ocurren parecen no alterar la vida cotidiana, y la cognición permanece intacta. Todo forma parte del envejecimiento normal.

Sin embargo, no todos los cambios que ocurren más adelante en la vida son normales. Algunas personas, sobre todo después de los 65, experimentan un deterioro continuo en muchas partes de su cognición. Comienzan a tener problemas para procesar información, sobre todo cuando es nueva. Los problemas de memoria y episodios de confusión son frecuentes. Tienen dificultades para pensar de forma abstracta, concentrarse, expresar ideas con claridad y trabajar con números.

Algunos pueden experimentar cambios en la personalidad, tener dificultades para controlar sus emociones, y volverse paranoicos o retraídos.

Aunque estos indicios y síntomas comúnmente se asocian con la vejez, no forman parte del proceso normal de envejecimiento; más bien, son indicios y síntomas de envejecimiento *anormal*.

Algunos de los cambios que experimenta Frank son anormales, y la probabilidad de que sólo sean resultado del envejecimiento es baja. No todos los adultos mayores experimentan el tipo o la cantidad de deterioro cognitivo que Frank parece tener.

Lo más probable es que los cambios en el cerebro de Frank relacionados con una enfermedad estén ocasionando sus síntomas. Estos cambios pueden haber comenzado muchos años antes de que alguien notara la diferencia en su personalidad y conducta. A medida que avanza la enfermedad, los síntomas pueden empeorar y la cognición de Frank se seguirá deteriorando.

Por ahora Frank parece no darse cuenta de que existe un problema. No está preocupado porque no ve los fallos en su memoria ni cuán preocupante es su conducta. Sin embargo, los síntomas están afectando su capacidad para realizar las tareas de la vida cotidiana.

Sus familiares están empezando a preguntarse si Frank tiene un problema médico grave y también a cuestionarse si aún es una buena idea que Frank viva solo.

La mejor acción que puede tomar la familia de Frank es hacerle una cita con el médico o con alguien especializado en trastornos cognitivos que ocurren durante la vejez, como un neurólogo, geriatra o psiquiatra geriátrico.

UN POCO DE CONSUELO

A lo largo de la lectura de este libro, es importante entender que experimentar pequeños lapsus de memoria les ocurre a casi todas las personas a medida que envejecen. Estos episodios no implican que la demencia está a la vuelta de la esquina. Aunque cualquier adulto mayor puede desarrollar una forma de demencia, ésta no debe considerarse como una parte normal del proceso de envejecimiento.

A veces, cuando los adultos mayores se sienten solos, preocupados o aburridos, muestran indicios y síntomas asociados con la demencia. Por ejemplo, lidiar con un evento emocional traumático o la muerte de un cónyuge puede causar cambios extremos en la personalidad y la conducta. Únicamente un médico experimentado capaz de interpretar los indicios, síntomas y antecedentes familiares puede decir con certeza si éstos son ocasionados por la demencia.

SALUD COGNITIVA EN CIFRAS

La salud cognitiva no es un escenario de extremos. No existe tal cosa como tener o no tener buena salud cognitiva. En vez de eso, como aprendiste en este capítulo, la salud cognitiva es un espectro.

La demencia forma parte de ese espectro, y puede tener muchas causas diferentes.

Un estudio poblacional que siguió a adultos de alrededor de 77 años durante cuatro años mostró que casi 20% de los individuos desarrolló deterioro cognitivo leve o demencia.

La mayor parte del tiempo, la demencia de una persona es ocasionada por más de una enfermedad. Por ejemplo, la gente con alzhéimer comúnmente también tiene deterioro cognitivo vascular, enfermedad con cuerpos de Lewy, y a veces ambas condiciones.

Una combinación de causas es más frecuente a medida que la gente envejece.

"MUCHOS EXPERTOS VEN EL DETERIORO COGNITIVO LEVE COMO UNA OPORTUNIDAD PARA ACTUAR DE FORMA TEMPRANA Y AYUDAR A RALENTIZAR LA DEMENCIA O PREVENIRLA POR COMPLETO CON EL TRATAMIENTO ADECUADO."

CAPÍTULO 2

Deterioro cognitivo leve

La enfermedad de Alzheimer y otras demencias no suelen aparecer rápido o de la nada. No ocurre que un mes todo esté bien y al siguiente estás luchando contra una pérdida de memoria y cambios en el estado de ánimo.

En vez de eso, el inicio de los síntomas suele ocurrir poco a poco. Los síntomas leves se vuelven más graves con el paso del tiempo.

Como aprendiste en el capítulo 1, esto ocurre a lo largo de un espectro.

La palabra *espectro* significa "un rango o un continuo". En este caso, se refiere a los antecedentes de cambio cognitivo en una persona y cómo se relacionan con el envejecimiento y la enfermedad. Consiste en una colección de indicios y síntomas desde su aparición hasta el punto en que producen los cambios extremos que se observan en la demencia.

Por muchos años, los científicos se enfocaron en el extremo más severo de este espectro. Esto se debe en gran medida a que la gente suele requerir cuidados inmediatos y considerables.

Sin embargo, ahora los investigadores están prestando más atención a la parte más leve del espectro, en la que los síntomas son más peligrosos que en el envejecimiento normal, pero no tan graves como para ser considerada como demencia.

El término común para esta etapa es deterioro cognitivo leve, el cual puede ser ocasionado por la enfermedad de Alzheimer u otro trastorno similar.

¿QUÉ ES EL DETERIORO COGNITIVO LEVE?

El deterioro cognitivo leve es cuando alguien desarrolla problemas con sus habilidades cognitivas. Es claramente distinto al nivel cognitivo previo de la persona, pero no lo bastante difícil como para interferir con su funcionamiento cotidiano.

En las personas con deterioro cognitivo leve, muchos aspectos de la cognición pueden ser bastante normales. Pueden manifestarse nuevos patrones de olvido que son notorios. Sin embargo, la gente con deterioro cognitivo leve por lo general puede seguir viviendo sola, encargarse de sus propias finanzas, realizar tareas del hogar y conducir un coche, igual que antes de que empezaran esos cambios.

Es más probable que alguien con deterioro cognitivo leve consulte a un médico cuando los episodios de olvido se vuelvan preocupantes. Al examinar su memoria, la persona no tiene el desempeño que se espera de alguien cercano a su edad y nivel educativo. Sin embargo, el deterioro no es lo suficientemente severo como para mostrar que la persona tiene demencia por alzhéimer u otra causa de demencia.

No todas las personas con deterioro cognitivo leve desarrollan demencia más adelante. La gente con deterioro cognitivo leve tiene mayor riesgo de desarrollar demencia con el tiempo, pero algunas personas se quedan en esta etapa. Otras incluso vuelven a un estado cognitivo normal.

En otras palabras, tener deterioro cognitivo leve no implica que desarrollarás demencia. Cada año, cerca de 10 por ciento de las personas con deterioro cognitivo leve desarrolla demencia.

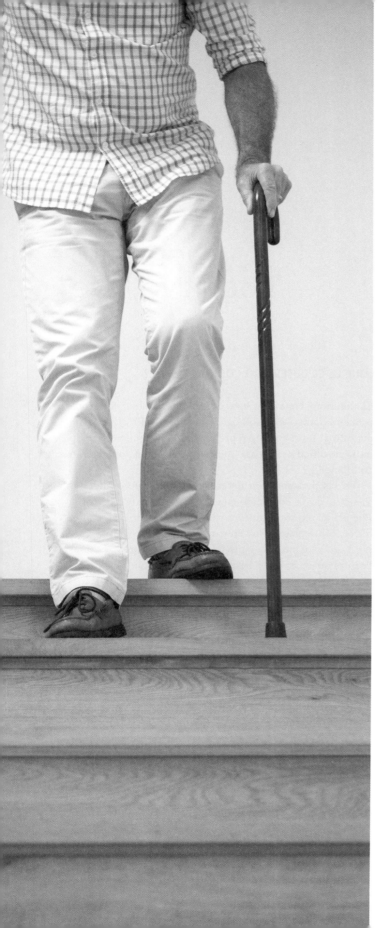

A medida que las investigaciones revelan más sobre el avance del deterioro cognitivo, conocer más sobre su variante más leve puede ofrecer pistas sobre cómo se desarrolla la demencia. Esta información podría ofrecer más opciones para tratar las condiciones que provocan demencia.

Subcategorías

El deterioro cognitivo leve se divide en dos categorías amplias: amnésico y no amnésico. Cada una de estas categorías tiene distintos indicios y síntomas, pero ambos tipos de deterioro cognitivo parecen afectar a los hombres con mayor frecuencia que a las mujeres.

Aquí compartimos información más detallada de cada tipo de deterioro cognitivo leve.

Deterioro cognitivo leve amnésico. El término para este tipo de deterioro cognitivo leve proviene de la palabra *amnesia*. Como quizás hayas adivinado, su principal síntoma es la pérdida de memoria. Otras funciones como la atención y el uso del lenguaje también pueden verse afectadas, pero por lo general la alteración es muy leve. La gente con este tipo de deterioro cognitivo leve suele ser capaz de vivir sola y funcionar relativamente bien dentro de la comunidad. Sin embargo, algunas personas tienden a evitar la socialización porque se sienten avergonzadas si olvidan detalles de una conversación.

Este tipo de deterioro cognitivo leve se divide en otras dos categorías. Una es para casos en los que sólo está presente la pérdida de memoria. La otra es para gente que tiene pérdida de memoria, así como problemas en otras áreas. Por ejemplo, las personas con este padecimiento pueden luchar contra el hecho de ser olvidadizas y también tener problemas para concentrarse o recordar nombres.

El deterioro cognitivo leve amnésico es la forma más común de deterioro cognitivo leve. Es también el tipo de deterioro cognitivo leve que más estudian los investigadores. Por lo general, se cree que es una etapa temprana de la enfermedad de Alzheimer. Esto hace que el deterioro cognitivo leve amnésico sea un factor de riesgo para padecer demencia por alzhéimer.

Deterioro cognitivo no amnésico. Con este tipo de deterioro cognitivo leve, las personas experimentan problemas en un área cognitiva *distinta* a la memoria. Algunos ejemplos de esto incluyen dificultades con el razonamiento, el criterio, el lenguaje y las habilidades de comunicación. Otro ejemplo involucra una dificultad con las habilidades visuoespaciales, como moverse de un lado a otro o calcular la altura de un escalón o la distancia alrededor de un obstáculo. Como sucede con el deterioro cognitivo leve amnésico, una o muchas habilidades cognitivas pueden verse afectadas.

Los investigadores creen que un problema leve, pero constante, con habilidades como la toma de decisiones y la capacidad de priorizar tareas puede significar que una persona está en las etapas iniciales de un tipo de demencia distinta al alzhéimer, como la degeneración frontotemporal (ver capítulo 9). También puede ser señal de una forma atípica de la enfermedad de Alzheimer donde la memoria permanece prácticamente intacta (ver capítulo 7).

Los investigadores también piensan que los problemas leves con el lenguaje pueden estar ligados a distintos tipos de demencia. Adicionalmente, los problemas leves con el razonamiento, el criterio y la resolución de problemas (habilidades ejecutivas) suelen estar presentes en la demencia por la enfermedad con cuerpos de Lewy (ver capítulo 10).

Causas

Como ocurre con la demencia, el deterioro cognitivo leve no es el nombre de una enfermedad, sino un conjunto de síndromes con muchas causas subyacentes. El deterioro cognitivo leve puede tener más de una causa. Las causas se agrupan en distintas categorías, sobre las cuales hablaremos a continuación:

Neurodegenerativo. Un trastorno que destruye las células nerviosas (neuronas) en el cerebro y que empeora con el tiempo. Algunos ejemplos de esto son la enfermedad de Alzheimer, la demencia por la enfermedad con cuerpos de Lewy y la degeneración frontotemporal.

Vascular. Un trastorno que afecta los vasos sanguíneos del cerebro. El suministro de sangre es limitado, lo cual ocasiona daño celular y la muerte. Esto se conoce como demencia vascular.

Psiquiátrico. Condiciones que afectan la memoria, la concentración y el estado de ánimo. La depresión es un ejemplo de esto.

Medicamentos. Ciertos medicamentos pueden provocar efectos secundarios que afectan el funcionamiento del cerebro. Existen muchos ejemplos; en general, cuando alguien experimenta cambios en la cognición luego de empezar a tomar un medicamento, significa que los efectos de dicho medicamento pueden ser los culpables. Algunos ejemplos incluyen opioides para aliviar el dolor y cualquier medicamento que

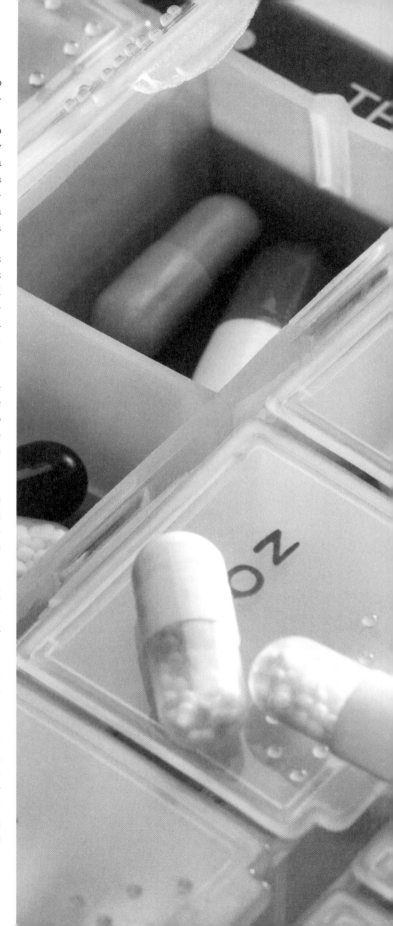

altera el funcionamiento del cerebro, como los fármacos utilizados para tratar la ansiedad (benzodiacepinas).

Alteraciones del sueño. No dormir lo suficiente o no tener un sueño reparador puede afectar la calidad del pensamiento y el aprendizaje de una persona. Esto puede deberse al insomnio, apnea del sueño u otros problemas.

Trastornos metabólicos. El metabolismo incluye todos los procesos que requiere el cuerpo para mantener la vida. Una alteración de estos procesos puede provocar problemas cognitivos leves. Algunos ejemplos de esto son los problemas de la glándula tiroides y la falta de vitamina B12.

Algunas de estas causas son reversibles. Si detectas cambios leves en tu funcionamiento cognitivo, puedes consultar a tu médico para ver si éstos son tratables.

Realizar un diagnóstico

Ninguna prueba puede determinar si una persona tiene deterioro cognitivo leve. En vez de eso, los médicos utilizan un conjunto de criterios para realizar un diagnóstico, entre los cuales se incluyen:

- Evidencia de deterioro cognitivo al comparar los resultados actuales con pruebas y exámenes previos. Esto suele incluir pérdida de la memoria y también puede involucrar problemas lingüísticos, de concentración, toma de decisiones, y alteraciones de las habilidades visuoespaciales, motrices o sociales. Se recomienda que estos problemas sean confirmados por familiares o amigos, y mediante pruebas médicas.
- Ser capaz todavía de completar las actividades propias de la vida cotidiana. Éstas incluyen tareas domésticas, toma de medicamentos, responsabilidades laborales y eventos sociales.
- Síntomas que no sean resultado de delirios u otro trastorno de salud mental, como depresión.
- Síntomas que no sean lo bastante graves como para considerarse demencia porque la persona todavía puede desempeñar las actividades propias de la vida cotidiana.

Diagnosticar deterioro cognitivo leve puede ser difícil. Los problemas de memoria varían entre personas con base en el impacto que tienen. Comúnmente las personas con problemas de memoria no se dan cuenta de que los tienen. Puede ser valioso que alguien que conoce bien a la persona sea capaz de describir incidentes que involucren pérdida de memoria.

Por lo regular, la gente reconoce ser olvidadiza luego de detectar un nuevo patrón, como preguntar la misma cosa una y otra vez o tener dificultades para recordar fechas y nombres que antes solía recordar con facilidad. Olvidarse de una cita de vez en cuando es bastante normal, pero si estos episodios se vuelven cada vez más frecuentes, esto puede indicar una condición subyacente severa.

Los médicos hacen diversas preguntas y evalúan el estado mental de una persona en busca de indicios de deterioro cognitivo. El médico puede sospechar que una persona sufre deterioro cognitivo leve si ésta experimenta más cambios de los que tendría otra persona de la misma edad y nivel educativo, pero no los suficientes como para indicar demencia.

Ciertas pruebas demuestran si la memoria y otras funciones cognitivas de una persona presentan deterioro. Los resultados de estas pruebas se comparan con otras personas del mismo rango de edad. Realizar una serie de pruebas a lo largo del tiempo es mejor, pues éstas pueden captar los indicios de deterioro.

Incluso con estos criterios, diagnosticar a alguien con deterioro cognitivo leve depende en parte del criterio del médico, dentro del contexto del caso de cada persona. Por lo general, un médico experimentado puede conjuntar entrevistas personales, antecedentes médicos y resultados de pruebas y análisis para identificar y medir los cambios cognitivos al realizar un diagnóstico.

Determinar una causa

Una vez que un médico diagnostica a alguien con deterioro cognitivo leve, el siguiente paso es descifrar qué lo ocasiona. Puede utilizarse una serie de estudios de imagenología para determinar qué está causando el deterioro cognitivo leve.

Por ejemplo, un estudio de imágenes de resonancia magnética (IRM) puede mostrar si un tumor o los efectos de una lesión en la cabeza están provocando los síntomas. Una resonancia magnética también puede emplearse para ver si existen daños en los vasos sanguíneos del cerebro, que pueden ser ocasionados por una embolia.

Los estudios de imagenología también pueden detectar encogimiento (atrofia) en el cerebro, lo cual puede indicarle al médico si el deterioro cognitivo leve está siendo ocasionado por una enfermedad que destruye neuronas en el cerebro (enfermedad neurodegenerativa).

Estos estudios también ayudan a los médicos a revisar el hipocampo de una persona, una parte del cerebro de gran importancia para la memoria. Los estudios sugieren que

OTRAS PRUEBAS UTILIZADAS PARA ESTUDIAR EL DETERIORO COGNITIVO LEVE

Diversos estudios muestran que utilizar una punción lumbar para medir valores específicos de las proteínas beta amiloides y tau en el líquido que rodea el cerebro y la médula espinal ayuda a mostrar si alguien con deterioro cognitivo leve está experimentando cambios en el cerebro que podrían derivar en un trastorno como la demencia por alzhéimer.

Las tomografías por emisión de positrones también resultan ser útiles. Pero primero, un poco de contexto: la proteína beta amiloide es una proteína que se agrupa y endurece en forma de placas que provocan la muerte de células nerviosas en el cerebro. Este proceso deriva en la enfermedad de Alzheimer, una causa común de demencia. En el capítulo 5, aprenderás más sobre la proteína beta amiloide.

Al usar un marcador adherente a la proteína beta amiloide, como el compuesto B de Pittsburgh (PiB, por sus siglas en inglés), las tomografías por emisión de positrones muestran una acumulación de beta amiloides en el cerebro vivo a lo largo del tiempo.

Como indica la barra de colores que aparece más adelante, los colores más fríos como el azul y el verde muestran valores más bajos de beta amiloides, mientras que los colores más cálidos como el amarillo y el naranja muestran los más altos.

La imagen de la izquierda es de un cerebro normal en términos cognitivos. Tiene valores normales de beta amiloides, como puedes notar por sus colores azules y verdes.

La imagen del centro es de un cerebro con deterioro cognitivo leve y muestra una acumulación de beta amiloides.

La imagen de la derecha muestra el cerebro de alguien diagnosticado con demencia por alzhéimer y muestra zonas con concentraciones anormalmente altas de beta amiloides.

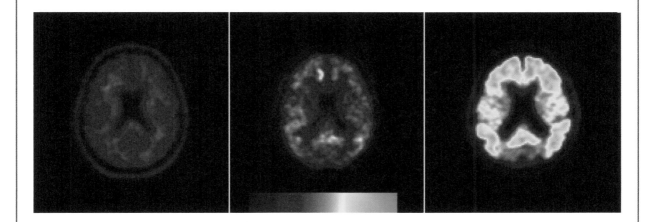

la gente con deterioro cognitivo leve que más adelante desarrolla demencia comúnmente tiene un hipocampo más pequeño.

Asimismo, los investigadores están estudiando otro tipo de imágenes que ayuden a evaluar el deterioro cognitivo leve. Estos estudios también sirven para predecir la probabilidad de que el deterioro cognitivo leve se convierta en demencia.

Por ejemplo, las imágenes funcionales (que observan la actividad cerebral en vez de la estructura física) muestran que el deterioro cognitivo leve puede provocar ciertos cambios en la actividad cerebral. Estos cambios pueden servir como indicadores que muestran si alguien presenta un mayor riesgo de que su deterioro cognitivo leve avance hasta convertirse en demencia por alzhéimer.

Los estudios de imagenología molecular pueden ser otra herramienta útil. Por ejemplo, las imágenes escaneadas mediante una tomografía por emisión de positrones (TEP) utilizan marcadores que se adhieren a las proteínas beta amiloides en el cerebro vivo. Estos escaneos ayudan a los médicos a ver si alguien tiene placas amiloides en el cerebro. Cabe mencionar que, por lo general, las imágenes funcionales y moleculares se utilizan en su mayoría para la investigación y no suelen formar parte de una evaluación de rutina.

Cuando se descubran y existan tratamientos para prevenir la demencia por alzhéimer, entonces las pruebas para detectar el deterioro cognitivo leve cobrarán mayor relevancia de la que tienen hoy. Estas pruebas serán capaces de mostrar la probabilidad de que alguien con deterioro cognitivo leve desarrolle demencia por alzhéimer. Y las personas que reciban este diagnóstico podrán acceder a los beneficios de un tratamiento temprano.

PANORAMA

El deterioro cognitivo leve es común en las personas mayores, y el riesgo de desarrollarlo aumenta con la edad. La gente con menor preparación educativa también parece tener un mayor riesgo de padecerlo. A medida que los investigadores aprenden más sobre lo que causa que las personas con deterioro cognitivo leve tengan demencia en algún punto, también aprenden sobre la gente con deterioro cognitivo leve que *no* desarrolla demencia.

Por ejemplo, una revisión de 17 estudios mostró que la gente con deterioro cognitivo leve que tiene más probabilidades de recuperar un nivel de cognición normal comparte varias similitudes.

Los investigadores encontraron que las personas con deterioro cognitivo leve que tienen más probabilidades de recuperar su cognición normal son más jóvenes, tienen mayor nivel educativo, no padecen hipertensión, no han sufrido

---

DETECCIÓN TEMPRANA DE LA ENFERMEDAD DE ALZHEIMER

Gran parte de las investigaciones sugiere que para cuando una persona es diagnosticada con demencia por alzhéimer, es demasiado tarde para detener el trastorno o revertir el daño que ha ocasionado. Por eso la investigación sobre el deterioro cognitivo leve es muy importante, ya que conduce a estrategias que ayudarán a ralentizar la transición a la demencia por alzhéimer o prevenirla por completo. De hecho, los investigadores están comenzando a entender que la enfermedad de Alzheimer empieza en el cerebro años, o incluso décadas, antes de que los síntomas sean notorios.

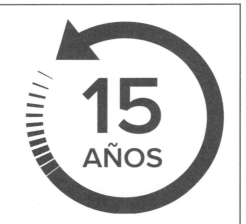

La idea central es utilizar biomarcadores para detectar enfermedades antes de que éstas tengan la oportunidad de afianzarse, algo similar a la idea de tratar la cardiopatía antes de que ocurra un infarto. Los investigadores están estudiando cambios en el cerebro que suceden en una etapa temprana para ayudar a predecir si la demencia está en el futuro de alguien, en vez de esperar a que esta persona empiece a desarrollar síntomas. Se espera que en el futuro estos marcadores cerebrales se utilicen como parte de una estrategia preventiva.

una embolia y no tienen el alelo de la apolipoproteína E (apoe 4), una variante genética vinculada con la enfermedad de Alzheimer (En el capítulo 5, aprenderás más sobre esta variante genética). Asimismo, los investigadores han descubierto que tratar la hipertensión y otros factores de riesgo para desarrollar cardiopatía puede reducir el riesgo de deterioro cognitivo leve y demencia.

Cada año, 1 de cada 10 personas con deterioro cognitivo leve desarrolla demencia. Por ejemplo, por cada 100 personas con deterioro cognitivo leve, 10 desarrollarán demencia un año después. Esto significa que, si tienes deterioro cognitivo leve, es más probable que desarrolles demencia; pero no es inevitable.

Algunas personas con deterioro cognitivo leve mejoran con el tiempo o se mantienen en el mismo nivel cognitivo. De hecho, entre 5 y 10 por ciento vuelve a la normalidad en términos de sus capacidades para pensar.

También es importante saber que la gente con deterioro cognitivo leve aún está en posibilidad de realizar las actividades propias de la vida cotidiana. Por lo general, esto significa que pueden:

- Desempeñar tareas complejas, como pagar cuentas y administrar medicamentos, aunque a veces requieran algo de ayuda.
- Vivir de forma independiente.

Muchos expertos ven el deterioro cognitivo leve como una oportunidad para actuar de forma temprana y ayudar a ralentizar el avance de la demencia o prevenirla por completo con el tratamiento adecuado.

¿En qué momento el deterioro cognitivo leve se convierte en demencia?

Los investigadores están trabajando para descifrar qué causa que una persona pase de tener deterioro cognitivo leve a desarrollar demencia. La genética es un factor importante. La variante E4 del gen de la apolipoproteína E (apoe) es un ejemplo de esto. Las enfermedades que afectan la circulación sanguínea en el cerebro, como la hipertensión y la diabetes, son otro factor que aumenta el riesgo de pasar del deterioro cognitivo leve a la demencia.

Es probable que una combinación de factores de riesgo ayude a predecir la demencia mejor que cualquier factor aislado. Al conocer los elementos o indicios tempranos de un proceso de deterioro cognitivo que puede derivar en demencia, los médicos esperan ser capaces de afirmar qué pacientes pueden beneficiarse de participar en ensayos clínicos enfocados en ralentizar o detener la progresión hacia la demencia; o de predecir a quiénes conviene más el monitoreo continuo, el cual supone un diagnóstico más temprano.

DENTRO DEL CEREBRO CON DETERIORO COGNITIVO LEVE

Los científicos están estudiando los cambios asociados a enfermedades que suceden con el deterioro cognitivo leve y sus efectos en el cerebro. Saber más sobre este campo es un paso para entender las etapas más tempranas de la demencia y tal vez proporcionar nuevas alternativas de tratamiento.

Hasta ahora los científicos han descubierto que el cerebro de una persona con deterioro cognitivo leve no siempre muestra la gran acumulación de placas amiloides y ovillos neurofibrilares observados en el cerebro con alzhéimer. Sin embargo, se están gestando algunos cambios, los cuales afectan partes del cerebro vitales para la memoria y el aprendizaje.

La evidencia actual también muestra que el deterioro cognitivo leve comúnmente (aunque no siempre) se desarrolla de forma similar a los mismos cambios cerebrales observados en la enfermedad de Alzheimer y otras formas de demencia, pero en un grado menor.

Los hallazgos de las investigaciones también sugieren que, en la etapa de deterioro cognitivo leve, la enfermedad de Alzheimer y otros trastornos similares se encuentran en una etapa más temprana de la enfermedad. Esto abre la posibilidad de tratar el trastorno en una fase temprana y prevenir que empeore.

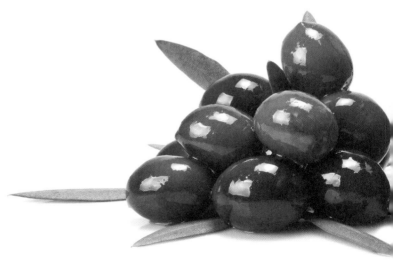

TRATAMIENTO

Los investigadores han estudiado distintos compuestos para ver qué tanto afectan el cerebro de alguien que está en proceso de transitar del deterioro cognitivo leve a la demencia por alzhéimer.

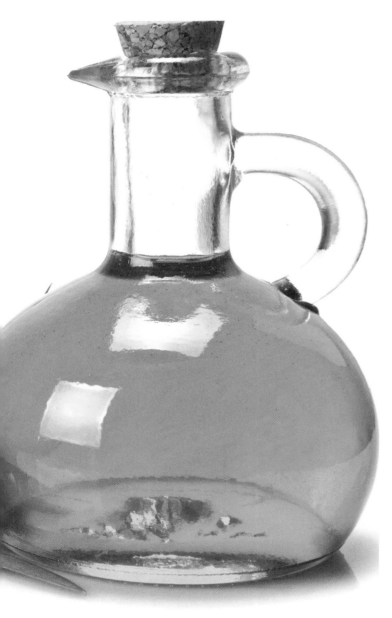

Como punto de partida, indagaron sobre medicamentos y otras sustancias que ya han mostrado algún efecto en la demencia por alzhéimer. Los inhibidores de la colinesterasa fueron uno de los objetivos principales. Estos fármacos impulsan los valores de una sustancia química del cerebro llamada acetilcolina. Esta sustancia química suele disminuir conforme se desarrolla la enfermedad de Alzheimer, por lo que la idea detrás de utilizar este medicamento es estabilizar el funcionamiento cognitivo en las etapas tempranas de la enfermedad. Sin embargo, los expertos no recomiendan estos fármacos para tratar el deterioro cognitivo leve de rutina (en el capítulo 8, aprenderás más sobre estos medicamentos y cómo funcionan).

También se han estudiado otros medicamentos y suplementos para tratar el deterioro cognitivo leve, pero ninguno ha mostrado ser prometedor. Algunos ejemplos incluyen memantina, vitamina E, rofecoxib, piracetam, donepezilo, galantamina, rivastigmina, vitaminas B para disminuir la homocisteína y una bebida que contiene flavonoides.

RETRASAR EL DETERIORO

Aparte de los medicamentos, estas medidas ayudan a ralentizar el deterioro cognitivo.

Tratar la depresión
La depresión es común entre las personas con deterioro cognitivo leve. Tratarla ayuda a mejorar la memoria.

Tratar la apnea del sueño
Esta condición provoca que la respiración empiece y se detenga constantemente mientras una persona duerme, lo cual dificulta (o incluso imposibilita) que tenga un sueño reparador. Recibir tratamiento para la apnea del sueño restaura el sueño y facilita la concentración a lo largo del día.

Controlar la hipertensión
El daño a los vasos sanguíneos puede dañar el cerebro. Los médicos creen que controlar la hipertensión y otras enfermedades que afectan los vasos sanguíneos ayuda a prevenir la demencia.

Llevar un estilo de vida saludable
La evidencia sugiere que comer sano y hacer ejercicio con regularidad reduce el riesgo de deterioro cognitivo y demencia. Por ejemplo, se ha demostrado que el ejercicio mejora algunas funciones relacionadas con el pensamiento;

también ralentiza la aparición de la demencia en personas con deterioro cognitivo leve. En términos alimentarios, los investigadores han encontrado que seguir un esquema de alimentación similar a la dieta mediterránea puede ofrecer más beneficios para las funciones relacionadas con el pensamiento que una dieta baja en grasas.

Por desgracia, ninguna investigación ha confirmado qué retrasará o hará que el deterioro cognitivo leve avance hasta convertirse en demencia.

Sin embargo, los investigadores confían en que al entender mejor el proceso de la enfermedad y contar con mejores herramientas para identificar a quienes están en riesgo de desarrollarla, se harán cada vez más estudios de investigación que ofrecerán más respuestas. A su vez, esta investigación derivará en mejores tratamientos, sobre todo aquellos enfocados en la prevención.

Más adelante, mencionaremos otras estrategias de prevención.

TENER AVANCES

La mayoría de los científicos están convencidos de que el tratamiento para prevenir el alzhéimer se desarrollará en las décadas siguientes. Es lógico que identificar a quienes tienen mayor riesgo de padecer la enfermedad (como las personas con deterioro cognitivo leve o aquellas que se encuentran en una etapa más temprana de éste) ayudará a los expertos a proporcionar tratamiento a quienes les resulte más beneficioso.

El desafío que enfrentan los científicos que estudian el deterioro cognitivo leve tiene dos vertientes: una radica en optimizar el diagnóstico de la condición e identificar a la gente con deterioro cognitivo leve que desarrollará demencia. La otra vertiente radica en identificar y desarrollar tratamientos que impidan que el deterioro cognitivo leve se convierta en demencia.

"LA DEMENCIA ES UN SÍNDROME VINCULADO CON PROBLEMAS PARA RECORDAR, APRENDER COSAS NUEVAS, CONCENTRARSE Y TOMAR DECISIONES QUE AFECTAN LA VIDA COTIDIANA."

CAPÍTULO 3

¿Qué es la demencia?

En el capítulo 1 leíste acerca de Frank, de 75 años de edad. Frank siempre ha disfrutado trabajar en cualquier objeto que tenga un motor que necesite reparación. Ha vivido en la misma casa durante 40 años, una casa que él mismo construyó. Sin embargo, a últimas fechas, Frank constantemente olvida dónde deja las cosas. También ha salido de casa para ir al restaurante que visita con frecuencia tan sólo para confundirse porque no recuerda adónde va. Cuando intenta regresar, lo vuelve a invadir la confusión porque no recuerda el camino de regreso a casa. Frank también confiesa haber estado hablando con su esposa últimamente, aunque ella murió hace años.

Si los síntomas de Frank empeoran al punto de impedirle realizar actividades cotidianas, como organizar sus finanzas, cocinar o administrar sus medicamentos, entonces un médico podría diagnosticarle demencia. Si el médico cree que la causa de la demencia de Frank es la enfermedad de Alzheimer, entonces puede ser diagnosticado con demencia por alzhéimer.

DEMENCIA PARA PRINCIPIANTES

Cerca de 50 millones de personas alrededor del mundo tienen demencia. Cada año, se reportan casi 10 millones de casos nuevos. La Organización Mundial de la Salud (OMS) define la demencia como un síndrome que provoca que la memoria, el pensamiento, la conducta y la capacidad de realizar tareas cotidianas empeore con el tiempo. La demencia *no* es parte del proceso natural de envejecimiento.

Una palabra clave en esta definición es *síndrome*. Mucha gente piensa que la demencia es una enfermedad, cuando en realidad es un síndrome. La diferencia radica en que un síndrome es una colección de indicios y síntomas *ocasionados por* una enfermedad, y éstos varían con base en lo que está ocasionando el síndrome.

Son varias las enfermedades y condiciones que pueden causar demencia; en este capítulo, aprenderás más sobre ellas. Sin importar la causa, la demencia implica un deterioro grave de ciertas funciones cognitivas. Éstos son algunos de los indicios y síntomas más comunes de la demencia:

- Pérdida de memoria, por lo general detectada por un cónyuge o alguien más.
- Dificultad para utilizar o recordar palabras.
- Problemas con las habilidades visuales y espaciales; por ejemplo, perderte mientras manejas.
- Dificultad para razonar o resolver problemas.
- Problemas para planear y organizar.
- Falta de coordinación y función motriz.
- Cambios de personalidad.
- Conducta inapropiada.
- Paranoia.
- Nerviosismo.
- Ver o escuchar cosas que no son reales.

La pérdida de memoria es un síntoma común de la demencia. De hecho, es un elemento distintivo de la demencia por alzhéimer. Sin embargo, la pérdida de memoria no significa que tengas demencia.

¿QUÉ ES UN SÍNDROME?

Un síndrome es un conjunto de indicios y síntomas que ocurren en un patrón consistente. Este patrón comúnmente indica una condición específica como su principal causa. Por ejemplo, muchas mujeres suelen sufrir dolores de cabeza, sensibilidad en los senos, irritabilidad y cansancio antes de su ciclo menstrual. Estos indicios y síntomas apuntan a que se trata de una condición conocida como síndrome premenstrual (SPM).

Si un adulto mayor tiene problemas de memoria que empeoran con el tiempo, además de dificultades para poner atención y ubicarse en un espacio, un médico podría sospechar que los indicios y síntomas son ocasionados por la demencia y que la demencia es producto de la enfermedad de Alzheimer. Un conjunto de síntomas distinto podría indicar que la causa de la demencia es una condición diferente.

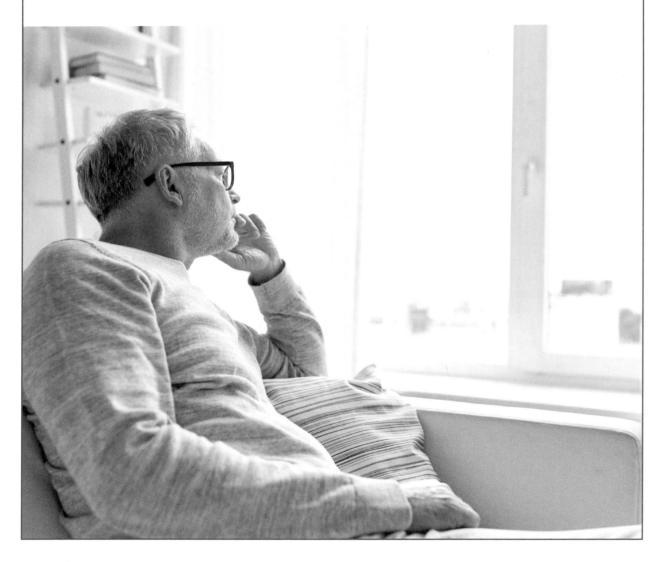

DEMENCIA: UN TÉRMINO GLOBAL

La demencia es un síndrome vinculado con problemas para recordar, aprender cosas nuevas, concentrarse y tomar decisiones que afectan la vida cotidiana.

Es un término global que incluye problemas de pensamiento (cognitivos) que interfieren con el funcionamiento normal cotidiano de una persona.

La demencia afecta la conducta, la toma de decisiones, la memoria, el lenguaje, la percepción visual o espacial, y la atención, entre otras áreas de la vida cotidiana. Más de una de estas áreas suele verse afectada, pero un área podría tener más afectaciones que otra.

Las cuatro causas principales de la demencia se enumeran más adelante. Cada una de ellas tiene características distintas y provoca síntomas específicos. Dicho esto, la experiencia de la demencia es única para cada persona. No todas las personas experimentan todos los síntomas del trastorno.

Debido a que la demencia describe una variedad de síntomas y muchos trastornos, es posible tener síntomas de varios trastornos al mismo tiempo.

Aquí compartimos un breve desglose de las cuatro causas principales de demencia y cómo se comparan en términos del número de personas que afectan.

Conocerás más sobre cada uno de estos trastornos en la siguiente página.

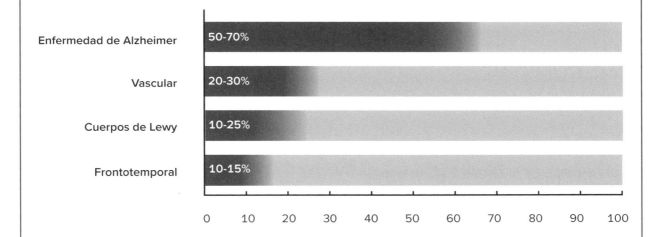

Tener demencia significa experimentar problemas significativos en las funciones cognitivas, una de las cuales es la memoria. Estos problemas deben ser lo bastante severos como para interferir con el funcionamiento cotidiano. Por ejemplo, un indicio de demencia es la pérdida de memoria, además de sentirse desorientado y tener dificultades para recordar palabras. Es la *conjunción* de indicios y síntomas, así como su gravedad, lo que muestra si alguien tiene demencia.

Los científicos esperan un día ser capaces de detectar distintos patrones de cambio cognitivo en sus etapas más tempranas y, de ahí, señalar exactamente qué causa la demencia. Muchos expertos piensan que el mejor momento para tratar la demencia es cuando apenas está empezando, antes de que la condición se consolide en el cerebro.

Asimismo, los científicos esperan encontrar vínculos entre los indicios y síntomas de una persona y la rapidez o el grado en que alguien cuya función cognitiva es normal hace la transición hacia la demencia. Por ejemplo, ¿por qué la memoria se estabiliza para algunas personas luego de una pérdida ligera a moderada de memoria, mientras que otros experimentan un deterioro acelerado? El cerebro es tan complejo que las respuestas a estas preguntas son difíciles de obtener.

La demencia es una de las principales causas de discapacidad entre la gente mayor. Conforme avanza la enfermedad, las personas que viven con demencia requieren ayuda o dependen de otros para su cuidado personal, como comer, bañarse, vestirse y otras necesidades. Tal vez no sean capaces de vivir solas. Suelen volverse incapaces de usar y entender el lenguaje, escrito o hablado; aunque pueden conservar algunas de estas capacidades por más tiempo que otras.

La demencia afecta a las personas física, psicológica, social y económicamente. La demencia impacta la carrera, familia y sociedad que rodea a la persona que vive con la enfermedad.

CAUSAS COMUNES DE DEMENCIA

La cognición se refiere a los procesos cerebrales que te permiten pensar, razonar e interactuar con el mundo a tu alrededor. La demencia ocurre cuando estos procesos se deterioran de forma significativa. La mayoría de las veces, el deterioro es ocasionado por trastornos que afectan el cerebro (neurodegenerativos), los vasos sanguíneos (vasculares) o ambos.

Aunque el tratamiento ayuda a disminuir los síntomas de la demencia, comúnmente no puede curar sus causas. Sin embargo, a veces la demencia surge a partir de condiciones que *pueden* tratarse, como los efectos secundarios de ciertos medicamentos o una infección. A continuación, compartimos un poco más de información sobre las causas más comunes de demencia.

Trastornos neurodegenerativos

Estos trastornos provocan una crisis en el cerebro que deriva en demencia.

A continuación, encontrarás información sobre cada trastorno. También aprenderás más al respecto en los próximos capítulos.

Demencia por alzhéimer. La enfermedad de Alzheimer es la causa más común de demencia. El alzhéimer provoca que las células del cerebro se descompongan debido a la acumulación de placas amiloides y ovillos neurofibrilares. Esto ocasiona un deterioro continuo en la memoria y el funcionamiento mental.

El ritmo al que empeoran los síntomas varía en cada persona. La pérdida de memoria es uno de los primeros síntomas.

Para conocer más sobre la demencia por alzhéimer, consulta la parte 2 de este libro.

ENFERMEDAD DE ALZHEIMER VS. DEMENCIA

Aunque los términos *enfermedad de Alzheimer* y *demencia* suelen utilizarse para referirse a la misma cosa, en realidad significan dos cosas distintas. La demencia es un síndrome y no una enfermedad específica. Es un término genérico que describe una variedad de síntomas. Estos síntomas tienen un impacto en la capacidad de una persona para realizar actividades cotidianas.

La enfermedad de Alzheimer es una de las causas de la demencia, pero no es la única, como descubrirás en este capítulo.

Demencia por la enfermedad con cuerpos de Lewy. La demencia por la enfermedad con cuerpos de Lewy es el segundo tipo de demencia neurodegenerativa más común después de la enfermedad de Alzheimer. Es un término global que incluye la demencia con cuerpos de Lewy y la demencia por la enfermedad de Parkinson.

Como sugiere su nombre, la demencia por la enfermedad con cuerpos de Lewy ocurre cuando se desarrollan unos depósitos de proteína llamados cuerpos de Lewy en las células nerviosas en las partes del cerebro involucradas en el pensamiento, la memoria y el movimiento. Algunas personas que tienen demencia por la enfermedad con cuerpos de Lewy ven cosas que no son reales (alucinaciones visuales), actúan sus sueños mientras duermen, y experimentan fluctuaciones en sus niveles de alerta y atención. Otros efectos incluyen indicios y síntomas similares a los de la enfermedad de Parkinson como rigidez muscular, movimiento lento y temblores.

A diferencia de la enfermedad de Alzheimer, donde la pérdida de memoria es uno de los primeros síntomas, en la demencia por la enfermedad con cuerpos de Lewy no suele haber afectaciones a la memoria hasta más adelante. En el capítulo 10, aprenderás más sobre la demencia por la enfermedad con cuerpos de Lewy.

Degeneración frontotemporal. La degeneración frontotemporal es un término para referirse a un conjunto diverso de trastornos inusuales que suelen afectar los lóbulos frontal y temporal del cerebro. Este grupo de trastornos también incluye una etapa de deterioro cognitivo leve y otra de demencia frontotemporal.

Algunas personas con degeneración frontotemporal experimentan cambios en su personalidad y habilidades sociales, y se vuelven impulsivas o se muestran emocionalmente indiferentes. En otras personas, la capacidad para usar el lenguaje se ve afectada. En el capítulo 9, aprenderás más sobre la degeneración frontotemporal.

Trastornos vasculares

El sistema vascular comprende el corazón y una red de vasos sanguíneos que hacen que la sangre circule a lo largo del cuerpo, desde la cabeza hasta los pies y por todas partes. Este libro se enfoca en los trastornos que afectan los vasos sanguíneos en el cerebro.

Tener el colesterol alto, hipertensión, diabetes y fumar producen una acumulación de sustancias que pueden restringir el flujo sanguíneo (aterosclerosis). Esto incrementa tu riesgo de cardiopatía, infarto o embolia. A su vez, estas condiciones influyen en algunas formas de demencia como deterioro cognitivo vascular.

Una de las formas más comunes del deterioro cognitivo vascular es ocasionada por una serie de pequeñas embolias. Estas embolias dañan el tejido cerebral luego de que se bloquea el suministro de sangre, con lo cual se crean zonas de tejido muerto. Este tejido muerto tiene la apariencia de manchas en la materia blanca del cerebro.

El deterioro cognitivo vascular puede aparecer súbitamente si las embolias son graves y afectan partes críticas del cerebro, y empeoran poco a poco, especialmente si la persona experimenta otras embolias.

Los síntomas del deterioro cognitivo vascular pueden incluir problemas para pensar o poner atención, caminar de forma inestable, confusión o depresión. Según sea la ubicación del tejido muerto en el cerebro, los síntomas pueden concentrarse en un lado del cuerpo o en un par de funciones.

El daño al tejido cerebral ocasionado por las embolias es irreversible. Sin embargo, la probabilidad de tener más embolias en el futuro puede reducirse al controlar la hipertensión y otras condiciones que afectan los vasos sanguíneos. Esto previene mayores daños. En el capítulo 11, conocerás más sobre el deterioro cognitivo vascular, incluyendo estrategias para prevenirlo.

OTRAS CAUSAS DE DEMENCIA

A veces la demencia es ocasionada por condiciones que no están relacionadas con el cerebro o los vasos sanguíneos, estas causas pueden tratarse e incluso revertirse; la hidrocefalia de presión normal es un ejemplo de esto.

La hidrocefalia de presión normal, la enfermedad de Huntington y la enfermedad de Creutzfeldt-Jakob son condiciones que pueden provocar síntomas similares a los de la demencia. Quizás hayas oído hablar de estas condiciones, sin saber que pueden ocasionar síntomas parecidos a los de la demencia.

Estas condiciones demuestran la importancia de hablar con tu médico si estás teniendo problemas significativos de memoria y concentración. Aquí te compartimos más información sobre cada una de ellas.

Hidrocefalia de presión normal

La hidrocefalia ocurre cuando el líquido que rodea y amortigua el cerebro no se reabsorbe en el torrente sanguíneo, como se supone que debería. En vez de eso, el líquido se acumula y ejerce presión sobre el cerebro.

HIDROCEFALIA DE PRESIÓN NORMAL

Con la hidrocefalia de presión normal, se acumula íquido en el cerebro. Este exceso de líquido altera el funcionamiento del cerebro, lo cual produce cambios en la forma de caminar de una persona y, con bastante frecuencia, problemas en la capacidad para pensar.

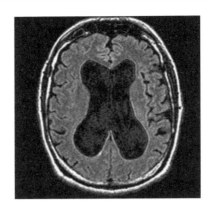

La hidrocefalia de presión normal es una variante de esta condición. Al igual que con la hidrocefalia, hay una acumulación de líquido que ejerce presión sobre el cerebro, pero en menor grado. Este tipo de hidrocefalia suele verse más en adultos mayores. Puede ser resultado de una lesión o enfermedad pero, en gran parte de los casos, se desconoce la causa. En ocasiones, este tipo de hidrocefalia puede tratarse.

Indicios y síntomas. Caminar lento, con pasos cortos e inestables, suele ser el primer indicio de hidrocefalia de presión normal. La persona afectada puede caminar con los pies muy abiertos y tener problemas para girar y moverse. También son comunes los problemas de equilibrio y las caídas.

Luego de desarrollar problemas para caminar, la gente con hidrocefalia de presión normal puede sentir ganas de orinar con mayor frecuencia, lo cual provoca una pérdida de control del esfínter de la vejiga (incontinencia). Es probable que las personas con hidrocefalia de presión normal piensen y procesen información de forma más lenta. También es probable que pongan poca atención y sean olvidadizas.

Sin embargo, puede que los síntomas no sean tan severos como con los trastornos de la demencia descritos en otras secciones de este libro. A diferencia del alzhéimer, la gente con hidrocefalia de presión normal por lo regular puede responder preguntas correctamente, pero hacerlo puede tomarle más tiempo.

Los indicios y síntomas de la hidrocefalia de presión normal en ocasiones son similares a los otros tipos de demencia, lo cual a veces ocasiona un diagnóstico erróneo. Existen pruebas para distinguir estas condiciones. Con un diagnóstico temprano, rápidamente puede iniciarse el tratamiento para quienes pueden beneficiarse de éste.

¿Cómo se trata? Para tratar la hidrocefalia de presión normal, se suele utilizar un tubo flexible llamado "shunt" para drenar el exceso de líquido (cefalorraquídeo) del cerebro. El tubo crea un túnel debajo del cuero cabelludo y la piel a lo largo del cuello y el pecho hasta llegar al abdomen, donde el líquido se drena en un recipiente. Drenar el líquido cefalorraquídeo ayuda a aliviar los síntomas y normaliza los niveles de este líquido en el cerebro.

Aunque el tratamiento ayuda a muchas personas con esta condición, el procedimiento implica algunos riesgos. Y aunque algunas investigaciones muestran que usar un *shunt* para tratar la hidrocefalia de presión normal mejora los síntomas en la mayoría de las personas a largo plazo, su efectividad varía en cada persona. Algunos síntomas desaparecen de inmediato, mientras que otros tardan más tiempo en resolverse.

Es posible que tu médico realice una prueba para evaluar qué tan bien respondes al drenaje del líquido cefalorraquídeo antes de colocarte un *shunt* permanente. Por ejemplo, tal vez tu médico quiera evaluar qué tan bien caminas para ver si estás mejorando en este aspecto.

Enfermedad de Huntington

La enfermedad de Huntington es una enfermedad hereditaria que suele desarrollarse en la mediana edad. Provoca movimientos incontrolables, alteraciones emocionales y deterioro mental. En adultos jóvenes, los síntomas suelen ser más graves y pueden empeorar rápidamente. En raras ocasiones, esta condición se desarrolla en niños y niñas.

Señales y síntomas. Por lo regular, la enfermedad de Huntington se desarrolla lentamente y su severidad depende

"CON UN DIAGNÓSTICO TEMPRANO, RÁPIDAMENTE PUEDE INICIARSE EL TRATAMIENTO PARA QUIENES PUEDEN BENEFICIARSE DE ÉSTE."

del grado de daño ocasionado en el cerebro. Los cambios emocionales como irritabilidad, enojo y paranoia son indicios y síntomas tempranos de la enfermedad. La depresión también es común. La enfermedad de Huntington puede ocasionar problemas para tomar decisiones, aprender cosas nuevas, responder preguntas y recordar información. Algunos trastornos tempranos del movimiento incluyen problemas de equilibrio leves, espasmos y muecas faciales, y torpeza.

Conforme empeora la enfermedad, los movimientos del cuerpo pueden volverse repentinos y espasmódicos. Alguien que padece la enfermedad puede caminar con amplitud y como si estuviera bailando. La forma de hablar puede sonar interrumpida o arrastrada. La demencia también es otro síntoma.

La gente con esta enfermedad suele morir entre 10 y 30 años después de que aparecen los primeros síntomas. La muerte suele ocurrir por una infección relacionada con la neumonía o lesiones y complicaciones derivadas de una caída. Por lo regular, cuanto más temprano aparezcan los síntomas, más rápido avanzará la enfermedad.

Monitoreo y diagnóstico. Un solo gen anormal es responsable de causar la enfermedad de Huntington. Por lo regular, este gen controla la producción de la proteína huntingtina (nótese la similitud entre el nombre de la proteína y el de la enfermedad). Es posible que el gen mutado produzca una forma tóxica de huntingtina que destruye las células nerviosas en el cerebro.

Para determinar si la enfermedad de Huntington está ocasionando síntomas, el médico debe realizar una prueba física y revisar tanto el historial clínico del paciente como los antecedentes familiares. El médico puede preguntar si el paciente ha experimentado cambios recientes en sus emociones o intelecto. También puede pedir que se realicen estudios de imagenología del cerebro y análisis de sangre.

Un análisis de sangre también puede mostrar si alguien es portador del gen que provoca la enfermedad. Algunas personas con antecedentes familiares de la enfermedad eligen hacerse la prueba antes de desarrollar cualquier síntoma.

La decisión de realizarse la prueba temprana es completamente personal. Si no estás seguro de hacerte la prueba, un asesor genético puede ayudarte a sopesar los pros y contras, y entender las implicaciones del resultado de la prueba.

¿Cómo se trata? Ningún tratamiento puede detener o revertir el desarrollo de la enfermedad de Huntington. Sin embargo, varios enfoques pueden ayudar con los indicios y síntomas.

La tetrabenazina (Xenazine) ha sido aprobada por la Administración de Alimentos y Medicamentos (FDA, por sus siglas en inglés) para controlar los movimientos espasmódicos y de retorcimiento. Entre sus efectos secundarios, este medicamento puede agravar o causar depresión y otras condiciones de salud mental. También puede provocar mareos, náuseas e intranquilidad.

Los medicamentos antipsicóticos como el haloperidol (Haldol) y la clorpromazina pueden ayudar con los movimientos involuntarios, con los arrebatos violentos, el nerviosismo y los trastornos del estado de ánimo. Sin embargo, pueden provocar tensión y rigidez muscular.

Los fármacos destinados a ayudar con el estado de ánimo incluyen algunos que por lo regular se utilizan para tratar convulsiones, como valproato, carbamazepina (Carbatrol, Epitol, Tegretol) y lamotrigina (Lamictal).

Los antidepresivos a veces se utilizan para ayudar con los hábitos obsesivo-compulsivos que son comunes con la enfermedad de Huntington, pero pueden provocar náuseas, diarrea, somnolencia y presión arterial baja.

La psicoterapia, la fisioterapia y la terapia del habla pueden ayudar, sobre todo en las etapas tempranas. Estas terapias pueden mejorar la calidad de vida y ayudar a reducir el

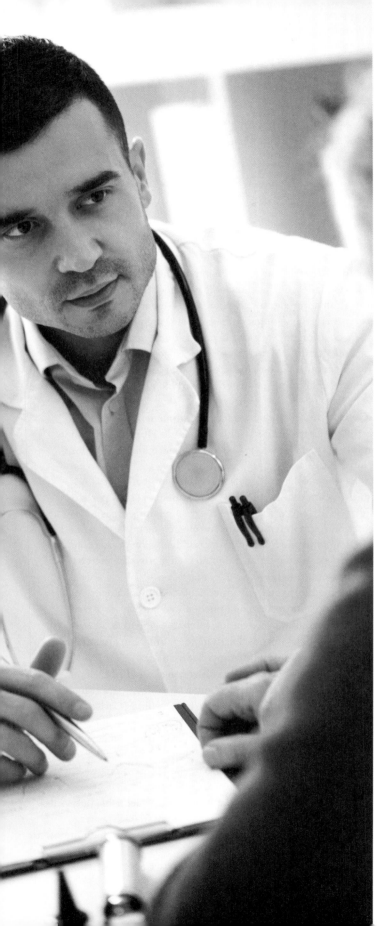

riesgo de experimentar los efectos secundarios de los medicamentos.

Seguir un plan de alimentación balanceada y mantener un peso corporal normal también son importantes para la gente que padece la enfermedad de Huntington. Esto se debe a que la gente con este trastorno puede llegar a quemar hasta 5,000 calorías diarias (muy por encima de una persona promedio). Por ello deben utilizarse vitaminas y suplementos adicionales, si el médico así lo considera.

Las personas que tienen la enfermedad de Huntington también pueden necesitar ayuda durante las comidas. Por ejemplo, cortar los alimentos en pedazos pequeños o hacerlos puré puede facilitar su consumo. También es útil tomarse el tiempo necesario para cada comida.

Enfermedad de Creutzfeldt-Jakob

La enfermedad de Creutzfeldt-Jakob afecta a 1 en un millón de personas cada año. Se cree que ocurre cuando una malformación de proteínas ataca las células del cerebro y las destruye mucho más rápido que lo que sucede con la enfermedad de Alzheimer. El trastorno deriva en demencia y, finalmente, la muerte.

La enfermedad de Creutzfeldt-Jakob suele ocurrir alrededor de los 60 años de edad. Una vez que alguien adquiere la enfermedad, ésta empeora rápidamente. Una persona que padece esta enfermedad suele morir a causa de las complicaciones en cuestión de meses. Hasta este momento, no existe un tratamiento que detenga la enfermedad o que evite que empeore.

La enfermedad de Creutzfeldt-Jakob captó la atención del público en la década de 1990, cuando una forma de la enfermedad se desarrolló entre personas de Gran Bretaña que habían ingerido carne de res (que tenían la enfermedad de las vacas locas), también conocida como encefalopatía espongiforme bovina.

Indicios y síntomas. La característica principal de la enfermedad de Creutzfeldt-Jakob es que los síntomas de la demencia empeoran. Primero, una persona con esta enfermedad puede presentar problemas de coordinación muscular, cambios en la personalidad, insomnio y visión borrosa. Los indicios y síntomas empeoran de forma dramática, lo que causa un deterioro cognitivo grave. Pueden sufrir espasmos musculares, tener dificultades para moverse o hablar, e incluso ceguera.

Con el tiempo, muchas personas que padecen esta enfermedad caen en coma. A partir de ahí, la insuficiencia cardiaca o pulmonar, o una infección como la neumonía provocan

CAUSAS TRATABLES DEL DETERIORO COGNITIVO

Al igual que ocurre con la hidrocefalia de presión normal, existen otras condiciones capaces de provocar deterioro cognitivo que pueden tratarse o revertirse. Aquí mencionamos varios ejemplos.

Infección. La meningitis puede provocar confusión, falta de criterio y pérdida de memoria. Sin embargo, si se detecta a tiempo, la meningitis puede curarse.

Reacción a los medicamentos. Los efectos secundarios de algunos fármacos pueden provocar problemas de corto plazo con la memoria y la concentración.

Desequilibrios metabólicos o endocrinos. Las enfermedades de la tiroides, el riñón, el páncreas y el hígado pueden alterar el equilibrio químico de tu sangre, provocando demencia.

Tumor cerebral. Algunos tumores pueden provocar síntomas de demencia. Un ejemplo de esto es un tumor que presiona las partes del cerebro que controlan los niveles hormonales.

Hematoma subdural. Esto ocurre cuando se acumula sangre entre la superficie del cerebro y la pequeña capa exterior que lo cubre.

Abuso de sustancias. El uso inapropiado de algunos medicamentos con receta puede causar síntomas de demencia. Las drogas callejeras, sobre todo en dosis altas, pueden tener un efecto similar.

Alcoholismo crónico. Las complicaciones del alcoholismo crónico, como la enfermedad hepática y no obtener suficientes nutrientes, sobre todo la tiamina, pueden derivar en demencia.

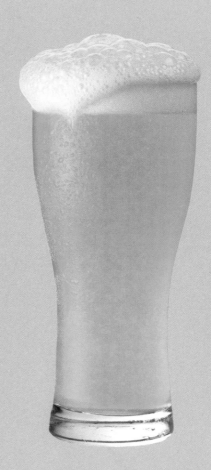

Deficiencias nutricionales. No recibir suficientes nutrientes, como vitaminas B, puede causar síntomas de demencia.

Envenenamiento. La exposición a solventes o vapores tóxicos sin equipo de protección puede dañar las células del cerebro. Con el tiempo, esto puede derivar en demencia.

Problemas con el sistema autoinmune. A veces, los problemas con la memoria y el pensamiento pueden señalar un problema con el sistema inmunológico. En estos casos, el tratamiento con esteroides puede mejorar los síntomas.

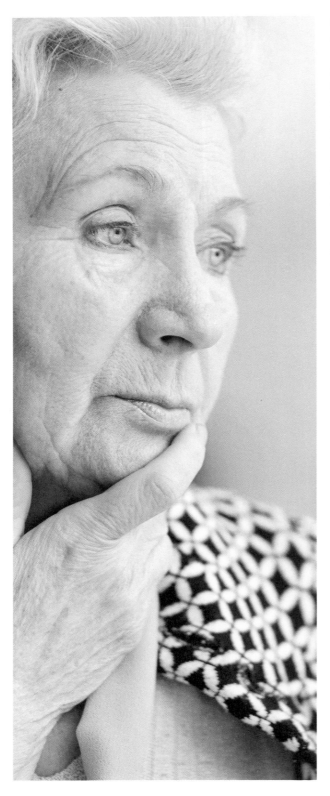

su muerte, la cual suele ocurrir alrededor de un año después de que aparecen los primeros indicios y síntomas.

La variante de esta enfermedad que está ligada a la enfermedad de las vacas locas afecta a personas de menor edad y suele presentarse con síntomas como depresión, ansiedad, apatía, y ver o escuchar cosas que no son reales. El deterioro cognitivo viene después. Esta variante de la enfermedad conlleva un poco más de tiempo de vida (entre 12 y 14 meses).

¿Qué la provoca? Las proteínas que causan la enfermedad de Creutzfeldt-Jakob se llaman priones. Por lo regular, las proteínas de priones son inofensivas, pero cuando se deforman, pueden provocar enfermedades. Estas proteínas funcionan normalmente cuando están plegadas en una figura específica en tercera dimensión. Las proteínas que no se pliegan de modo adecuado son enviadas a una especie de centro de reciclaje en el cuerpo. Sin embargo, conforme la gente envejece, puede que el proceso de reciclaje deje de funcionar apropiadamente. Como resultado, las proteínas que no se pliegan adecuadamente pueden acumularse en el cerebro.

Esas proteínas mal plegadas que se acumulan en el cerebro ocasionan que otras proteínas también se plieguen mal. Luego, las células infectadas mueren, junto con otros grandes grupos de células, lo que deja el cerebro lleno de agujeros. La enfermedad puede permanecer oculta durante años hasta que se produzcan los cambios en las proteínas.

¿Cómo se desarrolla la enfermedad? La gente puede desarrollar la enfermedad de Creutzfeldt-Jakob de tres maneras. Sin motivo aparente, algo que ocurre en más de 85 por ciento de los casos. En Estados Unidos, esto sucede en entre 5 y 10 por ciento de los casos.

Esta enfermedad también puede ocurrir por exponerse a las proteínas que la ocasionan, por ejemplo, durante un trasplante de piel o una inyección de la hormona del crecimiento. Sin embargo, el riesgo de que esto suceda es bajo. Desde 1985, por ejemplo, se ha modificado genéticamente la hormona del crecimiento humana en Estados Unidos, eliminando el riesgo para las personas que reciben tratamiento con esta hormona de desarrollar la enfermedad de Creutzfeldt-Jakob.

También existe un riesgo mínimo de que los instrumentos utilizados en algunos tipos de cirugía cerebral transmitan la enfermedad. Esto se debe a que las proteínas deformes que causan esta enfermedad no se ven afectadas por los métodos estandarizados de esterilización de los instrumentos médicos.

"EN ALGUNOS CASOS, ALGUIEN PUEDE PRESENTAR INDICIOS Y SÍNTOMAS DE DEMENCIA, PERO NO TENER DEMENCIA."

Los estudios sugieren que la sangre contaminada y algunos productos relacionados pueden transmitir la enfermedad en animales, pero esto no se ha visto en humanos.

¿Cómo se diagnostica? Los médicos casi pueden estar seguros de que alguien tiene la enfermedad de Creutzfeldt-Jakob con base en un examen médico, el historial clínico de la persona, un examen del cerebro, y una prueba del líquido que rodea el cerebro y la médula espinal (líquido cefalorraquídeo). Sin embargo, primero se deben descartar otras causas.

Las imágenes por resonancia magnética y las pruebas de ondas cerebrales pueden emplearse para buscar indicios de la enfermedad. Se puede recurrir a una punción lumbar para analizar la presencia de proteínas específicas en el líquido cefalorraquídeo. También puede realizarse una prueba específica llamada conversión inducida por temblores en tiempo real (RT-QuIC, por sus siglas en inglés) que sirve para detectar las proteínas que causan la enfermedad de Creutzfeldt-Jakob en el líquido cefalorraquídeo de una persona.

La única forma de saber con certeza si alguien tiene la enfermedad es examinar el tejido cerebral después de la muerte.

¿Cómo se trata? Aunque se han probado muchos medicamentos, no existe una manera efectiva de tratar ambas variantes de la enfermedad de Creutzfeldt-Jakob. Los médicos se enfocan en aliviar el dolor y otros síntomas, y en hacer que la gente que padece la enfermedad esté lo más cómoda posible.

CAUSAS DE SÍNTOMAS PARECIDOS A LOS DE LA DEMENCIA

En algunos casos, alguien puede presentar indicios y síntomas de demencia, pero no tener demencia. Por ejemplo, una pérdida de memoria leve puede responder a la ralentización natural del procesamiento mental.

La depresión y el delirio son dos condiciones que pueden verse como demencia, pero no lo son. Además, ambas son tratables. Aquí compartimos más información sobre cada una de ellas.

Depresión

Comúnmente las personas utilizan el término *depresión* para describir un estado de ánimo bajo y temporal ocasionado por tener un mal día o experimentar un sentimiento negativo.

Sin embargo, como término médico, la *depresión* denota una enfermedad grave que afecta pensamientos, emociones, sentimientos, conductas y la salud física.

La gente solía pensar que la depresión "sólo estaba en tu mente" y que, si en verdad te esforzabas, podías salir de ese estado de ánimo negativo. Los médicos ahora saben que la depresión no es algo que puedas tratar tú solo. Es un trastorno médico con una base biológica o química.

A veces un evento estresante, como la muerte de un ser querido, desencadena la depresión. Otras veces, la depresión parece ocurrir sin una causa precisa. De cualquier forma, la depresión es mucho más que un duelo o un momento de tristeza.

Al igual que sucede con la gente que padece demencia, las personas con depresión pueden sentirse confundidas, ser olvidadizas y tardar más tiempo en responder. Esto es porque la depresión afecta la forma de sentir, pensar, comer, dormir y actuar de una persona.

Dos síntomas característicos de la depresión son una sensación persistente de tristeza y desesperanza, y una pérdida de interés en actividades que antes producían placer. La gente con depresión suele tener problemas para concentrarse, lo cual a veces se parece a la demencia.

Es importante consultar a tu médico si estás preocupado por algunos cambios que indiquen que padeces depresión. Cabe la posibilidad de que los síntomas no mejoren por sí solos (y, de no tratarse, la depresión podría empeorar). Incluso aunque los síntomas no estén relacionados con la depresión, es importante identificar las razones de la preocupación.

La depresión también es común con la demencia. De hecho, más de un tercio de las personas que tienen alzhéimer también tienen depresión. Los periodos breves de desánimo y apatía son obvios cuando alguien está lidiando con un diagnóstico de alzhéimer. Sin embargo, es importante no dejar pasar periodos de tristeza prolongada sin tratamiento. Cuando se añade a la demencia, el impacto negativo de la depresión en las emociones y el intelecto puede ser mucho más extremo.

Delirio

El delirio es un estado de confusión mental y conciencia nebulosa. La gente con delirio experimenta una gama de emociones extremas.

El delirio puede provocar problemas de concentración y atención. La memoria (sobre todo de eventos recientes) puede ser deficiente. Las personas con delirio pueden divagar al hablar o decir cosas sin sentido. También pueden volverse desorientadas, inquietas, irritables o agresivas. Tal vez vean o escuchen cosas que no son reales (alucinaciones), o quizá tengan problemas para dormir bien.

Aunque los indicios y síntomas del delirio pueden confundirse con los de la demencia, existen diferencias importantes entre ambos padecimientos. Por ejemplo, los indicios y síntomas del delirio suelen aparecer a lo largo de un periodo de tiempo corto, desde un par de horas hasta un par de días. Y los síntomas pueden mejorar o empeorar a lo largo de ese tiempo.

Otra diferencia es que el delirio suele ser ocasionado por una condición tratable. En estos casos, recibir tratamiento médico de emergencia es crucial. Una infección grave o la exposición a una toxina, por ejemplo, podrían causar los delirios.

El delirio puede afectar a adultos mayores con enfermedad pulmonar o cardiopatía, infecciones prolongadas, mala nutrición o trastornos hormonales. También puede derivar de la forma en que un medicamento actúa con otro, del abuso de alcohol o drogas, o del estrés emocional.

Adicionalmente, alguien con demencia puede desarrollar delirios, comúnmente debido a otra condición médica como una infección del tracto urinario.

Ya sea que la depresión o el delirio ocurran aislados, o junto con la demencia, ambas condiciones pueden tratarse. Por eso es crucial que consultes a un médico si estás observando indicios y síntomas de deterioro cognitivo en ti o en un ser querido.

FACTORES DE RIESGO PARA LA DEMENCIA

Ahora que ya sabes un poco más sobre la demencia y sus posibles causas, ¿qué factores pueden ponerte en riesgo? Algunos son inevitables, como la edad y los antecedentes familiares, pero otros están dentro de tu control.

Conforme revisas estos factores de riesgo, recuerda que, si cumples con varios de ellos, eso no significa que tendrás demencia en el futuro. El cálculo de riesgos es una ciencia inexacta; estima la probabilidad que tienes de desarrollar una enfermedad a lo largo de un periodo de tiempo específico (y el resultado de esta evaluación no es definitivo).

Edad

El riesgo de desarrollar demencia casi se duplica cada cinco años después de cumplir 65. El riesgo alcanza casi un tercio después de los 85 años.

Antecedentes familiares y genética

Como regla general, se cree que las personas con antecedentes familiares de alzhéimer tienen mayor riesgo que aquellas que no los tienen. Los investigadores han descubierto genes y cambios genéticos que aumentan el riesgo de demencia. Sin embargo, algunas personas con esta composición genética nunca desarrollan alzhéimer. La conclusión es que aún no es posible predecir el riesgo de demencia basándose únicamente en evidencia genética.

Problemas del corazón

Parece haber un vínculo entre la salud del cerebro y del corazón. El riesgo de embolia y demencia vascular aumenta con la acumulación de grasas, colesterol y otras sustancias dentro y fuera de las arterias del corazón. Los valores altos de colesterol de lipoproteína de baja densidad (LDL o "colesterol malo") y la hipertensión también pueden elevar tu riesgo.

Diabetes

La diabetes puede dañar los vasos sanguíneos en el cerebro, lo cual aumenta el riesgo de desarrollar demencia vascular. Adicionalmente, algunas investigaciones en curso están revelando posibles vínculos entre la diabetes y la enfermedad de Alzheimer.

Fumar

Aunque el vínculo entre el tabaquismo y la demencia es algo controvertido, algunos estudios sugieren que las personas que fuman tienen un mayor riesgo de demencia. Una razón de esto puede ser que los fumadores tienen un mayor riesgo de padecer cardiopatía, lo cual hace más probable que desarrollen demencia.

Presión arterial
Tener hipertensión aumenta la probabilidad de padecer demencia por varias razones.

Se ha demostrado, asimismo, que padecer hipertensión durante la mediana edad puede aumentar el riesgo de desarrollar demencia.

Pérdida de la audición
Las investigaciones muestran que la pérdida de la audición se vincula con un mayor riesgo de demencia. De hecho, la pérdida de la audición puede casi duplicar el riesgo.

La pérdida de la audición puede hacer que quien la padece se sienta más solo socialmente, lo cual ocasiona la adopción de hábitos que aumentan la probabilidad de desarrollar demencia (como fumar, beber alcohol y subir de peso). La pérdida de la audición también provoca cambios en la parte del cerebro responsable de la audición, lo cual puede derivar en demencia.

Ciertas partes del cerebro tienen más probabilidades de encogerse con la pérdida de la audición.

Sedentarismo
La actividad física nos protege contra la demencia. En pocas palabras, si haces más ejercicio, tu probabilidad de desarrollar demencia disminuye. Se ha demostrado que no hacer suficiente actividad física aumenta el riesgo de padecer demencia.

Mala salud dental
Algunas investigaciones preliminares sugieren que las personas con enfermedades dentales graves que provocan la pérdida de dientes también tienen un mayor riesgo de desarrollar demencia. Sin embargo, es demasiado pronto para asegurar que existe un vínculo entre la enfermedad dental y la demencia, y si una causa la otra. Ésta es un área de investigación activa.

Falta de educación
Múltiples estudios sugieren que la falta de educación en una época temprana de la vida podría estar vinculada al desarrollo de demencia. Algunas investigaciones muestran que del 25 al 33 por ciento de los casos de demencia quizá podrían retrasarse o prevenirse al aumentar el nivel educativo de una persona.

REDUCIR TU RIESGO

Aunque no hay conclusiones exactas, cada vez existe más evidencia que sugiere que algunos factores del estilo de vida podrían proteger al cerebro y ayudar a reducir el riesgo de demencia. Hacer ejercicio, involucrarse socialmente, y continuar aprendiendo y desafiando a tu cerebro son ejemplos de esto. En el capítulo 19, podrás descubrir más sobre este tema.

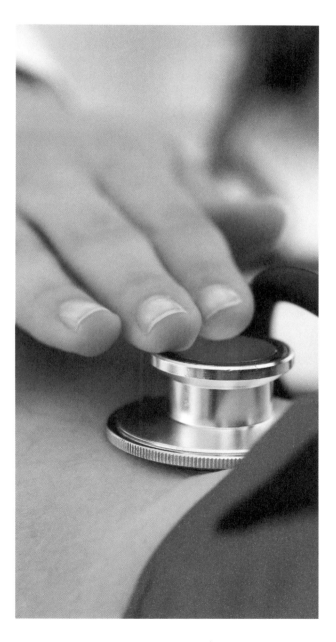

"NINGUNA PRUEBA PUEDE MOSTRAR SI LOS SÍNTOMAS SON LA CAUSA DE LA DEMENCIA O NO. ES NECESARIO UN PROCESO, QUE POR LO GENERAL COMIENZA CON UN MÉDICO."

CAPÍTULO 4

Recibir un diagnóstico oportuno de demencia

En el capítulo 3, presentamos una breve introducción a la demencia, incluyendo qué es y qué la causa. En resumen, la demencia se define como un deterioro cognitivo que afecta la capacidad de una persona de realizar las actividades de la vida cotidiana de forma independiente.

También aprendiste que tener síntomas parecidos a los de la demencia no siempre significa tener una enfermedad neurodegenerativa como alzhéimer. Los problemas cognitivos podrían tener otras causas, como infección, una reacción a un medicamento o depresión. Asimismo, conociste que ciertos factores pueden aumentar el riesgo de desarrollar demencia en algún momento.

Considerando este contexto, es momento de aprender cómo un médico puede saber si alguien tiene demencia o si algo más está provocando los síntomas. En este capítulo, conocerás el proceso que ayuda a los médicos a determinar la causa de los síntomas de una persona. Un médico tiene que observar un patrón de pérdida de habilidades y funciones, ver qué puede hacer una persona y qué dificultades está teniendo. También conocerás qué pruebas ayudan a confirmar la causa de la demencia.

Es importante recordar que la demencia es un diagnóstico clínico. Diversas pruebas pueden establecer lo que causa los síntomas en una persona, mostrar si alguien tiene o no demencia, y determinar cómo proceder con el tratamiento, ya sea que la demencia esté presente o no. Debido a que ninguna prueba puede diagnosticar la demencia o determinar su causa, comúnmente se requieren varios estudios.

Para determinar si alguien tiene demencia, el médico comenzará por responder las siguientes preguntas:

- ¿La persona tiene deterioro cognitivo?
- Si la persona tiene deterioro cognitivo, ¿se trata de deterioro cognitivo leve o es lo bastante severo como para ser demencia?
- Si una condición que parece ser demencia en realidad es otra cosa, ¿es algo que puede mejorarse o revertirse?
- Si la persona tiene demencia, ¿qué la está provocando? Algunos ejemplos incluyen la enfermedad de Alzheimer y la enfermedad con cuerpos de Lewy.

Éstos son los pasos que tomará un médico para responder estas preguntas.

PRUEBAS Y EVALUACIONES COMUNES

Ninguna prueba puede mostrar si los síntomas son la causa de la demencia o no. Es necesario un proceso, que por lo general comienza con un médico.

Durante cualquier evaluación rutinaria para detectar demencia, un médico se encarga de entrevistarte a ti y a alguien que te conoce bien (como un familiar o amigo cercano) para saber cuáles son tus síntomas. También indaga en tu historial clínico, te realiza un examen físico que incluye ciertas pruebas cognitivas, y te hace análisis de laboratorio básicos. Lo más probable es que también te solicite un estudio de imagenología, como una tomografía computarizada (TC) o una imagen de resonancia magnética (IRM) del cerebro.

Después, el médico analiza toda esta información para hacer un diagnóstico. Si este análisis muestra que la demencia

EXPERTOS QUE AYUDAN A DIAGNOSTICAR LA DEMENCIA

Aunque un médico de atención primaria es quien inicia el proceso de diagnosticar o descartar la demencia, a veces hay otros especialistas y expertos médicos involucrados. Éstos incluyen:

- Un neurólogo, que se especializa en el cerebro y el sistema nervioso.
- Un psiquiatra u otro especialista certificado en salud mental.
- Un psicólogo o neuropsicólogo, que se especializa en evaluar la memoria y las funciones mentales.
- Un geriatra, que se especializa en el cuidado de los adultos mayores.

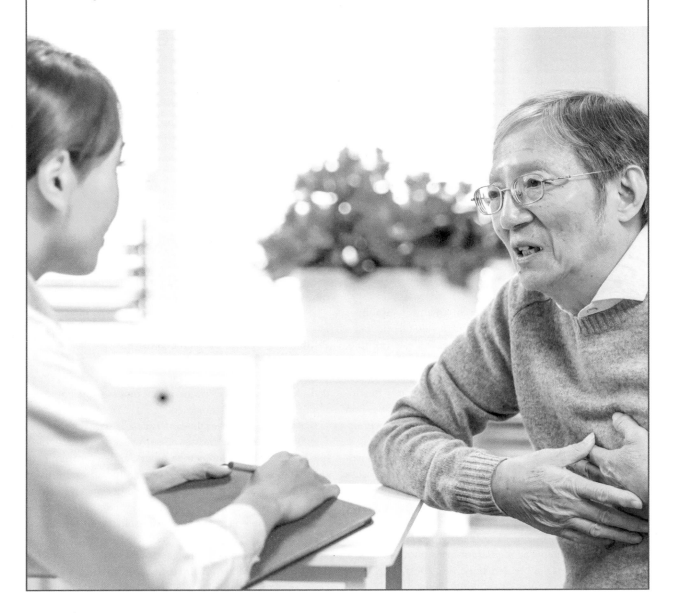

es la causante de los síntomas, el siguiente paso es descubrir qué está provocando la demencia. He aquí una mirada más cercana a cada paso del proceso.

Antecedentes de problemas de pensamiento y conductuales

Para recopilar un historial clínico, un médico suele empezar por entrevistar a la persona con indicios y síntomas cognitivos.

Partiendo de esto, comúnmente el médico entrevista a alguien con quien la persona pasa mucho tiempo: pareja, familiar o amigo, quien puede arrojar más luz sobre posibles ejemplos de los síntomas y cómo éstos han afectado el funcionamiento cotidiano de la persona.

Estas entrevistas le permiten al médico tener una cronología de los eventos, detectar indicios y síntomas vinculados con la demencia, y descubrir los efectos que tienen estos indicios y síntomas. El médico deberá equiparar los cambios en la personalidad o el estado de ánimo de la persona con los síntomas y conocer cómo desempeña algunas tareas ahora, en comparación con su desempeño del pasado. Algunas áreas de interés en las que puede concentrarse un médico son las tareas del hogar, las capacidades mentales y la interacción con los otros.

El médico puede hacer las siguientes preguntas:

- ¿Cómo es tu rutina diaria?
- ¿Cuáles fueron los primeros síntomas? ¿Cuándo comenzaste a percibirlos?
- ¿Los síntomas han empeorado o han permanecido casi iguales? Si han empeorado, ¿qué tan rápido ha ocurrido?
- ¿Los síntomas son lo bastante severos como para causar problemas con las actividades cotidianas? Algunos ejemplos de esto incluyen necesitar ayuda para realizar actividades como comer, asearse o vestirse. Otros ejemplos pueden incluir dificultades para realizar tareas más complejas, como hacer cheques; pagar las cuentas; organizar las finanzas, ir al supermercado solo; jugar un juego de habilidades, como el ajedrez; tener un pasatiempo; seguir las instrucciones de una receta; tomar medicamentos; viajar fuera de tu propia colonia o conducir un auto.

El médico también puede preguntar por:

- Tus preocupaciones médicas y psiquiátricas pasadas o actuales.

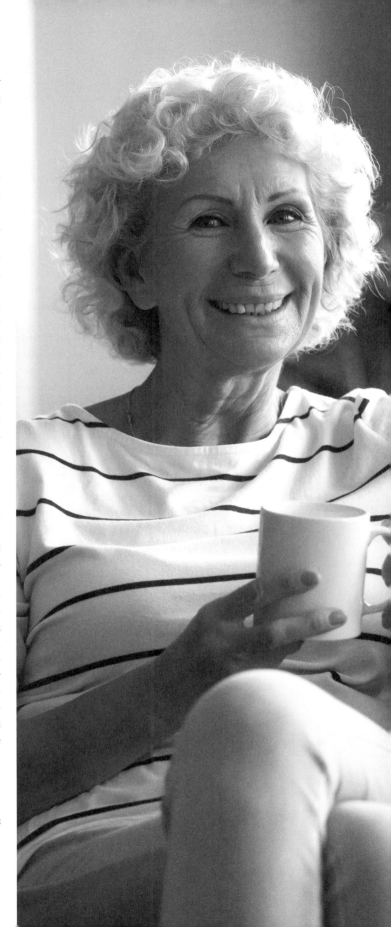

- Los medicamentos con receta que estás tomando.
- Tus antecedentes familiares de demencia y otras enfermedades.
- El contexto social y cultural de la familia.

Examen físico

Evaluar la salud física es otro paso importante. Diversos factores, como la cardiopatía, la enfermedad tiroidea, o problemas con la visión o la audición, pueden afectar la forma de pensar y aprender de una persona. Un examen físico general demuestra si existe un factor físico que contribuye a los indicios y síntomas de la demencia.

Parte del examen físico tiene un componente neurológico, el cual evalúa qué tan bien funcionan el cerebro, la médula espinal y el sistema nervioso, los cuales envían información desde tu cerebro y médula espinal hacia el resto del cuerpo (sistema nervioso periférico). El médico puede hacerte pruebas de fuerza, equilibrio, reflejos y sensibilidad. Estas pruebas también ayudan a mostrar cuán fuertes son tus músculos y cuán bien funcionan tus nervios. Un examen neurológico puede detectar indicios de la enfermedad de Parkinson, evidencia de que has tenido una embolia, y otros problemas médicos que pueden relacionarse con un deterioro del pensamiento y la capacidad física.

Es posible que, como parte del examen neurológico, evalúen tu estado mental. Estas pruebas breves ayudan a mostrar qué funciones del pensamiento y el aprendizaje pueden haberse deteriorado. Por ejemplo, pueden pedirte que repitas entre tres y cinco palabras al instante y luego después de una pausa de cinco minutos.

Luego de que el médico recoge el historial clínico de una persona y realiza un examen físico, suelen realizarse análisis de laboratorio y estudios de imagenología. Una evaluación básica de demencia está conformada por el historial clínico de una persona, un examen físico, análisis de laboratorio y monitoreo, y ciertos estudios de imagenología como resonancia magnética o tomografía computarizada de la cabeza.

En la mayoría de los casos, la información de esta evaluación básica será suficiente para indicarle al médico si hay o no demencia y qué la está provocando. Sin embargo, a veces se requieren otras pruebas, sobre las cuales conoceremos más a continuación.

PREPARARSE PARA UNA CONSULTA

Cuando un médico está evaluando posibles síntomas de demencia, el historial clínico del paciente es una herramienta importante. Antes de una consulta, es útil tomar las siguientes medidas:

- Prepárate para hablar del motivo principal de la consulta.

- Haz una lista de síntomas que consideras inusuales o preocupantes y llévala contigo a la consulta. Incluye detalles como la fecha de inicio de los síntomas, con cuánta frecuencia ocurren, y cómo afectan las actividades cotidianas, como el trabajo, las responsabilidades del hogar, el cuidado personal, la toma de decisiones, y recordar citas u otra información.

- Lleva una lista de problemas médicos actuales y pasados. Incluye la fecha en que fueron diagnosticados y el tratamiento que seguiste.

- Prepárate para compartir antecedentes familiares de problemas médicos que puedan relacionarse con lo que quieres discutir durante la consulta. Por ejemplo, tal vez a tu hermana le diagnosticaron alzhéimer a los 65 años. Incluye cuál fue el problema, a quién afectó, y la edad de la persona en el momento en que fue diagnosticada, así como la relación que tiene esa persona contigo.

- Haz una lista de los medicamentos que estás tomando actualmente y llévala a la consulta. Incluye la cantidad y la frecuencia con que tomas medicamentos con y sin receta, así como suplementos herbales y dietéticos.

OTRAS PREGUNTAS QUE PUEDE HACER EL MÉDICO

Además de las preguntas generales que suelen hacerse durante un examen de rutina, un médico puede preguntar otras cosas que sirvan para ver problemas en ciertas áreas vinculadas a tipos de demencia específicos. Aquí hay varios ejemplos de preguntas que puede hacer un médico.

Para evaluar problemas de memoria, el médico puede preguntarte si:	• Tienes problemas para recordar consultas y medicamentos. • Olvidas detalles o conversaciones recientes. • Repites preguntas o afirmaciones.
Para evaluar habilidades lingüísticas, el médico puede preguntar si tienes problemas para:	• Recordar el nombre de la gente de forma constante. • Recordar las palabras que quieres usar. • Escribir o deletrear palabras.
Para evaluar las habilidades visuoespaciales, las cuales te ayudan a calcular la altura de un escalón o ubicarte en lugares conocidos, el médico puede preguntarte si:	• Tienes dificultades para leer. • Te pierdes al conducir. • Tienes problemas para percibir la profundidad de un espacio.
Para evaluar la función ejecutiva, que involucra la organización de tareas, pensar de forma abstracta y resolver problemas, el médico puede preguntar si tienes dificultades para:	• Realizar varias tareas a la vez. • Seguir instrucciones que involucran varios pasos. • Organizar tus facturas y finanzas.
Para evaluar si existen síntomas neuropsiquiátricos, el médico puede hacer preguntas como éstas:	• ¿Has tenido depresión o ansiedad? • ¿Has visto objetos, animales o gente que en realidad no estaban ahí (alucinaciones visuales)? • ¿Ha habido algún cambio en tu comportamiento o has tenido alguna conducta socialmente inapropiada? • ¿Ha habido menos interés (apatía) en cosas o actividades que antes eran importantes? • ¿Has tenido preferencias alimenticias nuevas, por ejemplo, dulces?

Para evaluar la presencia de síntomas motrices, el médico puede querer saber si:	• Tienes temblores. • Hablas con más suavidad que antes. • Caminas encorvado o arrastrando los pies. • Has experimentado cambios en tu escritura. • Tienes problemas para abrocharte los botones. • Has experimentado caídas. • Si cualquiera de tus músculos se contrae repetidamente. • Tienes problemas para comer.
Para ver si existen alteraciones del sueño vinculadas con la demencia, el médico puede preguntarle a quien comparte cama con la persona afectada cosas como:	• ¿Alguna vez has visto si la persona actúa lo que está soñando mientras duerme, por ejemplo, da puñetazos, agita los brazos en el aire o grita? • ¿La persona ronca o deja de respirar mientras duerme?
El médico también puede preguntar si existen otros síntomas, incluyendo:	• Mareo al ponerse de pie. • Estreñimiento. • Ser incapaz de contener la orina o las heces (incontinencia). • Pérdida del olfato.

CUANDO SE REQUIEREN OTRAS PRUEBAS

Cuando una evaluación de rutina no arroja todas las respuestas que requiere el médico, éste puede realizar otras pruebas. Comúnmente no se requieren pruebas adicionales, aunque no todos tienen que realizárselas, pero pueden ayudar al médico a decidir si los problemas cognitivos de una persona son parte del proceso normal de envejecimiento o no. Si parece que los síntomas son provocados por demencia, estas pruebas ayudan a determinar qué tipo de demencia puede estar causando los síntomas.

Pruebas neuropsicológicas
Estas pruebas muestran los cambios cognitivos que puede estar experimentando una persona y hasta qué punto la están afectando, y se encargan de evaluar las siguientes habilidades:

- *Memoria y aprendizaje.* Evalúa la capacidad de una persona de aprender y retener información nueva.
- *Habilidades visuoespaciales.* Identifica la capacidad de alguien para guiarse mientras conduce, para vestirse, reconocer caras u objetos, encontrar objetos a plena vista, y copiar diseños.
- *Habilidades de ejecución.* Determina la capacidad de una persona de razonar, juzgar y resolver problemas.
- *Velocidad de pensamiento.* Estima la velocidad con que una persona puede procesar información.
- *Atención.* Muestra la capacidad de una persona de poner atención a lo largo del tiempo, incluso con distracciones o mientras hace varias cosas a la vez.
- *Uso del lenguaje.* Indica qué tan bien escribe una persona, y qué tanto entiende cuando alguien le habla. También muestra la frecuencia con la que una persona experimenta dificultades al pensar en palabras

comunes mientras habla, comete errores de sentido (como emplear palabras incorrectas) o escribe con faltas de ortografía.

El médico también puede evaluar tu nivel cognitivo (memoria, lenguaje, razonamiento, capacidad visuoespacial, criterio y atención) actual y compararlo con valores normales o niveles previos para ver si el funcionamiento del cerebro ha sufrido algún cambio.

Los resultados de estas pruebas ayudan a evaluar la capacidad de una persona para realizar una variedad de tareas comunes pero complejas, como seguir recetas y organizar sus finanzas.

También pueden proporcionar información útil para que los familiares tomen decisiones sobre la seguridad doméstica, la viabilidad de que la persona viva sola, y si requieren asistencia o apoyo adicional.

El médico también puede utilizar estas pruebas para distinguir entre la demencia y alguna otra condición, como depresión (o ver si están ocurriendo al mismo tiempo). Esto puede ser útil en las etapas tempranas de la demencia.

Estudios de imagenología

Como has aprendido hasta ahora, los estudios de imagenología del cerebro forman parte de una evaluación rutinaria de la demencia. Se utilizan para entender mejor lo que está sucediendo dentro del cerebro. Las imágenes del cerebro ofrecen información adicional que puede ayudarle a un médico a determinar qué está ocasionando los síntomas. Algunos estudios de imagenología son rutinarios, otros se utilizan cuando el diagnóstico es incierto, y otros se emplean principalmente con fines de investigación.

En términos generales, los estudios de imagenología cerebral se describen como estructurales, funcionales o moleculares. Aunque el tipo de imágenes requeridas dependerá de la información que le resulte más útil al médico, los estudios de imagenología estructural se utilizan con mayor frecuencia para determinar la causa de la demencia.

Los estudios de imagenología estructural muestran el tamaño, la forma y la ubicación de las estructuras en tu cerebro. Pueden detectar embolias, tumores, un traumatismo craneoencefálico previo, hidrocefalia u otros problemas estructurales en el cerebro. También pueden mostrar encogimiento (atrofia) cerebral.

La tomografía computarizada y la resonancia magnética son ejemplos de estudios de imagenología estructural del cerebro que utilizan los médicos para realizar una evaluación general de la demencia.

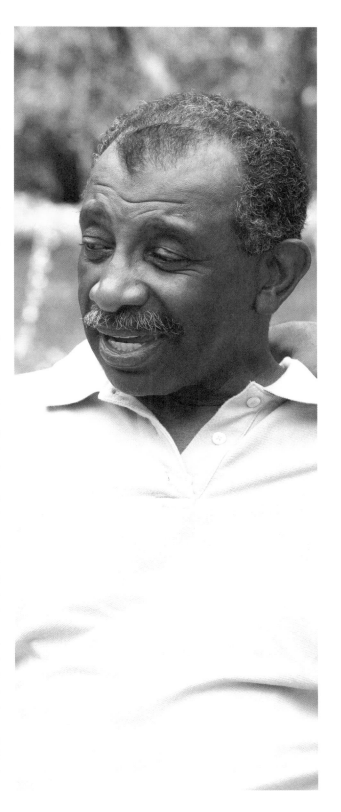

PRUEBAS NEUROPSICOLÓGICAS COMUNES

A continuación, mencionamos las pruebas neuropsicológicas más comunes que utilizan los médicos. Aunque, en algunos casos, estas pruebas pueden parecer simples, están diseñadas para ser retadoras.

¿Qué se evalúa?	¿Qué puede preguntar el médico?
Memoria reciente	• Aprender una lista de palabras y repetirla, y luego tratar de recordarlas después de una pausa de varios minutos. Después de eso, identificar las palabras en una lista de palabras más larga.
Memoria remota	• Relatar hechos de la propia vida, como dónde vivió la persona durante la infancia, dónde trabajó o fue a la escuela, o información que aprendió en la escuela.
Habilidades lingüísticas	• Nombrar objetos comunes en la habitación, como un escritorio, interruptor de luz o cortina. • Seguir instrucciones, como repetir una frase sencilla o señalar distintos objetos con el dedo.
Habilidades motrices	• Manipular clavijas pequeñas. • Tamborilear los dedos para evaluar la velocidad del tamborileo. • Sujetar un objeto para evaluar la fuerza de agarre.
Habilidades ejecutivas	• Señalar las similitudes y las diferencias en palabras relacionadas. • Resolver problemas.
Habilidades visuoespaciales	• Copiar figuras con bloques. • Asociar figuras que se parecen. • Dibujar un reloj o una figura compleja.

LOS MEDICAMENTOS UTILIZADOS PARA TRATAR ALGUNAS CONDICIONES

PUEDEN AFECTAR LA MEMORIA

Si te preocupa la pérdida de memoria, pregúntale a tu médico cuáles son los efectos secundarios de los medicamentos que estás tomando. Algunos, incluyendo estos ejemplos, pueden afectar tu capacidad para recordar las cosas.

Cabe aclarar que el hecho de que tomes alguno de estos medicamentos no significa que tendrás problemas de memoria. También es importante mencionar que varios medicamentos que no aparecen en esta lista también podrían ocasionar pérdida de memoria.

Condiciones	Nombre genérico del medicamento (nombre de la marca)
Ansiedad	• Alprazolam (Xanax) • Clonazepam (Rivotril, Klonopin) • Diazepam (Valium)
Depresión	• Amitriptilina • Clomipramina • Desipramina (Norpramin) • Doxepina • Imipramina (Tofranil) • Nortriptilina (Pamelor) • Protriptilina (Vivactil)
Alergias	• Bromfeniramina (Veltane) • Carbinoxamina • Clorfeniramina • Clemastina • Ciproheptadina • Difenhidramina (Benadryl, Aleve PM) • Hidroxicina • Meclizina
Esquizofrenia, trastorno bipolar y otras condiciones de salud mental	• Clozapina (Clozaril) • Olanzapina (Zyprexa) • Prometazina

Cólicos o espasmos del estómago, intestinos, vejiga; úlceras; y prevenir las náuseas, el vómito y el mareo por movimiento	• Productos con atropina (como Lomotil) • Diciclomina (Bentyl) • Homatropina • Productos con hiosciamina (Levsina, Levbid) • Propantelina • Escopolamina (Transderm Scop)
Acidez estomacal	• Cimetidina (Tagamet HB) • Famotidina (Pepcid AC)
Problemas de ritmo cardiaco o insuficiencia cardiaca	• Sotalol • Digoxina (Lanoxin)
Dolor y espasmos musculares	• Carisoprodol • Ciclobenzaprina (Amrix) • Orfenadrina • Tizanidina (Zanaflex)
Dolor (opioides)	• Meperidina (Demerol) • Fentanilo (Duragesic) • Oxicodona (Oxycontin, Roxicodone, otros) • Tramadol (Ultram, ConZip, otros)
Enfermedad de Parkinson	• Benzatropina (Cogentin) • Trihexifenidilo
Sueño	• Flurazepam • Temazepam (Restoril) • Triazolam (Halcion) • Zaleplon (Sonata) • Zolpidem (Ambien) • Difenhidramina (Benadryl, Aleve PM, otros) • Succinato de doxilamina (Unisom Sleep Tabs)
Incontinencia urinaria	• Darifenacina (Enablex) • Fesoterodina (Toviaz) • Oxibutinina (Ditropan XL) • Flavoxato • Solifenacina (Vesicare) • Tolterodina (Detrol, Detrol LA)

Cuando está disponible, la resonancia magnética es el estudio de imagenología estructural preferido por los médicos para evaluar problemas cognitivos. Los patrones de cambios observados en una resonancia magnética pueden proporcionar pistas sobre qué está causando los síntomas de la demencia.

Por ejemplo, en la demencia por alzhéimer, una resonancia magnética puede mostrar encogimiento (atrofia) en el hipocampo, una parte del cerebro involucrada en la memoria. También es más probable que una resonancia magnética ayude a determinar si la enfermedad de los vasos sanguíneos (cerebrovascular), como una embolia, contribuye a la demencia.

Aquí compartimos más información sobre resonancias magnéticas y tomografías computarizadas.

Tomografía computarizada. Una tomografía computarizada captura una serie de imágenes desde distintos ángulos, los cuales se combinan para mostrar una fotografía del cerebro, incluyendo huesos, vasos sanguíneos y tejidos blandos.

Para hacerte una tomografía computarizada, debes recostarte sobre una mesa dentro de una máquina con forma de dona. Un escáner que se encuentra dentro de la máquina gira a tu alrededor, emitiendo una serie de haces de rayos X. Una computadora recolecta y procesa estos escaneos, y luego los combina en una sola imagen detallada. La tomografía computarizada ofrece imágenes más detalladas que cualquier imagen por rayos X.

Resonancia magnética. Para esta técnica de imagenología médica, debes recostarte en una cama dentro de una máquina larga en forma de tubo que produce un campo magnético. Este campo magnético alinea los átomos en tu cuerpo, y unas ondas de radio hacen que estos átomos emitan señales débiles. Estas señales crean imágenes del cerebro, parecidas a las rebanadas de un pan de caja. La resonancia magnética ofrece una imagen más detallada que una tomografía.

Imagenología funcional y molecular

A veces se utilizan otros estudios de imagenología para evaluar la demencia. Por ejemplo, cuando después de realizar un examen de rutina, el diagnóstico no está claro. Estos estudios se describen como de imagenología funcional o molecular.

La imagenología funcional muestra la actividad cerebral en vez de la estructura cerebral. Detecta cambios en la composición química del tejido cerebral, por ejemplo, cómo se procesa la energía o cómo fluye la sangre en el cerebro. Estas imágenes ayudan a vincular funciones, como escuchar una conversación o recordar algo, con distintas partes del cerebro.

Con base en los cambios observados en las imágenes funcionales, un médico puede detectar un patrón anormal de actividad cerebral presente en la enfermedad de Alzheimer u otra demencia relacionada. Algunos ejemplos de estudios de imagenología funcional incluyen la tomografía por emisión de positrones (TEP) con fluorodesoxiglucosa

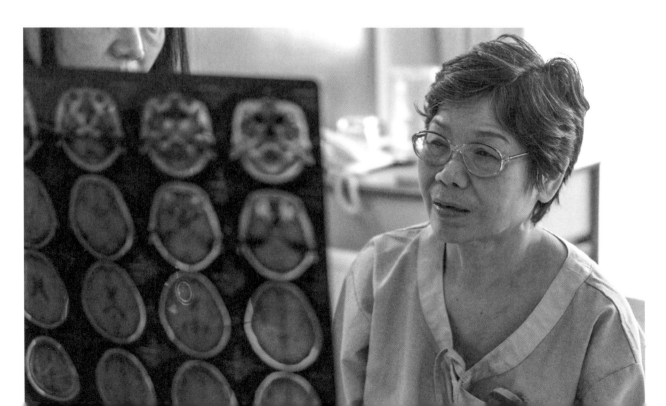

y la tomografía computarizada de emisión monofotónica (SPECT, por sus siglas en inglés).

La imagenología molecular crea imágenes que muestran y miden la enfermedad cerebral. Utiliza marcadores radiactivos (radiosondas) con tecnología de emisión de positrones o de resonancia magnética. La imagenología molecular permite a los investigadores observar procesos en el cerebro hasta a nivel molecular. Cuando se liberan los marcadores radiactivos en el cerebro, detonan cambios químicos que pueden percibirse en las imágenes.

Hoy en día, la mayoría de los estudios de imagenología molecular se utilizan con fines de investigación. Ofrecen información que otros estudios no pueden ofrecer; por ejemplo, pueden detectar aglomeraciones de la proteína beta amiloide (placas) en el cerebro vivo. Estas placas son el elemento distintivo de la enfermedad de Alzheimer.

Los estudios de neuroimágenes funcionales y moleculares que utilizan en su mayoría los investigadores incluyen la resonancia magnética funcional (IRMf) y la tomografía por emisión de positrones tau. La resonancia magnética funcional utiliza las propiedades magnéticas de la sangre para registrar la actividad en distintas partes del cerebro y detectar cambios en esta actividad durante periodos cortos de tiempo.

La tomografía por emisión de positrones y la tomografía computarizada de emisión monofotónica son ejemplos de una resonancia magnética funcional.

TOMOGRAFÍA COMPUTARIZADA VS. RESONANCIA MAGNÉTICA

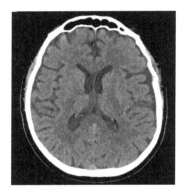

Las imágenes estructurales muestran el tamaño y la forma de las estructuras dentro del cerebro. Esta imagen es una tomografía computarizada de un cerebro sano.

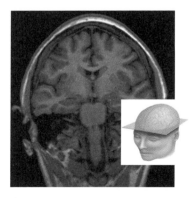 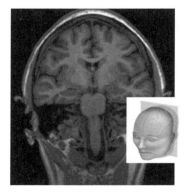 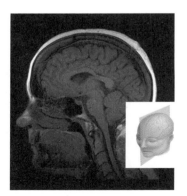

Éstas son imágenes escaneadas de una resonancia magnética, que ofrecen un poco más de detalle que las imágenes de una tomografía computarizada. Tener distintas vistas del cerebro resulta útil porque cada una proporciona detalles distintos del cerebro.

RESONANCIA MAGNÉTICA FUNCIONAL

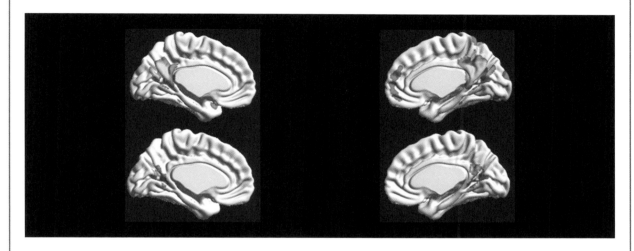

En estas imágenes de una resonancia magnética funcional, las dos de arriba destacan las áreas del cerebro que parecen estar afectadas por la enfermedad de Alzheimer. En las imágenes de arriba, la actividad en estas zonas es normal. Las dos imágenes de abajo muestran cómo la enfermedad de Alzheimer ocasiona una disminución de la actividad en las mismas áreas del cerebro.

Tomografía por emisión de positrones. Una tomografía por emisión de positrones se considera tanto un estudio de imagenología funcional como molecular. Proporciona información sobre la actividad metabólica o molecular en el cerebro al inyectar una pequeña cantidad de un fármaco radiactivo llamado *marcador* en el cuerpo. Observa en las imágenes que aparecen más adelante cómo una tomografía por emisión de positrones muestra si alguien está experimentando demencia.

En una tomografía por emisión de positrones con fluorodesoxiglucosa, el marcador se acumula en las zonas donde existe una mayor actividad cerebral. Con frecuencia éstas son zonas de enfermedad. Las zonas enfermas del cerebro son menos activas, por lo que ocupan menos cantidad del marcador. A su vez, puede verse una menor actividad metabólica en la tomografía por emisión de positrones.

Tomografía por emisión de positrones tau. Tau es una proteína que se considera un elemento distintivo de la enfermedad de Alzheimer. Las tomografías por emisión de positrones que detectan la proteína tau (ver página 73) aún no se utilizan en los consultorios médicos, pero los investigadores suelen utilizarlas en sus ensayos clínicos. Así como hoy en día existen tomografías por emisión de positrones que detectan la proteína tau y las placas amiloides, los investigadores esperan que algún día existan tomografías por emisión de positrones capaces de detectar la presencia de proteínas en el cerebro vinculadas con otros tipos de demencia.

Algunos ejemplos incluyen la proteína TDP-43 vinculada con la degeneración frontotemporal, y la alfa sinucleína, que está ligada con la demencia por la enfermedad con cuerpos de Lewy.

Tomografía computarizada de emisión monofotónica (SPECT). Al igual que el escaneo TEP, una tomografía computarizada de emisión monofotónica utiliza un marcador radiactivo. Este estudio de imagenología usa una cámara para detectar el marcador una vez que éste se encuentra dentro del cuerpo. La cámara gira alrededor de la cabeza para crear imágenes en 3D de tu cerebro.

Una tomografía SPECT puede mostrar qué zonas del cerebro están más activas y cuáles muestran un menor flujo sanguíneo.

TOMOGRAFÍA POR EMISIÓN DE POSITRONES

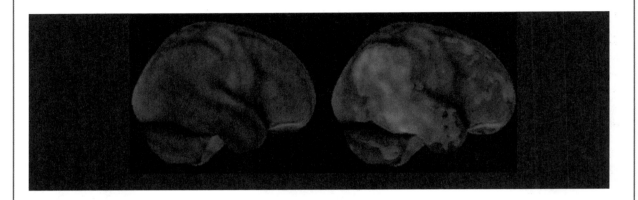

Una tomografía por emisión de positrones utiliza un fármaco radiactivo llamado marcador para detectar zonas de enfermedad. Estas imágenes son de un tipo de TEP llamado tomografía por emisión de positrones con fluorodesoxiglucosa. Este tipo de tomografía por emisión de positrones muestra zonas del cerebro donde existe una disminución del metabolismo de la glucosa, lo cual significa que se descomponen menos nutrientes. Percibir las zonas del cerebro donde los nutrientes se descomponen de forma inadecuada muestra si alguien está experimentando demencia por alzhéimer u otro tipo de demencia.

En estas imágenes, los colores fríos muestran zonas con actividad normal, lo cual hace que un cerebro normal se vea casi totalmente negro. Los colores cálidos (verde, amarillo y rojo) muestran zonas de actividad anormalmente baja. La imagen de la izquierda es de una persona con un metabolismo cerebral normal. La imagen de la derecha muestra el cerebro de una persona con demencia por alzhéimer. El color verde y el color amarillo muestran una disminución del metabolismo cerebral.

Pruebas de líquido cefalorraquídeo

Se suele realizar una prueba de líquido cefalorraquídeo para buscar señales de infección o inflamación en el líquido que rodea el cerebro y la médula espinal. Esta prueba puede detectar una variedad de enfermedades, incluyendo algunas que pueden tratarse. La prueba de líquido cefalorraquídeo también se utiliza para medir los niveles de tau y beta amiloide alrededor del cerebro y de la médula espinal. Estas proteínas son biomarcadores de la enfermedad de Alzheimer.

En la parte 2 de este libro, aprenderás más sobre los biomarcadores.

Las proteínas beta amiloide y tau se utilizan para confirmar si la enfermedad de Alzheimer está ocasionando o contribuyendo al deterioro cognitivo en una persona. La prueba de líquido cefalorraquídeo es particularmente útil cuando el resto de las pruebas son incapaces de confirmar un diagnóstico. También podrían analizarse éstas y otras proteínas cuando alguien parece tener una demencia que avanza rápidamente o en casos de alzhéimer precoz. Cuando se trata de diagnosticar la enfermedad de Alzheimer, los médicos buscan un patrón que consiste en una combinación baja de la proteína beta amiloide y una más alta de tau en el líquido cefalorraquídeo.

Los médicos también pueden usar una prueba de líquido cefalorraquídeo para determinar si alguna otra condición además de la enfermedad de Alzheimer está ocasionando síntomas similares a los de la demencia. En el futuro, se podría utilizar una prueba de líquido cefalorraquídeo para decidir si alguien es un buen candidato para recibir medicamentos que prevengan, retrasen o ralenticen la enfermedad de Alzheimer.

TEP AMILOIDE

La Administración de Alimentos y Medicamentos (FDA, por sus siglas en inglés) de Estados Unidos aprobó la obtención de imágenes de la proteína beta amiloide mediante la tomografía computarizada por emisión de positrones.

La proteína beta amiloide, un biomarcador del alzhéimer, se deposita en el cerebro años antes de que se desarrollen síntomas.

En esta imagen, un escaneo TEP combinado con una radiosonda amiloide muestra la cantidad de beta amiloide (placas) en el cerebro. El color naranja brillante y el rojo muestran zonas donde se ha retenido la radiosonda. Estas zonas muestran dónde hay presencia de placas, un elemento distintivo de la enfermedad de Alzheimer.

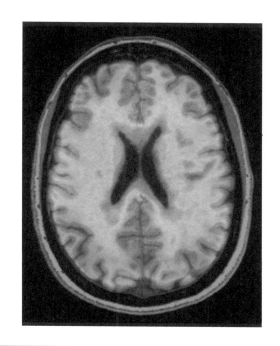

TEP TAU

La proteína tau es el otro elemento distintivo de la enfermedad de Alzheimer. Los estudios sugieren que los depósitos de tau en el cerebro tienen un vínculo mucho más cercano con los síntomas del alzhéimer que los depósitos de beta amiloide.

Los investigadores continúan estudiando el desarrollo de tau en el cerebro, en un esfuerzo por encontrar características que puedan ser utilizadas para ayudar a diagnosticar la enfermedad de Alzheimer.

Este tipo de TEP ilumina los depósitos de tau en el cerebro. Cabe señalar que los colores amarillo, naranja y rojo brillante muestran zonas del cerebro donde se han desarrollado depósitos de tau.

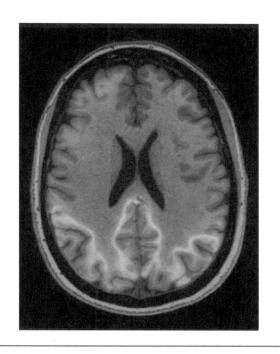

Análisis de sangre

Los investigadores están desarrollando un análisis de sangre capaz de detectar la proteína beta amiloide en el cerebro, uno de los elementos distintivos de la enfermedad de Alzheimer. Se han elaborado varios análisis de sangre prometedores que se estudian actualmente. Esta proteína es un indicador temprano de la enfermedad de Alzheimer, y aparece antes de que ocurra el deterioro cognitivo.

Encontrar la proteína beta amiloide mediante un análisis de sangre ayuda a los médicos a detectar la enfermedad de Alzheimer mucho antes, lo cual puede resultar en un tratamiento más temprano e incluso en la prevención. En el capítulo 20, aprenderás más sobre el desarrollo de un análisis de sangre para el alzhéimer.

DESCARTAR OTRAS CONDICIONES

Además de descartar las causas de demencia que pueden ser tratables, el médico verá si los síntomas son ocasionados por una condición distinta a la demencia pero que, aun así, puede provocar cambios en la memoria y el pensamiento. Algunas de estas posibles condiciones son:

Deterioro asociado a la edad

A medida que envejeces, es probable que no logres aprender y retener información nueva tan bien como en el pasado. También es probable que disminuya la velocidad con que solías procesar información.

Esto es normal y de esperarse, porque con el deterioro relacionado con la edad aún puedes pensar y aprender. Tal vez te tome más tiempo gestionar las tareas cotidianas, pero comúnmente esto sólo implica hacer ajustes, como anotar las cosas que quieres recordar o leer las instrucciones de un formato un par de veces para completarlo.

Delirio

El delirio afecta la atención y la concentración. Puede provocar fluctuaciones entre un estado consciente e inconsciente, lo cual puede hacer que parezca que tienes demencia.

GUÍA PARA LOS TRASTORNOS NEUROCOGNITIVOS

Los médicos utilizan el Manual Diagnóstico y Estadístico de Trastornos Mentales (DSM-5, por sus siglas en inglés) para diagnosticar muchas condiciones de salud mental, incluyendo trastornos como la demencia; cuyos criterios se utilizan para guiar las decisiones sobre el tratamiento y determinar la cobertura del seguro médico. Este manual, publicado por la Asociación Estadounidense de Psiquiatría, ahora va por su quinta edición.

El DSM-5 detalla tres categorías principales de trastornos neurocognitivos:

- Trastorno neurocognitivo leve
- Trastorno neurocognitivo grave
- Delirio

Al hacer un diagnóstico, se asociará una de las categorías con la condición que se cree que está causando los síntomas. Por ejemplo, una persona puede ser diagnosticada con un trastorno neurocognitivo leve a causa de la enfermedad de Alzheimer. Esto refleja un proceso de dos pasos: primero, determinar el nivel de deterioro cognitivo y su efecto en la capacidad de una persona de ser funcional en su día a día; y segundo, descubrir qué está ocasionando el deterioro.

Aunque las clasificaciones en el DSM-5 son diferentes de las clasificaciones de las ediciones previas, es poco probable que haya un cambio en la forma en que los médicos diagnostican la enfermedad de Alzheimer. Los términos trastorno cognitivo leve y trastorno cognitivo grave ya son utilizados por los psiquiatras. Estos términos también coinciden con la forma en que se utilizan los términos de demencia y deterioro cognitivo leve en este libro.

Sin embargo, el delirio es diferente a la demencia. A diferencia de la demencia, que aparece gradualmente, el delirio suele aparecer de forma repentina.

Debido a que el delirio y la demencia pueden ocurrir al mismo tiempo, no siempre es fácil distinguir entre ambas condiciones. El delirio puede durar desde un par de días hasta un par de meses. Sin embargo, a diferencia de la demencia, el delirio casi siempre es temporal si se identifica y trata la causa. Algunas causas comunes del delirio incluyen infección o efectos secundarios de algún medicamento.

Depresión

La depresión puede producir síntomas similares a los de la demencia. La pérdida de interés, la confusión y la falta de concentración son ejemplos de esto. La gente con depresión suele estar consciente de que tiene problemas para pensar y recordar. Esto difiere de la demencia.

Con la demencia, la persona que experimenta los síntomas a veces no está consciente de ellos; comúnmente son los familiares y amigos quienes perciben y reportan los cambios.

Deterioro cognitivo leve

Algunas personas experimentan problemas de pérdida de memoria notorios, pero que no son lo bastante significativos como para alterar su vida cotidiana. Los resultados de sus pruebas pueden mostrar un poco de deterioro cognitivo, pero no lo suficiente como para clasificarlo como demencia.

Estas personas pueden tener deterioro cognitivo leve, que no es tan grave como la demencia, pero sí es más preocupante que los cambios en la memoria asociados con el proceso normal de envejecimiento. Dado que el deterioro cognitivo leve aumenta tu probabilidad de desarrollar demencia en el futuro, quizá necesites hacerte pruebas con regularidad para ver si existen otros cambios cognitivos.

CUANDO LOS RESULTADOS DE LAS PRUEBAS INDICAN DEMENCIA

Como has visto hasta ahora, evaluar los síntomas para determinar si están relacionados con la demencia es un proceso de muchos pasos. A veces, los síntomas no están relacionados con la demencia, pero otras veces, sí.

En el Manual Diagnóstico y Estadístico de Trastornos Mentales, que suele utilizarse para diagnosticar la demencia (ver página 74), se describe la demencia como un trastorno neurocognitivo grave. De acuerdo con estos criterios, un médico afirma que alguien tiene demencia si:

- La persona tiene problemas con al menos dos funciones cognitivas (ver página 45).
- La vida cotidiana se ve alterada y la persona cada vez es menos capaz de mantener su independencia.
- Los síntomas no pueden atribuirse a la depresión o el delirio.

Otros indicios de demencia

Un médico puede buscar indicios de conducta inusual, como apatía, ansiedad, irritabilidad, y acciones o palabras inapropiadas. Es probable que estos indicios no se consideren como deterioro cognitivo por sí solos, pero sí se vinculan con la demencia. Además, suelen ser algunos de los indicios más tempranos que alertan a familiares y amigos de que tal vez algo anda mal.

La gente con demencia puede repetir preguntas y conversaciones una y otra vez. Pueden olvidar dónde dejaron algunos de sus objetos personales, olvidar eventos o citas importantes, o perderse en rutas conocidas. Pueden tener problemas para recordar palabras comunes o cometer errores al hablar o escribir.

Algunas personas con demencia tienen problemas para reconocer caras y objetos conocidos. Más adelante, también pueden tener problemas para utilizar herramientas sencillas, como tijeras o cubertería.

Es probable que quienes sufren demencia no estén conscientes de su pérdida de memoria u otros problemas con su forma de pensar. Incluso pueden hacer planes poco realistas. Por ejemplo, la gente con demencia puede insistir en invertir mucho dinero en un negocio en el que nunca antes mostró interés.

Las personas que sufren demencia pueden no seguir las reglas y convenciones aceptadas. Pueden contar chistes inapropiados o subidos de tono en público y hacer caso omiso de las reglas sociales (como ser amables, respetar el espacio personal o mantener la voz a un volumen bajo).

Es importante no sacar conclusiones si tú o un ser querido experimentan cualquiera de estos síntomas; sobre todo si sólo aparece uno de ellos. Recuerda que la demencia es un conjunto de síntomas (síndrome).

Asimismo, es importante no autodiagnosticarse, ya sea tachando síntomas de una lista o realizando una prueba de detección (como las que están disponibles en línea o en la farmacia). Estas pruebas suelen ser poco confiables, y los resultados pueden malinterpretarse con mucha facilidad, provocando una preocupación inadecuada (si alguien obtiene una calificación baja) o un falso sentido de seguridad (si alguien obtiene una calificación alta).

Trabaja con tu médico y los otros especialistas que él te haya recomendado. Ellos están en la mejor posición para realizar un diagnóstico y ofrecer planes de tratamiento adecuados.

IDENTIFICAR LA CAUSA DE LA DEMENCIA

Las diversas pruebas y procedimientos descritos en este capítulo ayudan a los médicos a alcanzar un diagnóstico de demencia. Sin embargo, ahí no termina la historia. Luego de diagnosticar a alguien con demencia, el médico debe responder una pregunta mucho más compleja: ¿qué tipo de demencia está ocasionando estos indicios y síntomas?

Aunque los distintos tipos de demencia comparten algunos indicios y síntomas, cada uno se desarrolla de forma distinta, con diferencias que no siempre son palpables. Por ejemplo, la pérdida de memoria es un síntoma tanto de la enfermedad de Alzheimer como de la degeneración frontotemporal. Sin embargo, en la enfermedad de Alzheimer, la pérdida de memoria suele ser uno de los primeros síntomas

en desarrollarse. En un subtipo común de la degeneración frontotemporal, primero suelen aparecer cambios emocionales o de personalidad, mientras que la pérdida de memoria puede ocurrir mucho después.

Entonces, ¿cómo pueden los médicos identificar qué está causando la demencia? De la misma forma en que diagnostican la demencia: es decir, a través de un proceso de evaluación, pruebas, análisis y comparación. Una vez más, los médicos deben evaluar los indicios y síntomas en conjunto para reducir el campo de posibles causas.

Algunas veces es más fácil que otras descifrar qué tipo de demencia está afectando a una persona. Por ejemplo, si las embolias forman parte del historial clínico del paciente y el médico puede afirmar que el deterioro cognitivo comenzó poco después de una embolia, es altamente probable que el tipo de demencia sea vascular, lo cual implica un deterioro en el flujo sanguíneo que va al cerebro. En otras ocasiones, quizá sea necesario realizar más pruebas y análisis de laboratorio para que un médico diga qué está causando los síntomas.

A veces, determinar qué tipo de demencia está ocasionando los síntomas de una persona puede ser difícil, incluso

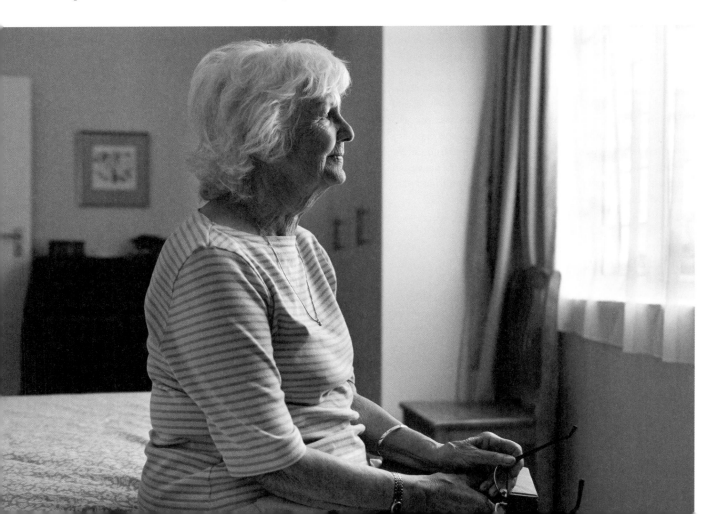

después de que se han realizado todas las pruebas. Por ejemplo, hay varios síntomas comunes entre la demencia por la enfermedad con cuerpos de Lewy y la enfermedad de Alzheimer. Lo mismo puede decirse sobre los síntomas del deterioro cognitivo vascular y los de la enfermedad de Alzheimer.

A este desafío hay que añadir la posibilidad de que alguien tenga distintas causas de demencia al mismo tiempo. Por ejemplo, la mayoría de las personas diagnosticadas con enfermedad de Alzheimer también presenta otras causas de demencia, incluyendo enfermedad cerebrovascular o enfermedad con cuerpos de Lewy.

Incluso si el médico no consigue determinar con precisión el tipo de demencia, eso no cambia el nivel de cuidado requerido. Las personas con demencia y sus familiares aún pueden recibir tratamiento para sus síntomas, buscar apoyo y recursos, y discutir planes para el futuro.

También es importante mencionar que, aunque la experiencia de la demencia es distinta para cada persona que la padece, identificar el tipo de demencia proporciona información adicional a los familiares y profesionales de la salud para brindar el mejor cuidado y apoyo.

Comparemos esto con una enfermedad como el cáncer. Una persona diagnosticada con cáncer espera saber qué tipo de cáncer tiene para asegurarse de que puede ser tratado y que los síntomas pueden manejarse de la mejor manera posible. Esto no es diferente para las personas diagnosticadas con demencia.

CÓMO PUEDE AYUDAR UN DIAGNÓSTICO OPORTUNO

Sarah, de 68 años, no se ha sentido como ella misma durante los últimos meses. Además de volverse cada vez más olvidadiza, comúnmente se siente confundida y ansiosa. Necesita más ayuda en casa, pero se pone a la defensiva y pierde la compostura cuando sus amigos y vecinos tratan de ayudarla (algo que nunca antes había hecho).

La hija de Sarah está tratando de convencerla de que vaya al médico, pero a ella no le parece una buena idea. Ella dice que, si la familia es un poco más paciente con ella, dentro de poco ella arreglará la situación y se librará de los síntomas sin ayuda. Sin embargo, si Sarah fuera honesta, admitiría que tiene miedo de hacerse exámenes médicos.

Al igual que muchas otras personas, Sarah cree que lo que no conoce no puede lastimarla. Su hija le asegura que ir al médico es lo que corresponde.

La realidad es que, sin importar el resultado (ya sean buenas o malas noticias), el médico encontrará maneras de facilitarle la vida a Sarah y disminuir las preocupaciones de los demás. Cuanto antes haga una cita con el médico, Sarah tendrá mayores posibilidades de obtener ayuda.

Comúnmente las personas no reconocen un problema médico grave cuando aparecen los primeros indicios y síntomas. Pueden restarles importancia pensando que quizá sólo son problemas típicos de la edad. O pueden pensar que su confusión, olvido y cambios en el estado de ánimo son problemas aislados, en vez de encontrar conexiones entre ellos. Algunas personas pueden ser conscientes de que les está ocurriendo algo, pero tienen miedo a enterarse de lo que es (prefieren no saber si tienen una condición grave).

Es cierto que, si Sarah está experimentando pérdida de memoria, confusión y alteraciones severas del estado de ánimo, lo más probable es que un médico considere diagnosticarla con demencia. Sin embargo, sus síntomas pueden deberse a otra cosa. Por ejemplo, puede ser que Sarah tenga una condición tratable, como un trastorno de la tiroides, depresión o interacción medicamentosa. Cuanto antes Sarah haga una cita con el médico, probablemente tendrá más alternativas para mejorar sus síntomas y su calidad de vida.

Por ejemplo, el médico podría descubrir que los problemas de Sarah con la memoria y las tareas del hogar son comunes para su edad. Pero, ¿qué hay de su confusión y sus cambios de ánimo? Éstos podrían ser resultado de interacciones o reacciones secundarias de los medicamentos que empezó a tomar hace un mes. Con sólo cambiar los medicamentos que está tomando, Sarah podría sentir que su vida rápidamente vuelve a la normalidad.

Por otro lado, los exámenes médicos sirven para excluir causas tratables o indicar que uno de los escenarios más posibles es el de la demencia.

Aunque recibir este diagnóstico puede resultar difícil, saber esto con antelación puede ser positivo. En general, un diagnóstico oportuno resulta en una mejor calidad de vida para la persona afectada, menor estrés para los cuidadores de la familia, y más tiempo para disfrutar el presente.

Un diagnóstico oportuno también puede:

- Proporcionar alivio, porque da respuestas y brinda claridad a preocupaciones y cambios.
- Dar mayor acceso a información útil, apoyo, recursos y servicios.
- Ayudarle a alguien con demencia a continuar viviendo de forma independiente, en casa, por más tiempo.

CAUSAS COMUNES DE LA DEMENCIA

A continuación, mencionamos varios de los síntomas habituales de las causas más comunes de demencia. En los capítulos subsecuentes de este libro, aprenderás más al respecto.

Causas comunes	Síntomas comunes
Enfermedad de Alzheimer	• Dificultad para recordar información recién aprendida. • Problemas de criterio y razonamiento. • Dificultad para realizar tareas cotidianas. • Dificultad para usar palabras y referirse a personas y objetos.
Demencia por la enfermedad con cuerpos de Lewy	• Memoria, atención y estado de alerta que va y viene. • Ver y escuchar cosas que no son reales. • Problemas de movimiento (caminar despacio o arrastrando los pies) y rigidez muscular. • Problemas de pensamiento (confusión, atención deficiente y pérdida de memoria). • Alteraciones del sueño (actuar lo que sueñas mientras duermes).
Degeneración frontotemporal	• Cambios de personalidad y conducta social inapropiada. • Cambio en preferencias alimentarias, por ejemplo, que de pronto te empiecen a gustar los alimentos dulces. • Dificultad para planear y organizar actividades. • Problemas para usar y entender palabras. • Problemas de movimiento como temblores, espasmos musculares y falta de coordinación.
Deterioro cognitivo vascular	• Pensamiento más lento. • Problemas de atención y concentración. • Ser incapaz de organizar pensamientos o acciones. • Dificultad para decidir qué hacer después.

EL DIAGNÓSTICO: PREGUNTAS

QUE PUEDES HACERLE A TU MÉDICO

¿Qué tipo de demencia es?
Saber que tienes demencia te ayudará a entender qué
ha ocasionado los cambios que estás experimentando,
pero ése no es el fin de la historia. Pregúntale a tu
médico cuáles son las causas de la demencia. La
enfermedad de Alzheimer suele ser lo más común, pero
también hay otros tipos de demencia.

¿Qué medicamentos pueden ser útiles?
La FDA sólo ha aprobado un puñado de medicamentos
para tratar la enfermedad de Alzheimer, y comúnmente
son recetados para tratar otros tipos de demencia.
Pregunta a tu médico si alguno de esos medicamentos
es útil y adecuado para ti. También pídele información
sobre los efectos secundarios de los medicamentos.
Otros síntomas relacionados con la demencia, como
depresión, ansiedad y alteraciones del sueño, también
pueden tratarse con medicamentos.
Más adelante conocerás más sobre varios
medicamentos.

*¿Qué puedo hacer para vivir la mejor vida posible con
este diagnóstico?*
Después de un diagnóstico de demencia, es
importante enfocarse en planear el futuro. También
es vital centrarse en vivir la mejor vida posible en
el momento presente. Pregunta a tu médico qué
hacer para compensar los cambios cognitivos de la
enfermedad y mejorar tu bienestar en general.
Esto incluye cosas como llevar un calendario, hacer
ejercicio con regularidad y mantenerte conectado
socialmente. En el capítulo 14, aprenderás más sobre
este tema.

¿Debería participar en estudios de investigación?
Es posible que existan algunos ensayos clínicos u otros
estudios de investigación para tu situación particular.
Al participar en una investigación, contribuyes con
la generación de información valiosa sobre posibles
tratamientos, así como formas de mejorar los cuidados y
el apoyo. Participar en un ensayo clínico te permite:

- Desempeñar un rol activo en el cuidado de tu
  propia salud.
- Ser parte de ensayos clínicos que están probando
  posibles tratamientos.
- Ayudar a generaciones futuras a saber más sobre
  la demencia.

¿Dónde puedo obtener más información y apoyo?
Este libro es un buen inicio para obtener información
relacionada con la demencia. También encontrarás
recursos adicionales a partir de la página 307. Tu
médico y tu equipo de cuidado de la salud pueden darte
información adicional y útil.

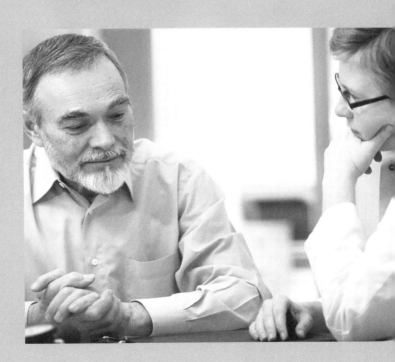

- Ofrecerle a quien vive con demencia la oportunidad de encontrar formas de mantenerse conectado e involucrado al buscar grupos sociales, clubes y organizaciones artísticas que lo ayuden a mantener su calidad de vida.
- Permitirles a las personas que viven con demencia y a sus familiares ver los cambios cognitivos como parte del avance de la enfermedad, en lugar de como defectos personales.
- Revisar la situación financiera propia. También puede ser un buen momento para hablar con familiares y expertos legales sobre temas como planeación de los cuidados, instrucciones anticipadas y arreglos como un poder notarial.

Después de un diagnóstico

Recibir un diagnóstico de demencia, ya sea tuyo o de un ser querido, suele ser una experiencia aterradora. Es importante darte el tiempo de procesar tus sentimientos y adaptarse emocionalmente. En el capítulo 13 aprenderás más sobre los pasos a seguir después de recibir un diagnóstico de este tipo.

No tengas miedo a pedir ayuda de familiares, amigos y colegas. Un médico, enfermero o psicólogo puede trabajar contigo y tu familia para desarrollar estrategias para manejar los síntomas. Los trabajadores de la salud podrían guiarte sobre la manera y el momento adecuados para compartir la noticia con los demás. Los recursos existentes en tu comunidad también pueden ayudar, por ejemplo, una sede local de la Asociación de Alzhéimer.

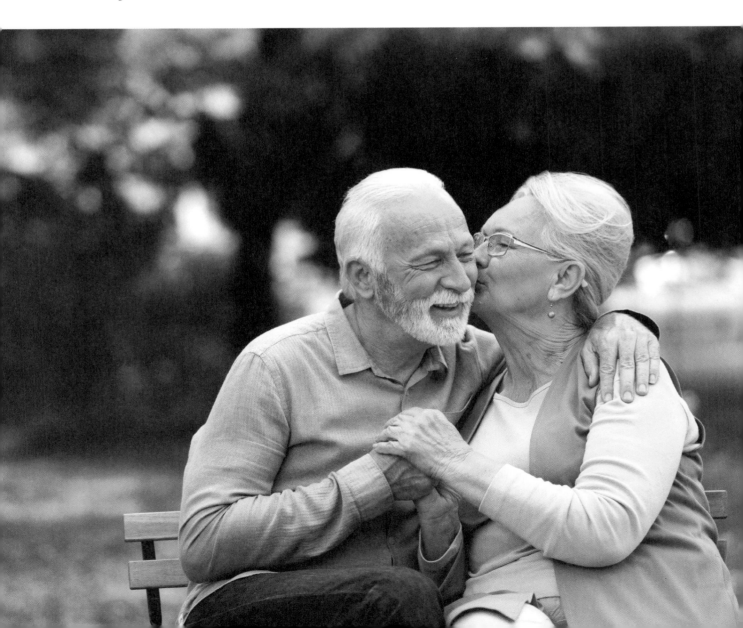

Sin embargo, lo más importante es tomar el tiempo necesario para investigar más sobre la enfermedad. Este libro y su lista de recursos (ver página 307) ofrecen un buen punto de partida.

Aprender sobre la enfermedad te ayudará a entender los cambios que ocurrirán a lo largo del tiempo, y ayuda a las personas con demencia y a sus cuidadores a encontrar maneras de vivir bien a pesar del diagnóstico.

Cada individuo es único, y mucha gente vive con ciertas enfermedades y condiciones. Una enfermedad o condición no define a una persona ni determina la calidad de vida de un individuo en un momento dado. Qué tan bien vive una persona con demencia depende del diagnóstico, su forma de afrontar las cosas, sus actitudes, y las acciones y decisiones que toma. La vida continúa después del diagnóstico, y la gente puede (y logra) vivir bien a pesar de la demencia.

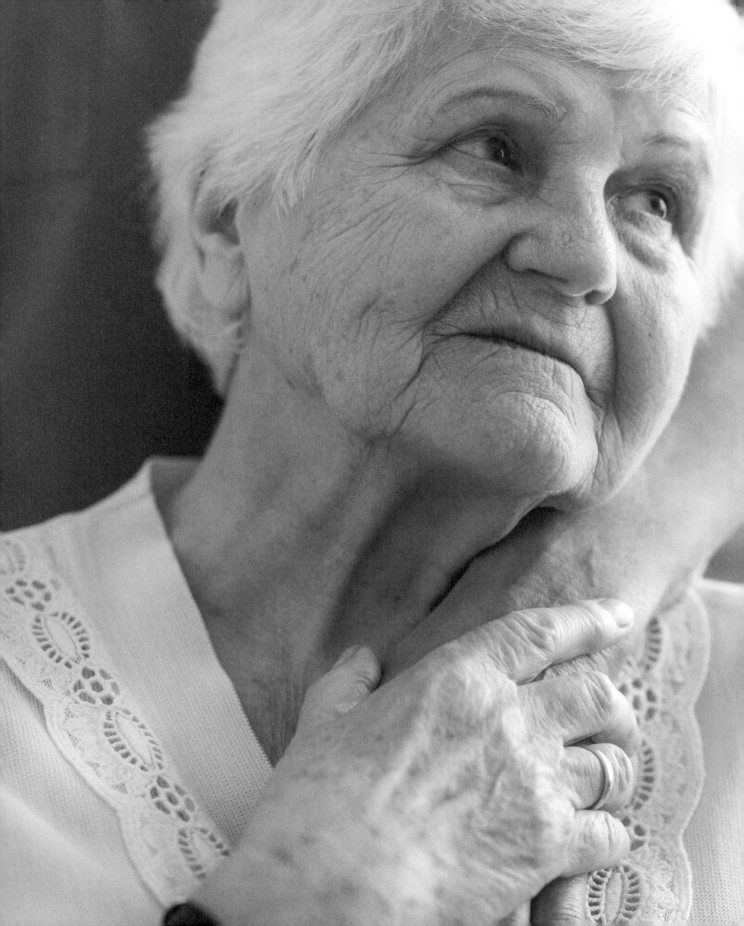

PARTE 2

La enfermedad de Alzheimer

De los 60 millones de personas alrededor del mundo que viven con demencia, dos terceras partes o más tienen alzhéimer. La enfermedad de Alzheimer es la sexta mayor causa de muerte en Estados Unidos y la tercera mayor causa de muerte para las personas mayores.

Aunque quizás estas cifras plantean un panorama desalentador, aún hay esperanza. Primero, aún hay posibilidades de diagnosticar la enfermedad de Alzheimer más temprano que antes, previo a que aparezcan los primeros indicios y síntomas. Esto ofrece tiempo y nuevas oportunidades para la gente que vive con alzhéimer; mientras los investigadores continúan buscando una cura.

En los próximos capítulos, descubrirás lo que saben los investigadores sobre la forma en que se desarrolla la enfermedad de Alzheimer. También conocerás qué se hace actualmente para diagnosticar la enfermedad de forma más rápida y precisa, lo cual permite a las personas afectadas vivir más tiempo y tener una mejor calidad de vida con esta enfermedad.

Un avance prometedor radica en el estudio de los biomarcadores (pruebas utilizadas para mostrar o descartar la presencia de una enfermedad, o para predecir las probabilidades de desarrollar una).

Los investigadores han descubierto que ciertas pruebas logran detectar si alguien tiene o puede desarrollar la enfermedad de Alzheimer antes de que aparezcan síntomas. Este hallazgo ha permitido ver el alzhéimer de nuevas maneras y ayuda a determinar quién está en riesgo de desarrollar el deterioro cognitivo relacionado con la enfermedad. Más adelante aprenderás más sobre los biomarcadores.

La esperanza no sólo radica en prevenir el alzhéimer por completo, sino también en desarrollar terapias focalizadas que ayuden a las personas a mantener su funcionamiento y disfrutar una vida satisfactoria y significativa el mayor tiempo posible con esta enfermedad.

"LA MANERA EN QUE SE ENTIENDE, DIAGNOSTICA Y TRATA EL ALZHÉIMER ESTÁ CAMBIANDO."

CAPÍTULO 5

La ciencia de la enfermedad de Alzheimer

La enfermedad de Alzheimer es la principal causa de demencia en adultos de 65 años y más. Los familiares y amigos de las personas que viven con alzhéimer ven el impacto perturbador de la enfermedad; una pérdida gradual del intelecto y la memoria, deterioro del buen criterio, cambios en la personalidad, y la incapacidad de desempeñar las tareas de la vida cotidiana.

El alzhéimer es una enfermedad neurodegenerativa, lo cual significa que las células nerviosas en el cerebro gradualmente dejan de funcionar y, con el tiempo, mueren.

A medida que las células en el cerebro dejan de conectarse unas con otras y mueren, se experimenta un mayor efecto en las capacidades de una persona, incluyendo la memoria, el lenguaje, y la capacidad para hacer cálculos o el sentido de la ubicación.

La gente con alzhéimer puede perder parte o toda su capacidad para comunicarse, reconocer objetos familiares, controlar su conducta, y satisfacer impulsos físicos básicos, como comer u orinar. En las etapas finales de la enfermedad, es posible que estén postradas en una cama y que requieran que otras personas cuiden de ellas.

El curso que toma la enfermedad de Alzheimer varía, pero comúnmente reduce la esperanza de vida de quien la padece. La muerte, por lo general, ocurre a causa de las complicaciones derivadas de la incapacidad de moverse o comer o beber de forma apropiada.

Otros factores son la neumonía y otras infecciones, o problemas con la correcta circulación de sangre a través del cuerpo.

El gobierno estadunidense promulgó en 2011 el Plan Nacional para Abordar la Enfermedad de Alzheimer, reconociendo la creciente crisis de salud que implica. Su objetivo es prevenir casos futuros de alzhéimer y cubrir mejor las necesidades de los millones de familias que actualmente enfrentan esta enfermedad.

El Plan Nacional esboza metas específicas para afrontar algunos de los desafíos más pesados vinculados a la enfermedad de Alzheimer.

Este plan tiene cinco metas:

- Prevenir y tratar la enfermedad de Alzheimer de forma efectiva para 2025.
- Capacitar a los proveedores de servicios de salud y desarrollar nuevos enfoques para mejorar la calidad del cuidado.
- Expandir el apoyo hacia las personas con alzhéimer, sus cuidadores y familiares.
- Concientizar más al público general sobre la enfermedad de Alzheimer.
- Mejorar la recolección de información para monitorear el progreso de las investigaciones.

El Plan Nacional para Abordar la Enfermedad de Alzheimer ofrece un marco sólido para enfrentar esta crisis de salud, tanto desde una perspectiva de investigación como de cuidado. Para conocer más sobre el plan y sus avances, consulta: www.alzheimer.gov

Éste el primero de varios capítulos en la parte 2 del libro que está dedicado a la enfermedad de Alzheimer. Describe la ciencia detrás del alzhéimer. También presenta dos de las características más comunes de la enfermedad de Alzheimer: las placas amiloides y los ovillos neurofibrilares.

COLAPSO EN EL CEREBRO

La enfermedad de Alzheimer afecta al cerebro al matar sus componentes más básicos: sus células nerviosas (neuronas). Las neuronas transmiten mensajes dentro del cerebro y entre el cerebro y el resto del cuerpo. El proceso mediante el cual la enfermedad de Alzheimer destruye neuronas se llama neurodegeneración. Además de destruir neuronas, la enfermedad de Alzheimer también altera los puntos de comunicación (sinapsis) entre las neuronas. Esto dificulta que las células nerviosas se envíen mensajes. La fuerza con que las neuronas se conectan entre sí también constituye la base de la memoria en áreas específicas del cerebro, como el hipocampo.

En la mayoría de las personas, el hipocampo es el primer lugar donde ataca la enfermedad de Alzheimer. Ubicado dentro del sistema límbico del cerebro, el hipocampo es el conmutador central de tu memoria. Por ello la pérdida de memoria suele ser uno de los primeros síntomas de demencia por alzhéimer. Cuando la enfermedad de Alzheimer involucra otras estructuras del cerebro, también provoca desorientación y dificulta la ubicación de objetos o lugares en relación unos con otros.

Además del hipocampo, la enfermedad de Alzheimer ataca otras partes del sistema límbico, como la amígdala, la cual es importante para aprender y procesar la parte emocional de las experiencias. De ahí, la enfermedad se propaga a otras partes del cerebro, incluyendo los lóbulos frontal, parietal y temporal.

El lóbulo frontal controla acciones como pensar, planear, organizar, resolver problemas, la memoria reciente y el movimiento; el lóbulo parietal interpreta la información que involucra a tus sentidos, como oír; el lóbulo temporal procesa la información de tus sentidos y desempeña un rol en el almacenamiento del lenguaje y la memoria. Al conocer más sobre las partes del cerebro que afecta el alzhéimer, puedes entender mejor los síntomas de la enfermedad.

Conforme la comunicación entre las neuronas en el cerebro se vuelve más difícil y, con el paso del tiempo, imposible, esto también afecta otras funciones. Por ejemplo, tomar decisiones, hablar y escribir.

De manera gradual, la enfermedad impide que las personas cuiden de sí mismas y realicen tareas que han hecho durante años. Algunas personas con alzhéimer también se vuelven agresivas y paranoicas. Esto es porque la enfermedad de Alzheimer ataca el sistema límbico, la parte del cerebro que influencia los instintos y las emociones.

La enfermedad de Alzheimer también destruye neuronas en una parte más profunda del cerebro que se conoce como el núcleo basal de Meynert. Esta zona es rica en acetilcolina, una sustancia química que juega un rol importante en la formación y recolección de recuerdos. El daño a esta zona del cerebro provoca una disminución dramática de la acetilcolina, lo cual agrava la pérdida de memoria causada por el daño a otras partes del cerebro. La enfermedad de Alzheimer también merma las reservas de otras sustancias químicas del cerebro, incluyendo dopamina, glutamato,

SUSTANCIAS QUÍMICAS QUE AFECTA EL ALZHÉIMER

Sustancia química	Función principal
Acetilcolina	Atención, memoria, pensamiento y criterio
Dopamina	Movimiento, recompensa y placer
Glutamato	Aprendizaje y memoria remota
Norepinefrina	Respuesta emocional
Serotonina	Estado de ánimo y ansiedad

DESCUBRIR LA ENFERMEDAD DE ALZHEIMER ANTES DE QUE APAREZCAN SÍNTOMAS

La forma de entender, diagnosticar y tratar la enfermedad de Alzheimer está cambiando. Los investigadores están estudiando cambios en el cerebro que suceden antes de que alguien muestre indicios y síntomas de demencia por alzhéimer. Se espera que, con la detección temprana, los medicamentos u otras intervenciones puedan impedir que la enfermedad se arraigue en el cerebro. Este conocimiento también favorece la creación de nuevos tratamientos para la gente que ya tiene alzhéimer.

Para detectar la enfermedad de Alzheimer en sus etapas más tempranas, los investigadores han creado un sistema de biomarcadores para determinar si alguien tiene la enfermedad, incluso antes de que empiecen los primeros síntomas.

Estos biomarcadores se utilizan hoy en día para detectar otras condiciones, como hipertensión, colesterol alto, diabetes y cáncer. Ciertas pruebas se utilizan para mostrar si tienes alguna de estas condiciones, incluso aunque no experimentes ningún síntoma. La idea es emplear este mismo enfoque, pero con la enfermedad de Alzheimer, en vez de sólo diagnosticar la enfermedad después de que alguien presente síntomas.

Así como las pruebas de glucosa y hemoglobina glicosilada (A1C) se utilizan para detectar si alguien tiene diabetes, este sistema emplea biomarcadores conocidos del alzhéimer para detectar si alguien tiene la enfermedad, incluso sin indicios o síntomas. De acuerdo con este sistema, la tomografía por emisión de positrones (TEP) y las pruebas de líquido cefalorraquídeo para las proteínas distintivas del alzhéimer detectan si alguien tiene la enfermedad con base en la presencia de las proteínas beta amiloide y tau en el cerebro.

Es importante mencionar que la presencia de proteínas beta amiloide y tau no es sinónimo de que una persona desarrollará los síntomas cognitivos de la enfermedad. Algunas personas con estos depósitos de proteínas nunca desarrollan deterioro cognitivo. Esto no es muy distinto de tener una tomografía computarizada cardiaca que detecta la acumulación de placas en el corazón que ocasionan un endurecimiento de las arterias (aterosclerosis). Éste es un indicio de la enfermedad de las arterias coronarias, incluso aunque la persona nunca haya tenido un infarto.

A partir de ahí, puede utilizarse una resonancia magnética (IRM) para detectar neurodegeneración, y para ayudar a medir la severidad de la enfermedad. Por ejemplo, una resonancia magnética muestra si el hipocampo (una parte del cerebro que es importante para la memoria) se está encogiendo. Esto permite a los investigadores identificar a un individuo con evidencia de proteínas beta amiloide y tau en el cerebro, pero también evidencia de neurodegeneración (encogimiento del hipocampo).

Este dato adicional es importante porque los investigadores han encontrado que la gente cuya memoria se deteriora con mayor rapidez tiene anomalías en los tres biomarcadores: beta amiloide, tau y neurodegeneración.

Encontrar una combinación específica de biomarcadores en el cerebro puede cambiar la manera de diagnosticar la enfermedad de Alzheimer, al ofrecer más opciones para abordarla antes de lo que jamás se ha hecho. Las investigaciones ya muestran que este sistema predice con precisión un deterioro de la memoria en personas que no tienen demencia.

Los investigadores continuarán probando y refinando este sistema. Actualmente, se están realizando estudios para ver si otra clase de pruebas ayudan a predecir quién desarrollará la enfermedad de Alzheimer.

Este sistema ofrece un lenguaje común para que los investigadores intercambien ideas. Aunque es importante recordar que este sistema aún no se utiliza en los consultorios médicos, se espera que algún día sea una herramienta para detectar el alzhéimer precoz, antes de que aparezcan indicios y síntomas, y ofrecer un tratamiento capaz de reducir y prevenir sus efectos.

norepinefrina y serotonina. La tabla en la página 86 muestra las funciones afectadas por niveles bajos de ciertas sustancias químicas. A medida que el alzhéimer avanza, el tamaño del cerebro se encoge (atrofia).

Proteínas defectuosas

Los dos tipos de daño más comunes observados en la enfermedad de Alzheimer son las placas beta amiloides y los ovillos neurofibrilares tau. Las placas amiloides son grandes depósitos de proteínas que dificultan la comunicación entre neuronas. Los ovillos neurofibrilares provienen de una proteína llamada tau que ha cambiado de forma. Estas proteínas también destruyen células en el cerebro.

En 1907, el doctor Alois Alzheimer publicó el relato de una mujer paranoide con pérdida de memoria grave. En su reporte, el doctor dijo que cuando examinó a la mujer después de su muerte, descubrió una gran acumulación de placas y ovillos en su cerebro.

Las placas y los ovillos también están presentes en otras formas de demencia. De hecho, incluso pueden desarrollarse en personas que no tienen ningún síntoma de demencia. No obstante, las personas con demencia por alzhéimer tienen muchas más placas y ovillos, y comúnmente las presentan a una edad más temprana.

Placas. Las placas son grandes cúmulos de proteínas y otras partes de las células que el cuerpo no puede absorber. Se encuentran entre y alrededor de las células nerviosas vivas. Las placas que se observan en la enfermedad de Alzheimer están compuestas principalmente de la proteína beta amiloide. También hay otros pedazos de materia provenientes de las células y otras proteínas en la mezcla.

La proteína beta amiloide es una pequeña parte de una proteína más grande llamada proteína precursora amiloidea (PPA). Otras proteínas dividen esta proteína más grande en secciones más pequeñas. Algunas secciones de la proteína beta amiloide permanecen dentro de las células del cerebro y otras se mueven fuera de ellas. Al dividir la proteína más grande, entre los pedazos que se producen se encuentra la proteína beta amiloide. En la ilustración de la derecha

¿CÓMO SE VE UNA PLACA AMILOIDE?

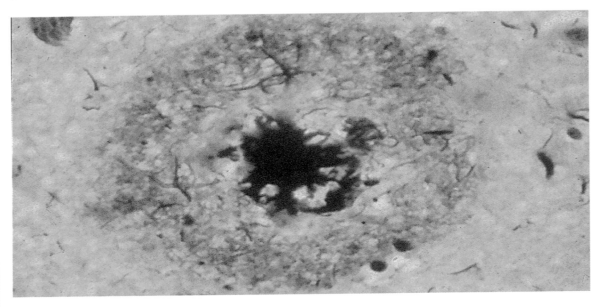

La mancha oscura e irregular que se observa en esta microfotografía es el centro denso de una placa amiloide en el cerebro. La decoloración alrededor del centro muestra inflamación en el cerebro, lo cual ocasiona la muerte de las células en el cerebro.

FORMACIÓN DE PLACAS

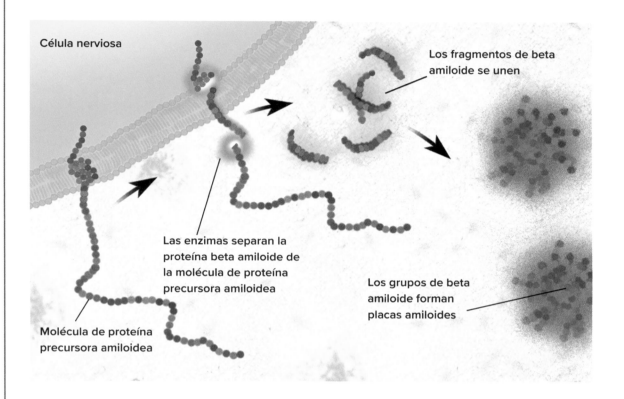

Célula nerviosa

Los fragmentos de beta amiloide se unen

Las enzimas separan la proteína beta amiloide de la molécula de proteína precursora amiloidea

Los grupos de beta amiloide forman placas amiloides

Molécula de proteína precursora amiloidea

Las placas son depósitos densos de proteína y material celular en el cerebro, y son un elemento distintivo de la enfermedad de Alzheimer. Se forman fuera de las células del cerebro.

La formación de placas empieza con una proteína grande llamada proteína precursora amiloidea. Todas las personas tienen esta proteína.

La proteína precursora amiloidea se divide en fragmentos más pequeños, pero algunos de estos fragmentos, llamados beta amiloides, son más pegajosos y tóxicos que otros.

En la enfermedad de Alzheimer, o se producen demasiadas proteínas beta amiloides o no se eliminan las suficientes del cerebro.

En cualquier caso, los fragmentos de beta amiloide se acumulan.

Con el tiempo, estas aglomeraciones se endurecen para convertirse en placas.

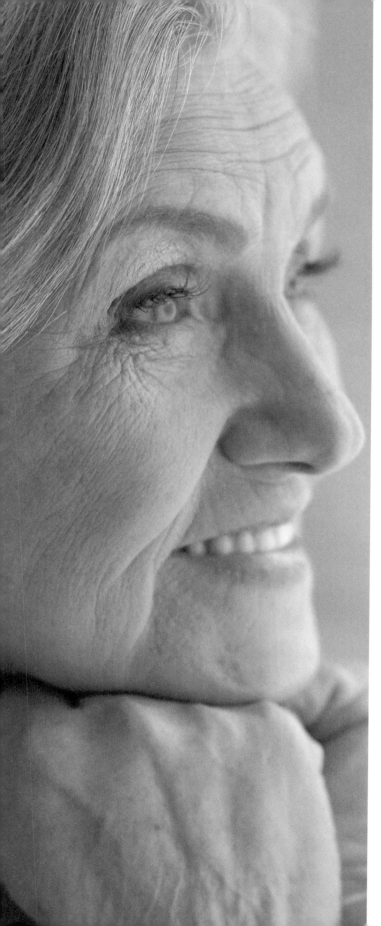

puedes ver cómo se desarrolla este proceso. Algunos procesos eliminan estas proteínas del cerebro.

Todas las personas tienen la proteína precursora amiloidea y los fragmentos que ésta crea, pero algunos procesos pueden aumentar la probabilidad de que se formen depósitos de estas proteínas en el cerebro, ya sea porque se están produciendo muchas de estas proteínas o porque el cerebro no está eliminando las suficientes. Y debido a que las beta amiloides son más pegajosas que otras proteínas, tienen más probabilidades de formar cúmulos y endurecerse en placas.

Los científicos creen que estas placas alteran la comunicación entre las células del cerebro y activan las células inmunes que provocan inflamación dañina. Los investigadores han encontrado que los cúmulos más pequeños de beta amiloides también son tóxicos para las células del cerebro. Todos estos cambios provocan la muerte de las células cerebrales.

¿Cómo saben los científicos que este proceso está sucediendo en el cerebro? He aquí la razón: han descubierto que, en las formas raras y hereditarias de alzhéimer, los cambios en los genes casi siempre aumentan la producción de beta amiloides. Esto provoca la formación temprana y abundante de placas en el cerebro.

El procesamiento y la acumulación anormal de beta amiloides en el cerebro parece ocurrir desde el principio en el alzhéimer tardío, que es la forma más común de la enfermedad. Los estudios de imagenología que se utilizan para ver las partes profundas del cerebro vivo muestran que estos depósitos pueden desarrollarse muchos años o incluso décadas antes de que aparezca cualquier indicio o síntoma. Asimismo, los cambios en los valores de beta amiloide pueden observarse en el líquido cefalorraquídeo décadas antes de que aparezcan síntomas en la enfermedad de Alzheimer.

Los científicos han empezado a referirse a esta etapa temprana, donde no existen síntomas visibles, pero sí biomarcadores de placas y ovillos en el cerebro, como alzhéimer preclínico.

Etapas de toxicidad. Los fragmentos de beta amiloide atraviesan varias etapas antes de formar una placa. Un conjunto de investigaciones sugiere que los fragmentos pueden ser más tóxicos en algunas etapas de la formación de placas que en otras.

En un principio, algunos fragmentos de beta amiloide se aglomeran, pero aún es posible disolverlos y eliminarlos del cerebro con bastante facilidad. En esta etapa se les conoce como oligómeros. Cuando se unen varios oligómeros, las aglomeraciones se vuelven más grandes y pegajosas. De ahí,

¿CÓMO SE FORMAN LOS OVILLOS?

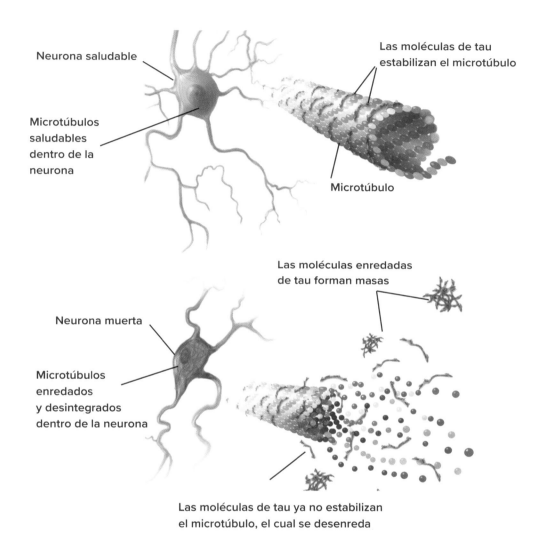

Neurona saludable

Microtúbulos saludables dentro de la neurona

Las moléculas de tau estabilizan el microtúbulo

Microtúbulo

Las moléculas enredadas de tau forman masas

Neurona muerta

Microtúbulos enredados y desintegrados dentro de la neurona

Las moléculas de tau ya no estabilizan el microtúbulo, el cual se desenreda

Los microtúbulos son una parte básica de una célula nerviosa (neurona). Parecen cilindros largos y delgados. Mantienen la estructura de una célula y transportan materiales dentro de ella. Tau es una proteína que ayuda a sostener los microtúbulos, un tipo de estructura celular que apoya muchas funciones distintas, como transportar proteínas.

En la enfermedad de Alzheimer, la composición química de la proteína tau cambia. Esto hace que la proteína tau desestabilice los microtúbulos. En consecuencia, la estructura de la célula colapsa. A partir de ahí, los pedazos de tau se aglomeran dentro de la célula y forman ovillos, un elemento distintivo de la enfermedad de Alzheimer.

forman cadenas delgadas y largas de fragmentos amiloides. Estas cadenas continúan creciendo en tamaño y densidad hasta formar las placas duras e insolubles que se observan en la enfermedad de Alzheimer.

Por mucho tiempo, los científicos creyeron que las placas amiloides totalmente desarrolladas eran las que provocaban la muerte de las neuronas. Sin embargo, a medida que se descubre más sobre la manera en que se forman las placas, algunos científicos han comenzado a cuestionar esto. Argumentan que la proteína beta amiloide es más tóxica durante la etapa oligomérica temprana; *antes* de que se formen placas.

Los investigadores creen que los oligómeros atacan y destruyen las sinapsis del cerebro; los espacios estrechos por los que las neuronas deben pasar para comunicarse y formar recuerdos. El daño a las sinapsis ocasiona la pérdida de memoria y otros deterioros cognitivos.

De acuerdo con esta teoría, una vez que se han formado placas de gran tamaño, los fragmentos de beta amiloide pueden perder parte de su toxicidad y las masas insolubles no son más que masas inactivas, o "basura" del proceso de la enfermedad. Sin embargo, también es posible que los fragmentos de beta amiloide provoquen una toxicidad en el cerebro a medida que crecen y se acumulan.

¿No son sólo las proteínas beta amiloides? Aunque los investigadores continúan ampliando y refinando los conocimientos sobre los mecanismos que causan el alzhéimer, algunos aspectos aún no se comprenden con claridad.

Por una parte, los estudios muestran que algunas personas tienen grandes cantidades de proteína beta amiloide en el cerebro, pero sufren poco daño en las neuronas. Estos individuos siguen estando sanos a nivel cognitivo a lo largo de sus vidas. Por otra parte, los estudios revelan que algunas personas pueden tener concentraciones normales de proteína beta amiloide en el cerebro y aun así mostrar daños medibles en el cerebro.

Esto plantea varias interrogantes. ¿Las células nerviosas en el cerebro pueden ser destruidas incluso sin que existan valores altos de proteína beta amiloide en el cerebro? ¿Deben ocurrir otros procesos para que se dañen las células nerviosas en el cerebro y para que se desarrolle demencia? ¿Existen personas más capaces que otras de resistir el daño de la proteína beta amiloide, tanto así que viven una vida larga sin cambios notorios en el funcionamiento de su cerebro?

Los investigadores creen que la gente que tiene deterioro cognitivo y poca proteína beta amiloide en el cerebro puede estar en condiciones de desarrollar demencia, pero una demencia diferente a aquella ocasionada por la enfermedad de Alzheimer.

La proteína beta amiloide también se ha estudiado de otras maneras. Por ejemplo, ya que la proteína beta amiloide está involucrada en las formas genéticas de la enfermedad de Alzheimer, muchos ensayos clínicos se han enfocado en terapias que reducen esta proteína en el cerebro. Sin embargo, estos enfoques han tenido resultados mixtos, lo cual ha ocasionado que algunos investigadores se pregunten si la proteína beta amiloide es realmente tóxica o si sería mejor optar por otras terapias. No obstante, los investigadores que creen que la proteína beta amiloide es tóxica contrarrestan este pensamiento, y argumentan que la gente que participó en estos estudios no recibió tratamiento con la suficiente antelación como para que resultara útil. Proponen que tratar a las personas antes de que se desarrollen síntomas haría una diferencia. Esta clase de estrategia, comúnmente conocida como prevención, se está poniendo a prueba en ensayos clínicos.

Al mismo tiempo, los investigadores saben que la enfermedad de Alzheimer es compleja. Éste puede ser otro motivo por el cual las terapias enfocadas en la proteína beta amiloide no han sido claramente útiles. Tal vez se requiera más de una terapia para abordar la proteína beta amiloide, así como otros procesos involucrados en la enfermedad de Alzheimer. Esto es similar a la forma en que ciertos tipos de cáncer y otras infecciones son tratados utilizando más de un enfoque.

Éstos son sólo algunos de los temas que los científicos están tratando de resolver para establecer un esquema claro del proceso de la enfermedad.

Ovillos. Los ovillos neurofibrilares constituyen la otra estructura anormal observada en la enfermedad de Alzheimer. Los ovillos ocurren dentro de una célula nerviosa (neurona) y se forman por la acumulación anormal de una proteína llamada tau. La proteína tau ayuda a sostener la estructura de una célula. Sin embargo, en la enfermedad de Alzheimer, esta proteína experimenta cambios que la alteran y provocan que funcione mal. En lugar de estabilizar la estructura de una célula, como se supone que debe hacerlo, algunas hebras de esta proteína se desenredan y aglomeran. En consecuencia, forman masas enredadas dentro de la neurona. En la página anterior, puedes observar cómo sucede esto.

Estos ovillos evitan que los nutrientes y mensajes lleguen adonde deben llegar en el cerebro, lo cual colapsa el funcionamiento adecuado de las neuronas cerebrales.

Los ovillos y las placas parecen estar firmemente vinculados en el desarrollo de la enfermedad de Alzheimer. Sin embargo, los científicos aún están descubriendo cuál es su rol principal. Por ejemplo, el número de ovillos en el cerebro está más relacionado con el tiempo y la severidad de la neurodegeneración (encogimiento del cerebro) y los síntomas de demencia que el número de placas. Algunos investigadores creen que esto se debe a una acumulación de placas de proteína beta amiloide previa o que provoca que se acumule la proteína tau. Sin embargo, aún se está estudiando lo que ocurre entre las proteínas beta amiloide y tau.

FACTORES QUE CONTRIBUYEN

Aunque las placas y los ovillos son característicos del alzhéimer (y son los más estudiados), muchos científicos sienten que las investigaciones sobre la enfermedad apenas están comenzando.

El pensamiento actual es que el alzhéimer, al igual que muchas otras enfermedades, es ocasionado por múltiples factores tan diversos como los genes de cada persona. El estilo de vida y la capacidad de cada cuerpo de adaptarse a los cambios típicos de la edad y a otras enfermedades también juegan un rol. A continuación, mencionamos varios factores que pueden contribuir o que están vinculados con la enfermedad de Alzheimer.

Genética

Mientras que algunos genes determinan el color de ojos y pelo, otros genes predicen la probabilidad de que desarrolles una condición como la enfermedad de Alzheimer.

Genes del alzhéimer precoz. Hay tres genes que aumentan la probabilidad de desarrollar alzhéimer precoz, una forma de la enfermedad en la que suelen desarrollarse síntomas antes de los 65 años. Estos tres genes son la proteína precursora amiloidea (PPA) y dos presenilinas, la presenilina 1 (PSEN1)

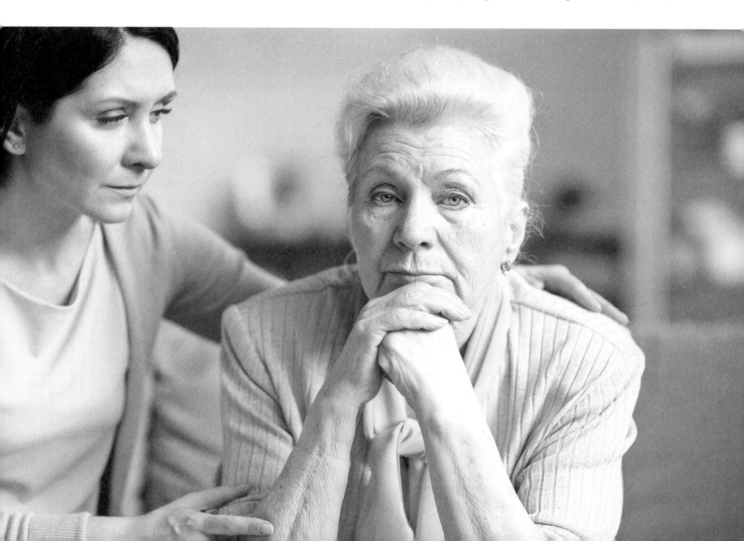

¿SIRVEN LOS EXÁMENES GENÉTICOS?

Los kits de evaluación genética están disponibles para detectar cambios genéticos vinculados con las formas de alzhéimer precoz y tardío, aunque los especialistas no suelen recomendar las pruebas genéticas de forma rutinaria.

Si alguien presenta síntomas de alzhéimer precoz (que suele afectar a las personas menores de 65 años) y tiene antecedentes familiares importantes de demencia precoz, las pruebas de detección de la mutación familiar del alzhéimer precoz en los genes APP, PSEN1 y PSEN2 pueden ser de utilidad. Antes de hacer cualquier prueba, lo mejor es hablar con un especialista genético. Adicionalmente, existe un factor genético común para el alzhéimer tardío conocido como el alelo E4 del gen de la apolipoproteína E (APOE). Sin embargo, hasta el momento las pruebas de detección del alelo apoe 4 no tienen mucho valor clínico. Tener este alelo no es garantía de que desarrollarás alzhéimer, y no tenerlo tampoco indica que no lo padecerás. Por estas razones, además de que no existe una terapia preventiva disponible, no se recomiendan las pruebas de detección genética del APOE (salvo en el contexto de una investigación).

y la presenilina 2 (PSEN2). Los tres genes están involucrados en cambiar la producción de la proteína beta amiloide. Estas mutaciones son extremadamente raras.

Las mutaciones de estos genes provocan una sobreproducción de proteína beta amiloide, la cual hace que se formen placas que matan las células nerviosas en el cerebro. Esto desencadena síntomas de la enfermedad que empeoran con el tiempo.

Los síntomas de la enfermedad de Alzheimer precoz son similares a los del alzhéimer tardío, pero es más probable que existan síntomas no relacionados con la pérdida de memoria, y que se desarrollen convulsiones en algún momento.

Es altamente probable que un padre o madre con alguna de las mutaciones conocidas se la herede a un hijo o hija (cada descendiente tiene 50 por ciento de probabilidad de tener el gen y desarrollar la enfermedad). Sin embargo, algunas personas con alzhéimer precoz no presentan mutaciones en estos genes. Esto significa que el alzhéimer precoz puede tener otras causas que aún no han sido descubiertas.

Genes que predicen el alzhéimer tardío. La enfermedad de Alzheimer tardía, la forma más común, suele aparecer después de los 65 años. El gen que comúnmente se relaciona más con la enfermedad es la apolipoproteína E (APOE). Antes de vincular este gen con el alzhéimer, era conocido en la comunidad médica por su rol de transportar el colesterol en sangre a lo largo del cuerpo. Existen tres variantes principales de este gen, llamadas E2, E3 y E4. La variante E4 es la que aumenta la probabilidad de padecer alzhéimer. Cada persona recibe una copia del gen APOE de su madre y otra de su padre. Si una de estas copias es de la variante E4, tienes mayor riesgo de padecer alzhéimer. Si heredas la variante E4 tanto de tu madre como de tu padre, tu riesgo es aún mayor.

También es posible que la gente con la variante E4 desarrolle alzhéimer varios años antes que quienes no la tienen. Para la gente con la variante E4, el riesgo de alzhéimer parece llegar a su punto más alto a los 70 años.

El hecho de tener la variante E4 del gen APOE no es garantía de que desarrollarás alzhéimer. Y si no la tienes, de todos modos podrías desarrollar la enfermedad de Alzheimer.

No está del todo claro cómo la variante E4 aumenta el riesgo de padecer alzhéimer. Las investigaciones muestran que esta forma del gen APOE disminuye la velocidad con que se drena la proteína beta amiloide del cerebro y hace que esta proteína se aglomere más rápido. También puede afectar el funcionamiento de los vasos sanguíneos y la forma en que el cerebro responde a la inflamación, y ambos procesos están relacionados con el desarrollo de la enfermedad de Alzheimer.

Por otra parte, una de las otras variantes del gen APOE, el E2, *reduce* el riesgo de padecer alzhéimer. Esto es algo que todavía se está estudiando.

Otros genes también se han vinculado con el alzhéimer tardío. Muchos de estos genes fueron identificados en estudios de gran tamaño, y los investigadores aún están aprendiendo sobre sus roles en el desarrollo de la enfermedad de Alzheimer. Actualmente, se están realizando más investigaciones para identificar otros genes que podrían estar involucrados en la enfermedad de Alzheimer. A continuación, exponemos algunos:

ABCA7. Aunque no está claro cuál es su rol principal, algunas variantes del gen ABCA7 están vinculadas con un mayor riesgo de padecer alzhéimer. Los investigadores creen que esto tiene que ver con la forma en que el cerebro utiliza el colesterol y descompone la proteína precursora amiloidea.

CLU. Este gen está involucrado en eliminar la proteína beta amiloide del cerebro. Como ya hemos visto, se cree que la proteína beta amiloide es central en el desarrollo de la enfermedad de Alzheimer. Los problemas con este gen pueden derivar en un exceso de beta amiloide en el cerebro.

CR1. Cuando este gen produce muy poca proteína, contribuye a la inflamación en el cerebro. La inflamación puede ser un factor en el desarrollo de la enfermedad de Alzheimer. Este gen también se ha vinculado con la forma en que se descompone la proteína precursora amiloidea.

PICALM. Este gen ayuda a mantener la comunicación entre las neuronas en el cerebro. Esta comunicación es importante para mantener el funcionamiento de las células nerviosas y para ayudar a la formación de memorias en el cerebro. Se cree que el PICALM también está involucrado en la forma en que se descompone la proteína precursora amiloidea en el cerebro.

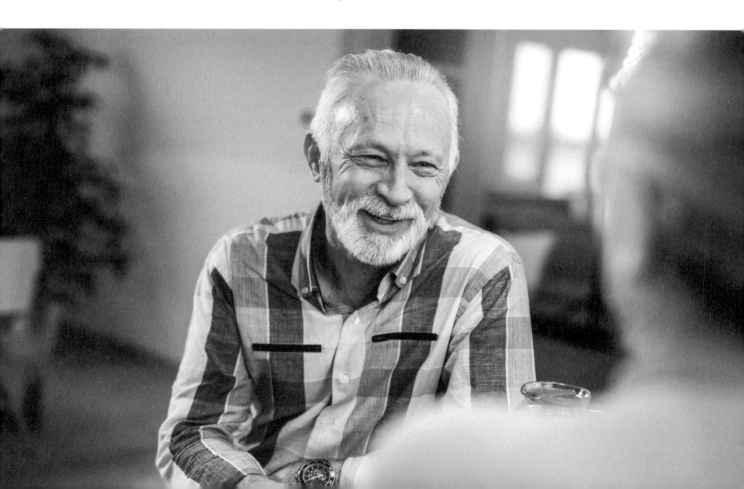

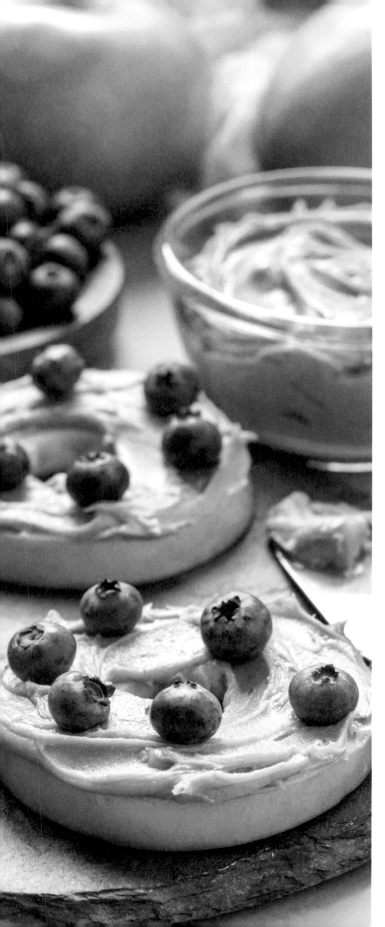

PLD3. Aunque los científicos no saben mucho sobre el rol que desempeña el gen PLD3 en el cerebro, se le ha vinculado con un mayor riesgo de alzhéimer.

SORL1. Este gen juega un papel muy importante en la producción de proteína beta amiloide, entre otros procesos. Algunas de sus variantes también están vinculadas con un riesgo de padecer alzhéimer.

TREM2. Este gen está involucrado en la respuesta del cerebro ante la inflamación. Algunas variantes raras de este gen se vinculan con un mayor riesgo de alzhéimer. Otros genes asociados con un riesgo de alzhéimer también influyen en la inflamación.

Estrés oxidativo

El estrés oxidativo ocurre cuando las estructuras dentro de una célula, llamadas mitocondrias, sufren algún daño. Las mitocondrias son las fábricas de energía de una célula, y dañarlas hace que produzcan un exceso de radicales libres.

Los radicales libres se forman de manera natural cuando haces ejercicio y tu cuerpo transforma los alimentos en energía. Tu cuerpo también puede exponerse a los radicales libres a través de fuentes en el ambiente, como el humo del cigarro, la contaminación del aire y la luz solar. El exceso de estas moléculas puede abrumar a una célula y dañarla. Este daño comúnmente es ocasionado por un proceso conocido como estrés oxidativo.

Los expertos creen que el estrés oxidativo desempeña un rol en muchas enfermedades. Se han encontrado señales de estrés oxidativo en el cerebro de personas con enfermedad de Alzheimer, sobre todo en las etapas tardías. También puede jugar un rol en otras formas de demencia.

¿Qué ocasiona el estrés oxidativo? El envejecimiento normal puede causar una acumulación de radicales libres, al igual que pueden hacerlo otros factores relacionados con las enfermedades. Las evidencias también sugieren que la formación de placas amiloides y la inflamación pueden jugar un rol.

También hay indicios de estrés oxidativo en las etapas más tempranas de la enfermedad de Alzheimer. Esto ha llevado a algunos investigadores a preguntarse si el estrés puede provocar la formación de placas y ovillos. Algunos argumentan que las placas y los ovillos quizá se formen para proteger al cuerpo del estrés. Otros investigadores creen que un estado crónico de estrés oxidativo bajo, en conjunción con otros factores, puede ser suficiente para desencadenar daños a las neuronas del cerebro.

Sin importar si el estrés oxidativo provoca daños a las neuronas o si es resultado de estos daños, la mayoría de los investigadores coinciden en que juega un rol en el proceso de la enfermedad.

¿Existe alguna forma de combatir el estrés oxidativo y prevenir que cause daños que pueden derivar en demencia? Tal vez. Los alimentos ricos en antioxidantes, incluyendo varios tipos de nueces, mantequillas de nueces, frutas y verduras pueden ser útiles. En algunos estudios, la vitamina E ha mostrado resultados prometedores, pero no todas las investigaciones demuestran que ofrezca beneficios; incluso existen preocupaciones sobre el consumo de dosis altas de vitamina E, pues tomarla en exceso puede provocar sangrado e incrementar el riesgo de muerte. Por estas razones, no se recomienda tomar vitamina E como suplemento.

Respuesta inflamatoria

La inflamación y sus vínculos con la enfermedad de Alzheimer han sido mencionados en varias ocasiones a lo largo de este capítulo. Pero ¿qué es exactamente la inflamación y cómo funciona?

La inflamación es la respuesta protectora natural de tu cuerpo ante una lesión, y puede involucrar dolor, hinchazón, calor y enrojecimiento de la zona afectada del cuerpo. La enfermedad de Alzheimer está vinculada con un nivel bajo de inflamación crónica en el cerebro.

¿Qué ocasiona inflamación en el cerebro? Incluso mientras se forman placas amiloides entre las neuronas, unas células inmunes llamadas microglías trabajan para eliminar las neuronas dañadas, células muertas y otros productos de desecho del tejido cerebral. Los científicos creen que las microglías ven las placas como sustancias extrañas e intentan destruirlas. Esto desencadena la inflamación.

Se requieren microglías funcionales para eliminar sustancias tóxicas, como la proteína beta amiloide y las células muertas, del cerebro. Si las microglías no pueden cumplir su función de forma adecuada, estas sustancias tóxicas pueden acumularse en el cerebro y provocar la muerte de las células cerebrales. Por otra parte, si las microglías permanecen activas demasiado tiempo, esto causa inflamación crónica en el cerebro, lo cual también puede dañar las células cerebrales.

Los investigadores creen que se requieren distintos tipos de manipulación para la respuesta inmunológica del cerebro en distintas etapas de la enfermedad de Alzheimer. El sistema inmunológico puede beneficiarse mediante un ligero impulso en las etapas más tempranas. Una vez que se ha establecido una inflamación crónica y de largo plazo, el sistema inmunológico puede beneficiarse de una reducción en la actividad. Actualmente, se están estudiando los tiempos y tipos de estos enfoques basados en el sistema inmunológico.

Lesión cerebrovascular

Al ser uno de los órganos más grandes y ocupados del cuerpo, el cerebro depende de una vasta red de vasos sanguíneos que lo alimenten del oxígeno y los nutrientes necesarios para operar exitosamente. Los vasos sanguíneos también ayudan a eliminar los desechos, incluyendo la proteína beta amiloide. El cerebro depende mucho de que el corazón bombeé la sangre suficiente para cubrir sus necesidades.

A lo largo del tiempo, el sistema de vasos sanguíneos del cerebro empieza a lucir como el resto de las partes de un cuerpo que envejece. Las arterias en el cerebro se vuelven más delgadas y menos elásticas, y algunas se obstruyen con depósitos de grasa. Disminuye el crecimiento de nuevos vasos capilares, que son ramificaciones de las arterias principales. El corazón ya no bombea tan bien como antes. Como resultado, el cerebro no recibe la misma cantidad de sangre, y es posible que la sangre no fluya tan bien como solía hacerlo.

El desgaste de la edad también les pasa factura a los vasos sanguíneos en el cerebro, lo cual causa lesiones pequeñas, inflamación y estrés oxidativo. Algunas condiciones como la hipertensión, la acumulación de grasas, colesterol, y otras sustancias en las paredes de las arterias (aterosclerosis) y un traumatismo craneal pueden sumarse a estos efectos.

Es posible que un sistema defectuoso y envejecido de vasos sanguíneos en el cerebro cree el escenario perfecto para que las neuronas cerebrales sufran daños y mueran. Por ejemplo, muchos estudios muestran que la gente con riesgo de padecer cardiopatía en la mediana edad (personas con hipertensión, colesterol alto y obesidad, por ejemplo) tiene más probabilidades de desarrollar deterioro cognitivo y demencia más adelante.

También es importante mencionar que el alzhéimer y cualquier tipo de enfermedad que reduce el flujo sanguíneo al cerebro (enfermedad cerebrovascular) suelen ocurrir al mismo tiempo. Algunos ejemplos de enfermedad cerebrovascular incluyen embolias grandes y pequeñas, las cuales pueden provocar lesiones cerebrales y demencia.

La gente que padece una versión grave de la enfermedad de los vasos sanguíneos tiene presencia de la proteína beta amiloide, y las personas con alzhéimer también tienen enfermedad cerebrovascular.

En la actualidad, se está estudiando la forma en que una condición afecta a la otra. Una teoría es que la proteína beta amiloide ayuda a prevenir la propagación de materiales

DEMENCIA POR ALZHÉIMER

Esta gráfica de líneas compara el deterioro cognitivo que ocurre con el envejecimiento normal con el deterioro que sucede en alguien con alzhéimer.

La enfermedad de Alzheimer puede iniciar cuando una persona está en sus cincuenta años o sesenta tempranos, incluso aunque no presente indicios físicos claros de la enfermedad. Con el tiempo, los indicios y síntomas (sobre todo problemas de memoria) dificultan la realización de tareas cotidianas. Con el paso del tiempo, cuando el deterioro cognitivo es suficientemente significativo, la persona es diagnosticada con demencia por alzhéimer.

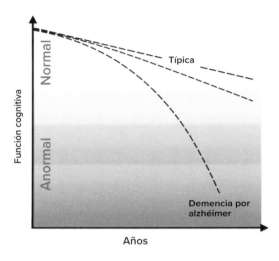

tóxicos en el cerebro. Sin embargo, cuando existen problemas crónicos con los vasos sanguíneos en el cerebro (ya sea por cardiopatía o una lesión craneal), se acumula un exceso de proteína beta amiloide, lo cual ahoga los vasos sanguíneos más pequeños y deja una estela de fragmentos flotantes. Los científicos afirman que es justo en esta etapa que los depósitos de la proteína beta amiloide se vuelven dañinos.

Al parecer la proteína beta amiloide también puede afectar el funcionamiento de los vasos sanguíneos en el cerebro. Por ejemplo, puede ocasionar filtraciones en los vasos sanguíneos cerebrales.

Una serie de estudios están explorando la conexión entre la enfermedad de Alzheimer y la salud de los vasos sanguíneos. ¿Los medicamentos que se utilizan hoy en día para tratar la hipertensión ayudan a las personas con alzhéimer o reducen su riesgo de desarrollar la enfermedad en primer lugar? ¿Cuál es la relación entre la cardiopatía y el alzhéimer? ¿Existen fármacos capaces de tratar esa conexión y

prevenir la aparición del alzhéimer? Éstas son sólo algunas de las preguntas que los investigadores buscan responder.

A pesar de esta posible relación, muchos estudios sugieren que, entre el alzhéimer y la enfermedad cerebrovascular, una no causa que la otra empeore de forma directa. Más bien una se suma a la otra; en otras palabras, una persona que padece tanto alzhéimer como enfermedad cerebrovascular presentará más deterioro cognitivo que alguien que sólo padezca alzhéimer.

Diabetes

La diabetes y la enfermedad de Alzheimer podrían estar conectadas, pero esta relación aún se estudia. Algunas investigaciones sugieren que tener diabetes aumenta la probabilidad de desarrollar demencia en algún momento, pero no todos los investigadores coinciden en eso.

La diabetes puede provocar daños en el cuerpo, entre ellos a los vasos sanguíneos. Esto la convierte en un factor de riesgo para la demencia vascular. Debido a que muchas personas con diabetes presentan los cambios cerebrales característicos (tanto del alzhéimer como de la demencia vascular), algunos investigadores creen que el alzhéimer agrava los daños de la demencia vascular y viceversa. La diabetes también puede aumentar el riesgo de padecer deterioro cognitivo leve, así como la probabilidad de que éste se convierta en demencia.

Mientras que la diabetes daña los vasos sanguíneos en el cerebro, lo cual puede aumentar el riesgo de demencia, los estudios de algunas necropsias no han mostrado una relación directa entre la diabetes y los depósitos de las proteínas beta amiloide y tau característicos de la enfermedad de Alzheimer. A medida que siguen estudiando el vínculo entre la demencia y la diabetes, los investigadores buscan maneras de aprovechar esta conexión y crear tratamientos nuevos para ambas condiciones.

Una opción es el uso de insulina para tratar la enfermedad de Alzheimer. Las investigaciones preliminares sugieren que, cuando se usa como un espray nasal, la insulina puede mejorar la memoria y ayudar a preservar las funciones cognitivas en personas con alzhéimer precoz o deterioro cognitivo leve. Sin embargo, los ensayos clínicos más recientes muestran que la insulina que se usa como espray nasal no supone ningún beneficio para la gente con deterioro cognitivo leve o alzhéimer.

Las investigaciones continúan, con el propósito de que los investigadores comprendan mejor el vínculo entre la diabetes y el alzhéimer y descubran más formas de prevenir y tratar ambas condiciones.

FACTORES DE PROTECCIÓN

Cada vez son más las investigaciones que muestran que, pese a que muchos factores pueden aumentar tu riesgo de padecer demencia, también pueden existir maneras de prevenirla.

Muchos estudios muestran que una serie de hábitos del estilo de vida (hacer ejercicio, llevar una alimentación rica en frutas y verduras, participar en actividades mentalmente estimulantes, y mantenerse conectado socialmente) pueden reducir el riesgo de desarrollar demencia.

Todavía se está estudiando si estos hábitos cotidianos actúan en contra de los mecanismos básicos de la enfermedad de Alzheimer, o si crean una reserva de capacidad cerebral a la que se puede acceder cuando otras partes del cerebro sufren daños. Más adelante, conocerás más sobre posibles medidas preventivas, así como las últimas investigaciones al respecto.

LA EXPERIENCIA DEL ALZHÉIMER

Como hemos visto, la demencia no es una enfermedad sino un síndrome; un conjunto de indicios y síntomas. En el capítulo siguiente, leerás sobre la forma en que los médicos diagnostican la enfermedad de Alzheimer con base en estos indicios y síntomas.

La experiencia de cada persona con el alzhéimer es distinta. No se presenta a la misma edad en cada individuo. Su severidad y velocidad de progresión también varían. Hay muchos factores que influyen en el avance de la enfermedad, incluyendo la edad, la salud física, los antecedentes familiares, el contexto cultural y étnico. Sin embargo, hay algunos patrones comunes en la enfermedad de Alzheimer.

Los médicos utilizan estos patrones para describir las etapas en que se desarrolla el alzhéimer.

En este libro, se utilizan tres etapas para caracterizar la demencia por alzhéimer: leve, moderada y avanzada. Las etapas difieren entre sí tomando como base la forma en que una persona piensa, actúa y realiza tareas básicas. Estas etapas son de naturaleza relativa, lo cual significa que pueden no adaptarse con exactitud a la situación específica de una persona. Algunos indicios y síntomas pueden aparecer a lo largo de la enfermedad, y no sólo en una etapa. Otros pueden no desarrollarse nunca para algunas personas. En el capítulo siguiente, aprenderás más sobre dichas etapas.

La esperanza de vida de una persona con alzhéimer también varía. Y, en comparación con estimaciones previas, la gente suele vivir más tiempo con alzhéimer hoy que en el pasado. En promedio, las personas con alzhéimer viven entre tres y 11 años después de ser diagnosticadas; pero otras viven 20 años o más.

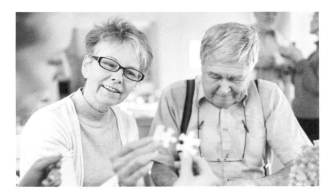

"SER DIAGNOSTICADO CON ALZHÉIMER EN UNA ETAPA TEMPRANA (CUANDO YA HAY SÍNTOMAS, PERO AÚN SON LEVES) OFRECE VARIAS VENTAJAS."

CAPÍTULO 6

Diagnosticar la enfermedad de Alzheimer

Hace muchos años, se solía diagnosticar a las personas con demencia por alzhéimer después de que los indicios y síntomas de la enfermedad ya habían alterado drásticamente su calidad de vida y su capacidad para vivir de forma independiente.

Luego en la década de 1990 y a principios de la década de 2000, se reconoció que los individuos con alzhéimer primero desarrollan deterioro cognitivo leve. Como vimos en el capítulo 2, el deterioro cognitivo leve ocurre cuando un individuo experimenta un cambio evidente en la cognición (generalmente en la memoria), pero todavía puede funcionar con normalidad en actividades cotidianas.

Desde entonces, se han hecho avances que permiten medir las proteínas características de la enfermedad de Alzheimer en las personas mientras están vivas. Gracias a estos avances, ahora los expertos saben que la base biológica del alzhéimer empieza mucho antes de que aparezca el primer problema de memoria (se estima que 15 años antes del inicio de los síntomas). A esto se le conoce como la etapa preclínica, cuando la enfermedad de Alzheimer está tomando forma en el cerebro, pero todavía no ha empezado a producir síntomas.

Los expertos aún no saben con certeza durante cuánto tiempo una persona puede tener las características biológicas del alzhéimer en el cerebro antes de mostrar síntomas. De hecho, algunas personas pueden empezar a desarrollar las placas y ovillos característicos de la enfermedad de Alzheimer en el cerebro, y nunca desarrollar demencia por alzhéimer. En la actualidad, únicamente se caracteriza el alzhéimer preclínico en los ensayos clínicos o estudios de investigación, no en los consultorios médicos.

Si estás experimentando pérdida de memoria, tal vez te preguntes si tus síntomas son parte del envejecimiento normal o si son un indicio de la etapa de deterioro cognitivo leve o demencia leve de la enfermedad de Alzheimer.

Lo anterior conduce a una pregunta con la que muchas personas luchan: ¿sirve saber que el alzhéimer se está desarrollando en tu cerebro, conforme empiezan a aparecer síntomas, si no existe un tratamiento aprobado capaz de detener o ralentizar su avance?

La respuesta breve es sí.

Recibir un diagnóstico de alzhéimer en el momento oportuno (una vez que los síntomas han comenzado, pero cuando todavía son leves) ofrece varias ventajas. Por un lado, el diagnóstico ofrece la oportunidad de tomar medicamentos que pueden reducir los síntomas, como pérdida de memoria, durante un periodo de tiempo. Un diagnóstico temprano permite a la persona y a sus familiares asociar los cambios cognitivos con la enfermedad en vez de con defectos personales, lo cual puede generar una sensación de alivio. Recibir un diagnóstico permite a las familias entender la enfermedad, saber qué esperar, y aprender a adaptarse, afrontar y obtener acceso a recursos. Todo esto puede reducir el estrés y los sentimientos de culpa.

Un diagnóstico temprano también empodera a la persona para ser parte de la toma de decisiones y la planeación, y ofrece la posibilidad de participar en ensayos clínicos de posibles tratamientos nuevos.

En este capítulo, conocerás los pasos que toma un médico para diagnosticar la enfermedad de Alzheimer. También conocerás lo que los expertos saben hoy en día sobre el avance del alzhéimer con el paso del tiempo.

DETECTAR DETERIORO COGNITIVO DEBIDO AL ALZHÉIMER

La demencia es un conjunto de indicios y síntomas que indican un deterioro en la capacidad de una persona para pensar, razonar, e interactuar con su entorno (deterioro cognitivo); lo cual disminuye la capacidad de una persona de vivir de forma independiente.

Cuando una persona visita a un médico por primera vez porque está experimentando problemas de memoria persistentes o dificultades para pensar bien las cosas, lo más probable es que el médico recomiende una serie de pruebas para determinar si los síntomas están relacionados con una enfermedad neurodegenerativa, como el alzhéimer, o con algo más, como una embolia, delirio u otro problema médico. Estas pruebas se describen a detalle en el capítulo 4.

Comúnmente, las personas mayores experimentan demencia debido a un trastorno cerebral que destruye las células nerviosas del cerebro de forma progresiva al atacar los canales que rodean a este órgano (trastorno neurodegenerativo). Entre los distintos trastornos neurodegenerativos existentes, el alzhéimer es el que más suele causar la demencia.

¿Es la enfermedad de Alzheimer la causa de la demencia?

Si se confirma que los indicios y síntomas que experimenta una persona son de demencia, el siguiente paso es descubrir qué la está ocasionando. Considerando que el alzhéimer es la causa más común de demencia, un médico buscará pistas específicas que diferencien la enfermedad de Alzheimer de otras enfermedades o condiciones que pueden causar demencia. Esta información puede aparecer en el historial clínico, la lista de medicamentos o el examen físico de una persona, o en los resultados de los análisis de laboratorio y de los estudios de imagenología.

El médico busca indicios y síntomas para ver si el alzhéimer puede estar ocasionando la demencia. Éstos incluyen:

Inicio lento y progresión gradual de los síntomas. La enfermedad de Alzheimer y otras enfermedades neurodegenerativas comienzan lentamente y empeoran de manera gradual a lo largo del tiempo; a tal punto que llegan a interferir con las actividades cotidianas de una persona.

Por otro lado, la aparición repentina de síntomas puede ser indicativa de algún otro padecimiento, como una embolia o el efecto secundario de algún medicamento. Los síntomas que aparecen rápido a lo largo de varias semanas pueden indicar un trastorno de los priones como la enfermedad de Creutzfeldt-Jakob o una condición autoinmune.

Pérdida notoria de la memoria. La pérdida de memoria (sobre todo olvidar eventos recientes) es un indicio clásico del alzhéimer. En un inicio, suele ser la característica más prominente.

Otros indicios y síntomas, que tienden a ocurrir con la pérdida de memoria o más adelante en el curso de la enfermedad, incluyen:

* Dificultades visuoespaciales.
* Dificultades lingüísticas.
* Problemas con el razonamiento, el criterio y la organización de tareas, el pensamiento abstracto, el manejo del tiempo, y la resolución de problemas (habilidades de la función ejecutiva).
* Cambios de conducta.

Si los indicios y síntomas tempranos de una persona están más relacionados con cambios en la personalidad o la conducta, y no con problemas de memoria, es posible que la causa de la demencia sea otro trastorno neurodegenerativo (como la degeneración frontotemporal). O si una persona experimenta alucinaciones desde el principio, podría deberse a la enfermedad con cuerpos de Lewy.

Problemas con el estado mental. El médico puede llevar a cabo una prueba rápida del estado mental para evaluar la memoria y otras habilidades del pensamiento. Tener dificultades para recordar entre tres y cinco palabras luego de un lapso de cinco minutos es común en personas con demencia por alzhéimer.

Algunas pruebas neuropsicológicas de mayor duración (ver página 66) pueden ofrecer detalles adicionales sobre el funcionamiento mental. Estas pruebas pueden ser particularmente útiles cuando los síntomas son leves. También son importantes para establecer un punto de partida para monitorear la progresión de los síntomas en el futuro.

Examen neurológico de rutina. Una persona con alzhéimer suele tener buenos resultados al evaluar funciones como la fuerza, el equilibrio, los reflejos y las habilidades sensoriales. Todas estas habilidades se evalúan durante un examen neurológico (ver el capítulo 4). Una persona con indicios de parkinsonismo basados en esta prueba puede tener una causa diferente de demencia, como la enfermedad con cuerpos de Lewy.

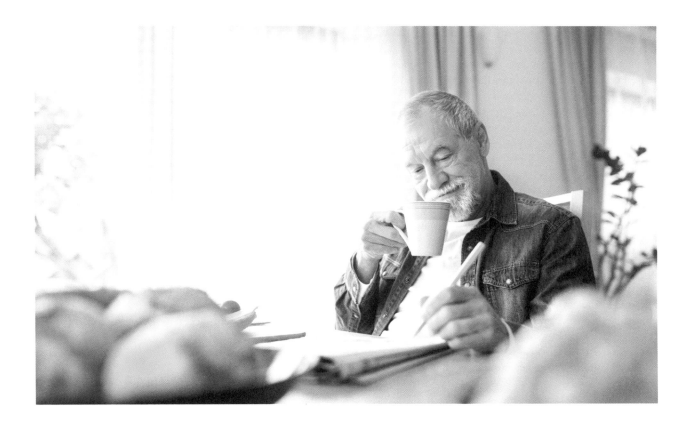

Resultados normales en las pruebas de laboratorio. Los análisis de sangre se utilizan para descartar posibles indicios y síntomas parecidos a la demencia, como un trastorno tiroideo o una deficiencia de la vitamina B12.

Por lo regular, una persona con alzhéimer no suele mostrar indicios de problemas metabólicos que podrían contribuir a la demencia.

Estudios de imagenología que muestran señales de pérdida de tejido cerebral. En alguien con alzhéimer, no existe un patrón específico de atrofia (encogimiento) en el cerebro. Sin embargo, una resonancia magnética suele mostrar atrofia del lóbulo temporal medial, una parte del cerebro involucrada en la memoria. De forma específica, la resonancia magnética de una persona con alzhéimer suele mostrar atrofia del hipocampo, el conmutador central del cerebro para el almacenamiento y la recuperación de información.

En términos generales, la severidad de los síntomas de una persona se corresponde con el grado de encogimiento observado en una resonancia magnética. Otras irregularidades anatómicas, como un encogimiento en el lóbulo parietal o una disminución del espesor de la corteza cerebral,

también pueden proporcionar indicios de deterioro relacionado con el alzhéimer. Si no existe daño al hipocampo, pero la demencia está presente, ésta puede ser una pista indirecta de que la causa es la enfermedad con cuerpos de Lewy. Por otro lado, si la pérdida de tejido cerebral en su mayoría ocurre en los lóbulos frontal y temporal, se podría sospechar que la causa es una degeneración frontotemporal.

Si después de una evaluación exhaustiva, una persona encaja con el perfil general y ninguna otra enfermedad o condición puede explicar los síntomas, el médico concluirá que lo más probable es que esta persona tenga demencia por alzhéimer.

Cuando los indicios externos no están claros

A veces las personas no encajan con el perfil típico de la enfermedad de Alzheimer. Por ejemplo, cuando sus indicios y síntomas aparecen más rápido de lo esperado, o no están relacionados con la memoria, u ocurren en individuos más jóvenes.

En casos como éstos, realizar pruebas adicionales que miden marcadores biológicos (biomarcadores) en el cerebro o en el líquido que rodea el cerebro y la médula espinal (líquido cefalorraquídeo) ayudan a confirmar o descartar el diagnóstico.

Por el momento, muchas de estas pruebas se utilizan mayoritariamente en contextos de investigación o en hospitales educativos. Sin embargo, en el futuro, médicos e investigadores esperan que las pruebas de biomarcadores se utilicen de forma rutinaria para confirmar un diagnóstico de alzhéimer y detectarlo antes de que empiecen los síntomas.

Una persona que está a la mitad de su carrera, en sus cincuenta, es un ejemplo de alguien a quien podrían beneficiar las pruebas de biomarcadores. Tal vez esta persona está experimentando deterioro cognitivo que ha sido confirmado por una prueba neuropsicológica y del estado mental. Sin embargo, el diagnóstico aún es incierto, incluso después de una resonancia magnética y análisis de laboratorio rutinarios. Dado que la probabilidad de que una persona de 50 años tenga alzhéimer es baja, las pruebas de biomarcadores confirman o descartan la enfermedad de Alzheimer como la causa de los problemas cognitivos de esta persona. A su vez, un diagnóstico preciso puede permitirle a esta persona iniciar el tratamiento adecuado y empezar a tomar ciertas decisiones de vida.

Las pruebas de biomarcadores incluyen:

Pruebas de líquido cefalorraquídeo. Se pueden tomar muestras del líquido que rodea el cerebro y la médula espinal con una punción lumbar y analizar los valores específicos de las proteínas beta amiloide y tau. Se ha mostrado que las concentraciones anormales de estas proteínas indican la presencia de la enfermedad de Alzheimer. Una cantidad baja de beta amiloide con un nivel más alto de tau es típico de la enfermedad de Alzheimer.

Tomografía por emisión de positrones (TEP) con fluorodesoxiglucosa. Este tipo de tomografía por emisión de positrones ilumina las zonas donde el cerebro no está utilizando la glucosa como debería hacerlo. En términos médicos, esto se conoce como disminución del metabolismo de la glucosa.

La glucosa es la principal fuente de energía de las células cerebrales. Este estudio compara patrones de bajo metabolismo de la glucosa, lo cual muestra diferencias entre distintos trastornos neurodegenerativos. Este tipo de tomografía es particularmente útil para distinguir la enfermedad de Alzheimer de otras causas de demencia. Si un médico no puede distinguir qué trastorno está provocando síntomas después de un examen de rutina, este estudio puede resultar útil.

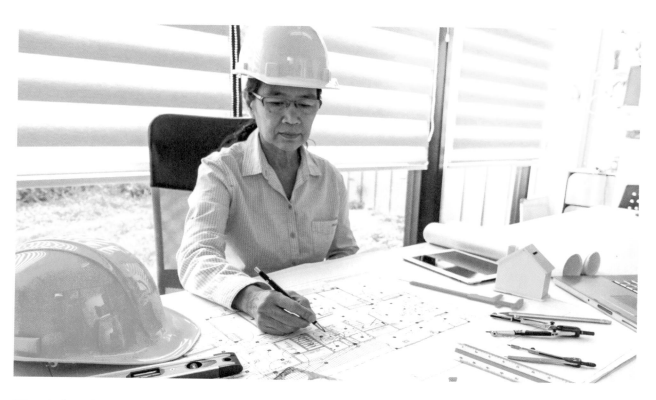

¿QUÉ PASA SI MI PADRE O MI MADRE TIENE DEMENCIA POR ALZHÉIMER?

Muchas veces la gente se pregunta sobre el riesgo de desarrollar alzhéimer si alguno de sus familiares cercanos (padre, madre, hermanos) presenta la enfermedad.

Considera que, cuando se trata de desarrollar alzhéimer, el factor de riesgo más importante es la edad. El riesgo de desarrollar demencia por alzhéimer durante toda la vida de una persona es de entre 10 y 15 por ciento. Las personas cuyo padre, madre o hermanos tuvieron demencia por alzhéimer tienen cerca de dos veces más probabilidades de desarrollarla, en comparación con quienes no tienen antecedentes familiares de la enfermedad . Tu riesgo aumenta si tanto tu madre como tu padre tuvieron demencia por alzhéimer o si uno de ellos desarrolló la enfermedad de Alzheimer a una edad temprana.

Sin embargo, descubrir que un padre o una madre tiene demencia ofrece oportunidades. Aquí es en donde se vuelve importante tomar medidas para mantener tu cerebro sano a medida que envejeces (conoce más en el capítulo 19). O también puedes participar en investigaciones enfocadas en entender la genética del alzhéimer o en ensayos clínicos enfocados en la prevención del alzhéimer.

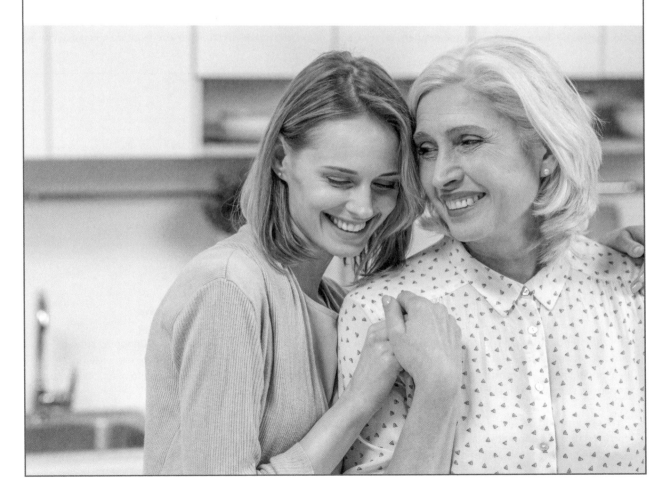

Tomografía por emisión de positrones (TEP) amiloide y tau. Este estudio utiliza un marcador radiactivo para medir la acumulación de las proteínas beta amiloide y tau en el cerebro. Esto, a su vez, confirma la presencia de beta amiloide en el cerebro, un elemento distintivo de la enfermedad de Alzheimer. Un estudio TEP que no muestra una cantidad específica de acumulación de las proteínas beta amiloide o tau puede utilizarse para descartar el alzhéimer. Sin embargo, si el estudio sale positivo (es decir, muestra un aumento en la acumulación de beta amiloide y tau), esto no descarta que existan otras enfermedades además del alzhéimer.

Ambos estudios se utilizan principalmente en contextos investigativos. El estudio TEP amiloide está disponible en algunos centros médicos, pero rara vez es utilizado por los médicos en el consultorio. El estudio TEP tau se utiliza exclusivamente con fines de investigación.

¿Es necesario un diagnóstico definitivo?

En la mayoría de los casos, se puede hacer un diagnóstico clínico confiable de demencia por alzhéimer con una evaluación básica de demencia. Cuando se requiere certeza, se puede hacer un diagnóstico definitivo usando pruebas de biomarcadores (pruebas de beta amiloide y tau en el líquido cefalorraquídeo o un TEP amiloide). Después de la muerte, las muestras de tejido obtenidas en necropsias que reflejan las placas y los ovillos característicos de la enfermedad pueden confirmar un diagnóstico. En el futuro, cuando existan tratamientos disponibles capaces de ralentizar o detener la enfermedad, tener un diagnóstico definitivo se volverá más importante.

ETAPAS DE LA ENFERMEDAD DE ALZHEIMER

Las personas con alzhéimer varían en su forma de experimentar la enfermedad. Puede desarrollarse a edades diferentes y en personas distintas, y los síntomas pueden ser peores para algunas personas que para otras. Estas diferencias radican en muchos factores, incluyendo la salud física, los antecedentes familiares, y el origen cultural y étnico.

La enfermedad de Alzheimer se reconoce como un *continuum* que puede dividirse en alrededor de cinco categorías:

ETAPAS DE LA DEMENCIA POR ALZHÉIMER

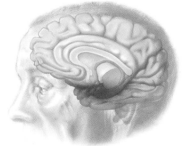 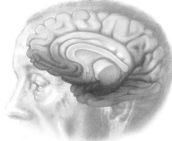 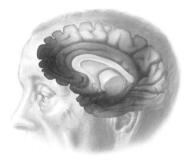

| Leve | Moderada | Grave |

El alzhéimer destruye el componente más básico del cerebro, la célula nerviosa (neurona). Cuando aparecen síntomas leves, éstos responden a una pérdida de neuronas en la zona del hipocampo que se extiende hacia la amígdala (ver sombreado de color morado). En la etapa moderada de la enfermedad, el daño a las células nerviosas se extiende hacia la corteza cerebral.

En la enfermedad de Alzheimer más común que comienza con una pérdida de memoria, las zonas relacionadas con las habilidades motrices, la vista, el oído, el olfato, el gusto y el tacto no se ven tan afectadas. Sin embargo, a medida que avanza la enfermedad, incluso estas zonas pueden verse afectadas; sobre todo en la etapa grave.

---

alzhéimer preclínico, deterioro cognitivo leve a causa del alzhéimer, demencia leve a causa del alzhéimer, demencia moderada a causa del alzhéimer, y demencia grave a causa del alzhéimer.

Estas cinco etapas pueden ayudarte a entender lo que suele ocurrir conforme avanza la enfermedad.

Sin embargo, estas etapas no son más que generalizaciones. De hecho, la primera etapa suele ser la más preocupante para los investigadores porque los síntomas no son un factor.

También es importante mencionar que los síntomas que aparecen durante la etapa de deterioro cognitivo leve no afectan la capacidad de una persona de vivir de forma independiente.

Es posible que algunas personas nunca pasen de la etapa preclínica o de deterioro cognitivo leve. Sin embargo, algunas sí experimentan la progresión de la enfermedad, y suelen ser diagnosticadas durante la etapa de demencia leve. Para algunas personas, los síntomas pueden empeorar lentamente. Para otras, los síntomas se vuelven graves en cuestión de pocos años. La experiencia de cada persona con el alzhéimer y sus síntomas, así como el momento en que se manifiestan, varía.

Alzhéimer preclínico

Los estudios sugieren que el proceso biológico de la enfermedad de Alzheimer empieza mucho antes de que los síntomas sean notorios; como ya mencionamos, a esta etapa preliminar se le conoce como alzhéimer preclínico. Éste es el momento en que ya están ocurriendo cambios en el cerebro, pero los síntomas no son obvios. Los investigadores están buscando de forma exhaustiva la duración exacta de esta etapa, y creen que puede ser de entre 15 y 25 años.

El único indicio del alzhéimer preclínico es la presencia de biomarcadores anormales: las proteínas beta amiloide y tau. La presencia de beta amiloide *sin* tau se conoce como cambio patológico del alzhéimer. Esto significa que una persona experimenta cambios relacionados con el alzhéimer en el cerebro, pero no los suficientes como para ser diagnosticado con la enfermedad.

Deterioro cognitivo leve a causa del alzhéimer

En la etapa de deterioro cognitivo leve, una persona ha desarrollado cambios leves en su capacidad para pensar y recordar, pero estos cambios aún no son suficientemente significativos como para afectar su trabajo o relaciones personales.

Alguien con deterioro cognitivo leve puede experimentar lapsus de memoria cuando se trata de información que

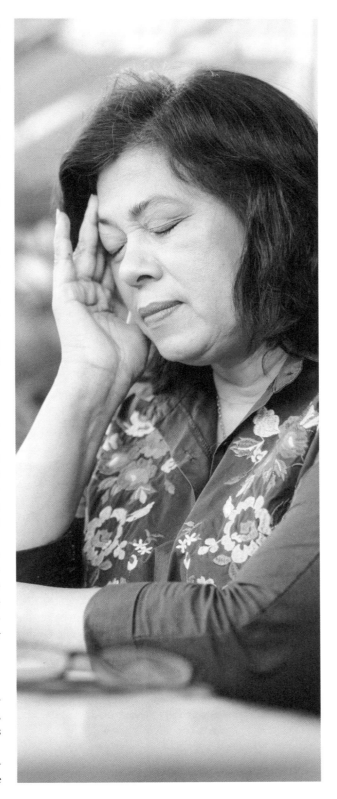

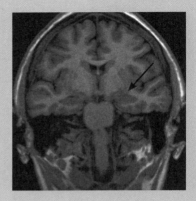 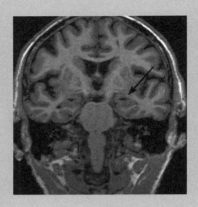 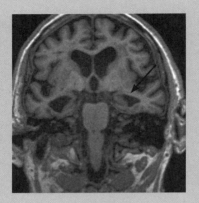

Esta serie de imágenes de resonancia magnética (IRM) con cortes coronales representa el patrón de atrofia cerebral conocido como "firma AD" en tres individuos de 70 años.

La imagen de la izquierda es el cerebro de una persona normal a nivel cognitivo. La imagen del centro es de una persona diagnosticada con deterioro cognitivo leve. La imagen de la derecha es una persona diagnosticada con la enfermedad de Alzheimer. Además de la pérdida de la masa cerebral a nivel general, la flecha roja resalta el encogimiento del hipocampo. El hipocampo, que se relaciona con el procesamiento y la recuperación de memorias, es una de las primeras estructuras que se ven afectadas por el alzhéimer.

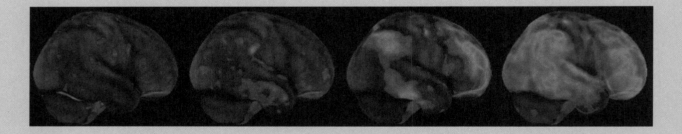

Estas imágenes de tomografías por emisión de positrones (TEP) muestran la progresión del hipometabolismo de un cerebro normal a nivel cognitivo (izquierda) a uno con deterioro cognitivo leve (segundo de izquierda a derecha), a otro cerebro con demencia leve (segundo de derecha a izquierda) y luego uno con demencia moderada (derecha). El hipometabolismo significa que ciertos procesos químicos en el cerebro se han vuelto más lentos. Una imagen que muestra colores mayoritariamente negros y azules significa que el metabolismo es relativamente normal. Los colores que van del verde al amarillo, naranja o rojo muestran valores metabólicos progresivamente más bajos. Este tipo de cambios pueden volverse evidentes únicamente al final de la etapa preclínica, cuando apenas se están desarrollando cambios cognitivos sutiles.

suele recordarse con facilidad, como conversaciones, eventos recientes o citas. La incapacidad de recordar estos tipos de información representa un cambio para la persona.

La gente con deterioro cognitivo leve también puede tener problemas para estimar cuánto tiempo necesita para realizar una tarea, o tener dificultades para calcular correctamente el número o la secuencia de pasos necesarios para completar una tarea. La capacidad de hacer varias cosas a la vez y de tomar buenas decisiones también puede volverse más difícil.

No todas las personas con deterioro cognitivo leve tienen alzhéimer. Los mismos procedimientos utilizados para identificar el alzhéimer preclínico determinan si el deterioro cognitivo leve es ocasionado por la enfermedad de Alzheimer o por algo más.

Demencia leve a causa del alzhéimer

Comúnmente la enfermedad de Alzheimer se diagnostica durante la etapa leve, cuando se vuelve evidente para los familiares y médicos que la persona afectada está experimentando problemas significativos con la memoria y el pensamiento que tienen un impacto en su funcionamiento cotidiano. En la etapa de demencia leve a causa del alzhéimer, la gente puede experimentar:

Pérdida de memoria de eventos recientes. Los individuos pueden tener muchos problemas para recordar información recién aprendida y preguntar la misma cosa una y otra vez.

Dificultad para resolver problemas, tareas complejas y tener buen criterio. Planear un evento familiar u organizar las finanzas personales puede volverse abrumador. Muchas personas experimentan episodios de falta de criterio, como por ejemplo al tomar decisiones financieras.

Dificultad para organizar y expresar pensamientos. Encontrar las palabras adecuadas para describir objetos o expresar ideas con claridad se vuelve cada vez más desafiante.

Cambios en la personalidad. La gente puede apagarse un poco y volverse más retraída (sobre todo en situaciones socialmente desafiantes) o mostrar irritabilidad o enojo inusuales. La falta de motivación también es común.

Perderse o extraviar las pertenencias. Los individuos tienen cada vez más problemas para orientarse, incluso en lugares conocidos. También es habitual que pierdan u olviden dónde dejaron cosas, incluyendo objetos valiosos.

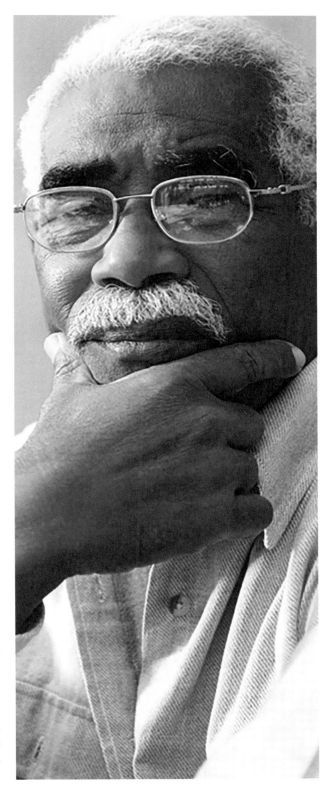

Demencia moderada a causa del alzhéimer

Durante la etapa moderada de la enfermedad de Alzheimer, la gente empieza a sentirse más confundida y a ser más olvidadiza, además de requerir más ayuda con sus actividades cotidianas y el autocuidado. En la etapa moderada de la enfermedad de Alzheimer, una persona puede:

Mostrar falta de criterio y confusión profunda. Los individuos pierden la noción de dónde se encuentran, qué día de la semana o qué estación del año es. Pueden confundir a familiares y amigos o a personas extrañas con miembros de su familia. También es posible que deambulen por rumbos desconocidos, pero que a ellos les parezcan familiares.

Estas dificultades hacen que sea peligroso dejar solas a las personas con demencia moderada a causa del alzhéimer.

Experimentar una mayor pérdida de memoria. La gente puede olvidar detalles de su historia personal, como su dirección o número telefónico, o a qué escuela fueron. Las personas en esta etapa de la demencia a causa del alzhéimer pueden repetir sus historias favoritas o crear historias para llenar los huecos en su memoria.

Tener cambios significativos de personalidad y conducta. No es inusual que las personas que tienen alzhéimer moderado desarrollen sospechas infundadas. Por ejemplo, pueden convencerse de que sus amigos, familiares o cuidadores profesionales les están robando o que su pareja los está engañando. Otros pueden ver u oír cosas que no son reales. Los individuos suelen volverse inquietos o nerviosos, sobre todo por las tardes. Algunas personas pueden experimentar episodios de agresividad física.

Necesitar ayuda con algunas actividades cotidianas. Pueden requerir ayuda para elegir la ropa correcta para un evento en particular o de acuerdo con el clima, así como con ducharse, asearse, ir al sanitario y otras cuestiones de autocuidado. A veces algunos individuos pierden el control de la vejiga y sus movimientos intestinales.

Demencia grave a causa del alzhéimer

En la etapa grave (tardía) del alzhéimer, las funciones mentales continúan deteriorándose, y la enfermedad tiene un efecto cada vez mayor sobre las capacidades motrices y físicas. En esta etapa, la gente por lo general puede:

Experimentar un deterioro en sus capacidades físicas. Una persona puede volverse incapaz de caminar sin ayuda, de sentarse o sostener su cabeza sin algún apoyo. Los músculos pueden volverse rígidos y los reflejos, anormales. Con el tiempo, una persona pierde la capacidad de comer y de controlar las funciones de la vejiga y el intestino.

Perder la capacidad de comunicarse de forma coherente. Un individuo ya no puede hablar de manera coherente, aunque pueda decir palabras o frases de forma ocasional.

Requerir asistencia diaria con su cuidado personal. Esto incluye asistencia total para comer, vestirse, y otras tareas de autocuidado.

¿Qué tan rápido avanzan las etapas de la enfermedad de Alzheimer?

La tasa de progresión de la enfermedad de Alzheimer varía ampliamente. En promedio, la gente con demencia por alzhéimer vive entre tres y 11 años después de ser diagnosticada, pero algunas personas con demencia por alzhéimer viven durante 20 años o más.

La neumonía es una causa de muerte común porque el deterioro en la capacidad de deglutir provoca que las bebidas y los alimentos entren a los pulmones, donde puede generarse una infección. Otras causas de muerte comunes incluyen deshidratación, desnutrición, caídas y otras infecciones.

CAUSAS CONCURRENTES DE DEMENCIA

No es inusual que la enfermedad de Alzheimer ocurra al mismo tiempo que otros trastornos que causan demencia, lo cual puede dificultar el diagnóstico médico.

Dado que las opciones de tratamiento pueden variar, un médico estudiará con cuidado todos los indicios y síntomas, y realizará varias pruebas con la esperanza de distinguir entre la enfermedad de Alzheimer y otra causa de demencia. A continuación, mencionamos varias causas comunes de demencia que pueden ocurrir al mismo tiempo que el alzhéimer.

Daño cerebrovascular

Con base en reportes de necropsias, la mayoría de las personas con alzhéimer también tiene la enfermedad de los vasos sanguíneos (cerebrovascular), como una embolia o daño a los vasos sanguíneos en el cerebro. Para describir estos cambios, un médico puede emplear los términos *deterioro cognitivo vascular* o *demencia vascular*.

Enfermedad con cuerpos de Lewy

Cerca de 15 por ciento de las personas con demencia por alzhéimer también tiene cuerpos de Lewy. De acuerdo con investigaciones, se estima que entre 50 y 80 por ciento de la gente que padece la enfermedad de Parkinson (casi un millón de personas) puede experimentar demencia.

Los cuerpos de Lewy son depósitos anormales de proteínas en el cerebro que destruyen neuronas de manera progresiva y alteran la comunicación entre las células cerebrales. Los cuerpos de Lewy ocurren en algunas personas con la enfermedad de Alzheimer, lo cual resalta el hecho de que, para la mayoría de la gente con demencia, más de una enfermedad provoca su deterioro cognitivo. Para conocer más sobre la demencia con cuerpos de Lewy, consulta el capítulo 10.

Enfermedad de Parkinson

Algunas personas con alzhéimer desarrollan la enfermedad de Parkinson, un trastorno del movimiento que afecta a las células nerviosas en partes del cerebro que controlan los movimientos musculares. Se caracteriza por rigidez de las extremidades, temblores, dificultad para caminar y discapacidad del habla.

La enfermedad de Parkinson también se vincula con los depósitos de cuerpos de Lewy en el cerebro, sobre todo en las estructuras cerebrales que son importantes para el movimiento. Estos cuerpos de Lewy pueden ocurrir con o sin cambios coexistentes de la enfermedad de Alzheimer. Esto sugiere una relación cercana, pero aún indeterminada, entre los tres trastornos.

OTRAS CONDICIONES QUE PUEDEN ACOMPAÑAR EL ALZHÉIMER

Comúnmente, pueden desarrollarse ciertas condiciones al mismo tiempo que la enfermedad de Alzheimer. Los indicios y síntomas de estas condiciones pueden dificultar el diagnóstico del médico. También pueden agravar el deterioro cognitivo o hacer que éste empeore más rápido.

El hecho de que muchas de estas condiciones sean tratables vuelve muy relevante obtener un diagnóstico temprano. Las condiciones que comúnmente coexisten con la enfermedad de Alzheimer incluyen depresión, ansiedad y trastornos del sueño. A continuación, compartimos más información de cada uno de ellos.

La Asociación de Alzhéimer ofrece una herramienta en línea en www.alzheimersnavigator.org para ayudar a las personas que viven con alzhéimer a crear y organizar planes de acción para abordar una variedad de problemas.

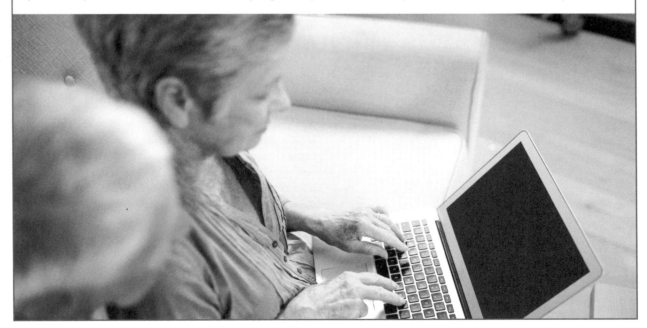

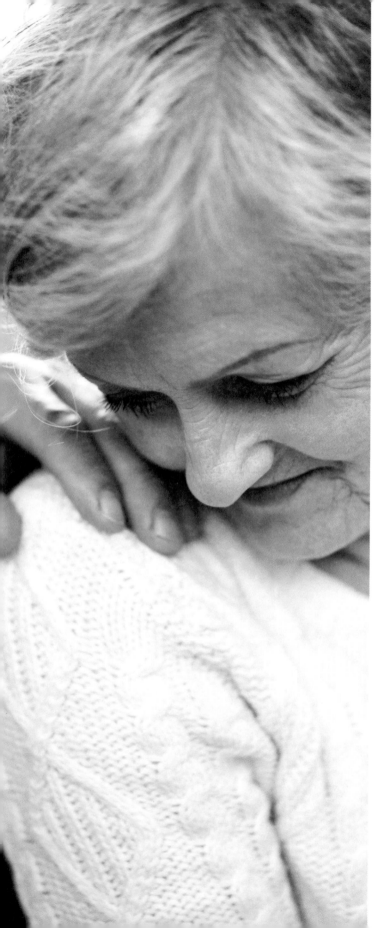

Depresión

Las investigaciones sugieren que hasta 40 por ciento de las personas con demencia por alzhéimer experimentan una depresión significativa en algún momento. Suele ser mucho más común durante las etapas tempranas, cuando ocurre el aislamiento social, el deterioro de las capacidades físicas y mentales, y la pérdida de independencia. Aunque experimentar periodos de desánimo y apatía es comprensible, la tristeza prolongada no lo es.

Aunque es común que la depresión y la enfermedad de Alzheimer coexistan, los científicos no están seguros de la relación exacta entre ambas. Los estudios indican que los sentimientos de tristeza o falta de valía pueden estar vinculados con la conciencia del deterioro cognitivo (pese al hecho de que muchas personas con alzhéimer pierden conciencia de su conducta desde una etapa temprana de la enfermedad).

Otras investigaciones han encontrado que los cambios biológicos causados por la enfermedad de Alzheimer pueden aumentar la probabilidad de padecer depresión. Algunos estudios sugieren que los síntomas de la depresión, como apatía y falta de motivación, pueden encontrarse entre los indicios más tempranos de la enfermedad de Alzheimer.

Lo que resulta evidente es que la depresión afecta severamente la calidad de vida de una persona con alzhéimer, así como para sus seres queridos. Además de los problemas emocionales que provoca, la depresión puede causar pérdida de peso y fragilidad física. La depresión está asociada con una colocación temprana en centros de vida asistida o en un asilo para ancianos, mayor discapacidad en el desempeño de habilidades cotidianas, y agresión física hacia los cuidadores. La depresión en una persona con alzhéimer también aumenta las probabilidades de depresión en los cuidadores.

Diagnosticar depresión a una persona con alzhéimer puede ser particularmente desafiante. Esto se debe, en parte, a la creciente incapacidad de la persona de describir cómo se siente. Con esto en mente, los expertos animan a cualquiera que esté involucrado en la vida diaria de la persona con alzhéimer a acudir a las consultas con el médico para proporcionar una película más completa de los estados de ánimo de la persona.

La psicoterapia o las terapias sin medicamentos también pueden resultar útiles, sobre todo para personas con depresión leve. Un profesional certificado en salud mental puede ayudar a la persona con alzhéimer a desarrollar rutinas diarias y a encontrar actividades divertidas en las que participar. Un terapeuta también puede enseñar a los cuidadores habilidades de resolución y afrontamiento de problemas, lo que hará más manejables los síntomas.

Los antidepresivos pueden aliviar síntomas graves de depresión. En particular, los antidepresivos que más se prescriben, conocidos como inhibidores selectivos de la recaptación de serotonina (SSRI, por sus siglas en inglés), son efectivos, y la mayoría de la gente tiene pocos problemas para tomarlos.

Ansiedad

Los síntomas de la ansiedad (temor, inquietud, agitación, aprensión, nerviosismo o caminar de un lado al otro, preocupación excesiva, e incluso enojo) son comunes entre las personas con alzhéimer, sobre todo al principio, como en la etapa de deterioro cognitivo leve.

Adicionalmente, la ansiedad y la depresión suelen ocurrir al mismo tiempo. No es difícil imaginar que alguien cuya memoria (del pasado, de cómo realizar tareas cotidianas, de personas y lugares conocidos) está fallando se sienta ansioso e inseguro todo el tiempo.

La ansiedad está relacionada con algunas conductas desafiantes que pueden ocurrir con la enfermedad de Alzheimer. Éstas incluyen nerviosismo, deambular, comportamiento inapropiado, alucinaciones, amenazas verbales y abuso físico. Estas conductas pueden provocar que la persona afectada sea trasladada a un asilo de ancianos u otra comunidad de cuidado residencial. Tratar la ansiedad con medicamentos, así como abordar las necesidades psicosociales y los disparadores ambientales, puede mejorar estos síntomas. Esto, a su vez, puede reducir el estrés y la fatiga del cuidador.

El tratamiento para la ansiedad por lo general incluye estrategias para abordar y entender la causa raíz de la conducta. Un método común es identificar la conducta que causa preocupación, y adaptar el entorno de la persona para minimizar su incomodidad. Para conocer más estrategias conductuales, consulta el capítulo 17.

Si los síntomas de la ansiedad son sumamente disruptivos, un médico puede recetar dosis de corto plazo de medicamentos como inhibidores selectivos de la recaptación de serotonina para aliviar algunos de estos indicios y síntomas.

Trastornos del sueño

Los patrones alterados de sueño son comunes entre las personas con alzhéimer, sobre todo durante las etapas más tardías. Estas alteraciones toman muchas formas. Algunas personas pueden dormir más de lo que nunca habían dormido antes; hasta 16 horas al día. Otras pueden dormir menos, quizá sólo entre dos y cuatro horas por noche. Además, el ciclo de sueño y vigilia puede revertirse entre el día y la noche. También es común que las personas estén inquietas o que deambulen durante la noche.

Los factores que pueden contribuir a dormir en exceso incluyen efectos secundarios de medicamentos, problemas metabólicos y aburrimiento. Por otro lado, la ansiedad y la depresión pueden contribuir al insomnio, al igual que la falta de actividad física durante el día, tomar demasiadas siestas, ciertos medicamentos y la ingesta constante de estimulantes como la cafeína.

La gente con demencia por alzhéimer suele tener patrones alterados de sueño, y probablemente existen muchos factores detrás de esto. Por ejemplo, suelen despertarse muchas más veces durante la noche y quedarse despiertos por más tiempo, así como tener menos episodios de sueño REM, ese periodo del sueño en el que el cerebro está muy activo. Los ritmos circadianos del cuerpo, que actúan como un reloj interno para ayudar a regular el sueño, también se ven alterados por el alzhéimer y pueden causar problemas para dormir. Los ritmos pueden volverse más lentos o apagados, lo cual puede ocasionar un aumento en la actividad durante la noche en comparación con el día (*sundowning* o síndrome del ocaso). También es menos probable que la gente con alzhéimer se exponga a factores ambientales que regulen los ritmos circadianos, como una luz brillante.

Ayudar a que una persona con alzhéimer mantenga una rutina, participe en actividades cotidianas significativas, limite la cantidad de siestas y cafeína que toma, aumente la actividad física, y mantenga un horario razonable para dormir (no demasiado temprano) puede mejorar los patrones de sueño.

Otros trastornos del sueño que comúnmente afectan a las personas con alzhéimer incluyen el síndrome de las piernas inquietas, apnea del sueño y movimientos periódicos de las extremidades durante el sueño.

La gente con alzhéimer puede roncar fuerte y experimentar episodios de resoplidos o ahogamiento, sensación de hormigueo en las piernas (sobre todo en la noche), o pesadillas.

Estos indicios y síntomas deben discutirse con un médico. Tratar un trastorno del sueño de manera exitosa puede mejorar la cognición, el estado de ánimo y la calidad de vida. Las alteraciones del sueño también suelen afectar los patrones de sueño de la persona con la que comparte la cama, por lo que es importante que ésta busque otras formas de descansar.

"ESTAS DOS FORMAS DE DEMENCIA POR ALZHÉIMER SE ABORDAN DE MANERA CONJUNTA PORQUE SE ENTRECRUZAN CONSIDERABLEMENTE."

CAPÍTULO 7

Demencia atípica y precoz a causa de la enfermedad de Alzheimer

Algunos tipos de alzhéimer no encajan del todo con el perfil típico de la enfermedad. Estas variaciones atípicas son menos comunes que la demencia por alzhéimer, y afectan a cerca de 15 por ciento del número total de personas con demencia por alzhéimer.

Puede ser todo un reto descifrar si alguien tiene una forma atípica de la enfermedad de Alzheimer. Esto es porque los primeros indicios que surgen suelen ser distintos a la típica pérdida de memoria, como problemas con el lenguaje, la visión o las tareas secuenciales como cocinar. Cuando los síntomas que no se relacionan con la memoria son los primeros en aparecer, puede pasar más tiempo para que alguien sea diagnosticado con la enfermedad de Alzheimer.

Un diagnóstico vivo del alzhéimer atípico se ha vuelto más común en fechas recientes debido a los avances que permiten a los médicos buscar biomarcadores de la enfermedad de Alzheimer. Los biomarcadores pueden medirse con estudios de imagenología cerebral y el líquido que rodea el cerebro y la médula espinal (líquido cefalorraquídeo). Estos biomarcadores miden las proteínas beta amiloide y tau, que son distintivas de la enfermedad de Alzheimer.

Otra forma importante de la enfermedad de Alzheimer es el alzhéimer precoz. Esto ocurre cuando las personas desarrollan indicios y síntomas de alzhéimer, incluyendo pérdida de memoria, mucho antes que la mayoría de la gente con alzhéimer (antes de los 65 años).

El alzhéimer precoz representa entre 5 y 6 por ciento de todos los casos de alzhéimer. Cerca de 200,000 estadunidenses están viviendo con alzhéimer precoz, de los cuales 1 en 10 tiene alzhéimer familiar. Esto significa que la enfermedad es ocasionada por mutaciones genéticas específicas que causan alzhéimer.

Este capítulo aborda tanto la demencia atípica como la demencia ocasionada por el alzhéimer precoz. Estas dos formas de demencia por alzhéimer se abordan de manera conjunta porque se entrecruzan considerablemente. Mientras que la demencia atípica a causa del alzhéimer tiende a ocurrir en gente más joven, también afecta a las personas mayores de 65 años. De igual manera, la gente con alzhéimer precoz con frecuencia tiene síntomas atípicos, aunque son más comunes los síntomas típicos de la enfermedad de Alzheimer.

ALZHÉIMER ATÍPICO

A las formas atípicas de la enfermedad de Alzheimer a veces se les conoce como alzhéimer no amnésico. El término "no amnésico" significa que no está relacionado con la memoria. Casi todas las formas de alzhéimer son amnésicas, lo cual significa que el problema principal es la pérdida de memoria.

Las formas más comunes de alzhéimer atípico afectan el lenguaje (afasia progresiva primaria, variante logopénica), la visión y percepción espacial (atrofia cortical posterior), y la conducta o las habilidades de pensamiento ejecutivo (enfermedad de Alzheimer conductual disejecutiva). Estas condiciones son menos comunes que la demencia típica a causa del alzhéimer, lo cual dificulta que los investigadores organicen estudios con suficientes participantes para

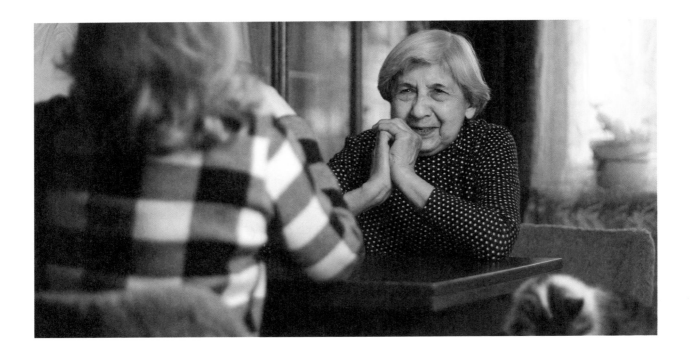

mostrar patrones confiables de cómo avanza una enfermedad o qué terapias son las más útiles. A continuación, compartimos lo que se conoce sobre estas tres condiciones.

AFASIA PROGRESIVA PRIMARIA, VARIANTE LOGOPÉNICA

Janice tiene 54 años. Durante los últimos años, ha notado que le cuesta cada vez más encontrar las palabras que quiere decir a la mitad de una conversación. También se ha dado cuenta de que tiene más dificultades para pronunciar, así como de seguir y repetir enunciados más complejos.

Casi todos los resultados de las pruebas de Janice salieron normales. Sin embargo, al realizarle una prueba de lenguaje su médico descubrió problemas con la búsqueda de palabras, la pronunciación y la repetición. Los estudios de imagenología cerebral mostraron anomalías en las partes del cerebro involucradas en el lenguaje. Janice fue diagnosticada con afasia progresiva primaria, variante logopénica.

¿Qué es? La afasia progresiva primaria, variante logopénica comúnmente se considera una forma atípica de la enfermedad de Alzheimer, pero también puede colocarse en otras categorías. Para empezar, puede categorizarse como un síndrome que se conoce como afasia progresiva primaria. La

afasia progresiva primaria afecta tu capacidad de entendimiento y expresión del lenguaje. Es causada por un daño cerebral provocado por una neurodegeneración.

En este libro, aprenderás más sobre estos tres tipos de afasia progresiva primaria. La variante logopénica es la única que está fuertemente relacionada con la enfermedad de Alzheimer. Los otros tipos de afasia progresiva primaria suelen entrar dentro de la categoría de degeneración frontotemporal.

Sin embargo, la variante logopénica también es considerada una forma de la enfermedad de Alzheimer porque involucra las mismas placas y ovillos característicos que se encuentran en el cerebro de alguien con alzhéimer típico.

Dicho de otro modo, los indicios y síntomas de la variante logopénica son diferentes de aquellos vistos en el alzhéimer típico; al menos en un principio. Sin embargo, lo que ocasiona los síntomas (placas y ovillos) es lo mismo que lo que causa el alzhéimer típico.

En la variante logopénica, los ovillos tienden a ocurrir en la red lingüística. Es por esto que causa problemas con el lenguaje.

No todos los casos de afasia progresiva primaria, variante logopénica son producto de la enfermedad de Alzheimer. En raras ocasiones, el daño se debe a cambios en el cerebro que son más parecidos a lo que ocurre con la degeneración frontotemporal.

¿Cuáles son los síntomas? Las personas con esta forma de alzhéimer van perdiendo gradualmente la capacidad de encontrar palabras al hablar. Como resultado, pueden hacer más pausas o hablar alrededor de una palabra, sobre todo cuando necesitan ser específicos o usar una palabra desconocida.

También pueden cometer errores con los sonidos cuando hablan. Como resultado, pueden obviar o sustituir los sonidos de las letras. Por ejemplo, pueden decir *taza* en vez de *traza* o *zen* en vez de *ven*. También tienen problemas para repetir oraciones largas o complejas.

La capacidad para recordar, pensar y razonar permanece bastante estable al principio. Por lo regular, pueden recordar significados de palabras, incluso aunque no encuentren la palabra correcta. También son capaces de emplear la gramática correcta. Aunque se conoce poco sobre el curso de la enfermedad, lo que sí se sabe es que con el tiempo la memoria puede verse afectada en algún grado.

¿Cómo se diagnostica? Se suele consultar al médico cuando el deterioro en el lenguaje se vuelve evidente para los familiares y amigos de la persona afectada. El médico puede ir tomando un historial detallado de los problemas del lenguaje, junto con otros síntomas, como pérdida de memoria o cambios conductuales. Un médico también puede hacer pruebas para medir las habilidades de expresión, comprensión del lenguaje, reconocimiento y nombramiento de objetos, memoria, y otros factores. De ahí, un médico puede sugerir visitar a un patólogo del habla-lenguaje. Este especialista puede evaluar los problemas del habla y el lenguaje y ayudar a determinar si son ocasionados por la variante logopénica o algo más.

Los escaneos cerebrales como las imágenes de resonancia magnética (IRM) pueden mostrar si hay encogimiento en ciertas zonas del cerebro. También pueden mostrar qué zona del cerebro ha sido afectada. La resonancia magnética también puede descartar embolias, tumores u otras condiciones que afectan el funcionamiento del cerebro. Los estudios que muestran el funcionamiento del cerebro, como las imágenes escaneadas en una tomografía por emisión de positrones (TEP), pueden emplearse para revelar problemas del metabolismo de la glucosa. Por lo regular, no se requieren estudios TEP de la glucosa a menos que un médico tenga dudas sobre el diagnóstico después de realizar una evaluación de rutina y estudios de imagenología. Los estudios TEP que miden las proteínas beta amiloide y tau suelen utilizarse en un contexto de investigación para medir las proteínas características del alzhéimer.

De manera ocasional, se revisa el líquido que rodea el cerebro y la médula espinal (líquido cefalorraquídeo) para detectar la presencia de beta amiloide y tau, que son las proteínas que conforman las placas y los ovillos. Un médico puede recurrir a esta prueba si el diagnóstico no es claro después de un examen de rutina.

Es posible que la gente diagnosticada con afasia progresiva primaria no sepa si la enfermedad es una forma de alzhéimer hasta más adelante, cuando se afectan otras zonas del cerebro, lo cual provoca otros indicios y síntomas.

¿Cómo se trata? No existe un tratamiento para curar la afasia progresiva primaria, variante logopénica o detener su avance. Sin embargo, trabajar con un patólogo del habla-lenguaje, y encontrar maneras de contrarrestar las habilidades lingüísticas perdidas, puede ser útil. Las terapias del habla y el lenguaje ayudan a una persona a manejar la condición, y a ralentizar la progresión de los síntomas.

Los inhibidores de la colinesterasa, como el donepezilo, la galantamina y la rivastigmina pueden ayudar con los síntomas en personas con afasia progresiva primaria, variante logopénica, sobre todo porque los problemas de memoria aparecen más adelante. El capítulo 8 ofrece información detallada sobre estos medicamentos.

Si estás a cargo del cuidado de una persona con afasia progresiva primaria, variante logopénica, estos consejos pueden resultar útiles:

- Haz que la persona lleve una identificación consigo y otros materiales que puedan explicar el síndrome a otras personas.
- Dale a la persona tiempo para hablar.
- Habla despacio y en oraciones simples (sin infantilismos), y escucha con atención.
- Evita comunicarte desde muy lejos.
- Reduce el ruido de fondo para facilitar la comunicación.
- Cuando lo consideres útil, usa gestos para complementar lo que dices.
- Cuando sea necesario, elige un sinónimo para facilitar la comprensión.
- En vez de preguntar "¿Qué?", repite lo que escuchaste y entendiste, y pide aclaraciones cuando sea necesario.

ATROFIA CORTICAL POSTERIOR

Sarah tiene 62 años y ha desarrollado problemas de visión. Tiene dificultades para leer, y su capacidad para ubicar los lugares a los que va ha disminuido.

Los resultados de un examen de la vista salieron normales. Sin embargo, a lo largo de los siguientes meses, sus problemas con la visión han empeorado, y ahora requiere más ayuda para realizar las actividades cotidianas.

Comúnmente no puede alcanzar objetos con sus manos, y necesita ayuda para vestirse. Las pruebas cognitivas y los estudios de imagenología sugieren que padece atrofia cortical posterior.

¿Qué es? La atrofia cortical posterior es un conjunto de síntomas del sistema nervioso marcado por una pérdida gradual en la capacidad de una persona de procesar información visual de forma intencional. Esta dificultad es ocasionada por el encogimiento (atrofia) de la parte trasera (cortical posterior) del cerebro. Ésta es la región responsable de la visión y el razonamiento espacial. Las placas y los ovillos característicos del alzhéimer típico son la causa más común de este daño. Sin embargo, también puede ser ocasionado por una degeneración corticobasal (ver capítulo 9) u otros trastornos del cerebro. Con el tiempo, la memoria y las capacidades para pensar (habilidades cognitivas) pueden deteriorarse.

¿Cuáles son los síntomas? Las personas con atrofia cortical posterior comúnmente tienen problemas para leer, calcular distancias, y reconocer objetos y personas conocidas; pueden tener problemas para vestirse o usar un tenedor o un cepillo de dientes y es muy común experimentar cierta dificultad para usar escaleras. Antes de ser diagnosticadas, estas personas suelen tener dificultades para manejar porque se les complica mantenerse dentro de los carriles y ver de noche. Incluso puede resultarles difícil moverse en espacios conocidos sin tropezar con cosas.

La mayoría de la gente con atrofia cortical posterior experimenta síntomas en sus cincuentas o al inicio de sus sesentas. A medida que avanza la enfermedad, pueden tener problemas con las funciones controladas por otras zonas cercanas del cerebro, como hacer cálculos y deletrear palabras. Los problemas de memoria, conocimiento y criterio suelen aparecer mucho más adelante.

¿Cómo se diagnostica? Dado que la atrofia cortical posterior causa problemas de visión, la gente con este trastorno suele empezar por consultar a un oftalmólogo. Algunas personas incluso se someten a cirugías para corregir sus problemas de visión, como quitarse cataratas, tan sólo para descubrir que esto no los ayuda a ver mejor. Esto es porque el problema está en el cerebro, no en los ojos. Otras veces, los exámenes de la vista no ofrecen ninguna solución.

Un oftalmólogo puede sospechar que el problema está en el cerebro, y sugerirle al paciente que consulte a un médico especializado en el cerebro y el sistema nervioso (neurólogo) o un médico que trata problemas visuales relacionados con el cerebro (neuroftalmólogo). De ahí, un neurólogo pedirá una descripción detallada de los síntomas y probablemente examinará las habilidades cognitivas de la persona.

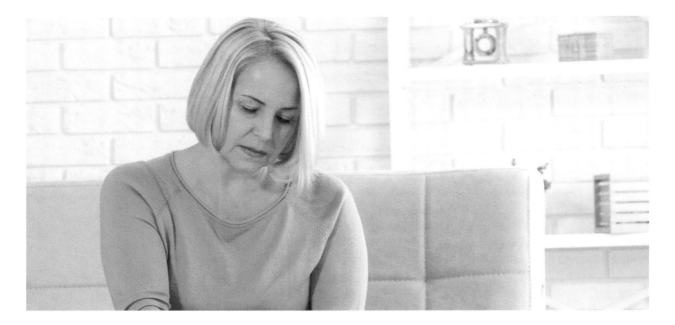

TERAPIA DEL HABLA PARA LA AFASIA PROGRESIVA PRIMARIA, VARIANTE LOGOPÉNICA

La terapia del habla puede maximizar la independencia comunicativa y disminuir la frustración causada por los problemas de comunicación.

Una de las principales fuentes de frustración es ser incapaz de encontrar la palabra correcta al hablar. Los terapeutas del habla y el lenguaje utilizan un enfoque que involucra la repetición para ayudar. Trabajan con la persona que vive con demencia y su cuidador o cuidadora para identificar las palabras que causan los mayores desafíos. Estas palabras se repiten una y otra vez. A veces leer o escribir la palabra también puede ayudar. Se ha demostrado que este tipo de repetición ayuda a las personas a recordar los nombres de estos objetos.

La práctica de hablar sobre una palabra es otra estrategia que puede ser útil para alguien que está teniendo dificultades para encontrar la palabra que decir. Esta estrategia involucra describir un objeto cuando no puedes recordar la palabra que le corresponde. "Es amarillo, curvo, es una fruta que se pela, puedes encontrarlo en una cocina" es una manera para que las personas con demencia digan que están buscando un plátano.

Los terapeutas del habla y el lenguaje también sirven para identificar la cantidad de información que puede procesar una persona con demencia. Esto ayuda a los cuidadores a aprender la mejor forma de dar información.

Por ejemplo, alguien con demencia puede ser capaz de seguir una serie de instrucciones sencillas como "Agarra tus zapatos, sombrero y abrigo, y espérame en la puerta de la entrada", pero no instrucciones que incluyan mucha información extra como "Tenemos que llegar al restaurante en 20 minutos. Vamos a salir por la puerta trasera en cinco minutos, pero hace frío afuera; antes de irnos, necesitas vestirte según el clima. Primero agarra tu sombrero, abrigo y botas".

En una etapa más avanzada de la enfermedad, sigue siendo importante dar alternativas, pero limitar las elecciones se vuelve más útil. En vez de preguntar "¿Quieres café, té, jugo, agua o leche?", podrías decir "¿Se te antoja tomar algo frío o caliente?".

La terapia del habla y el lenguaje también puede utilizarse como apoyo a los desafíos de la memoria conforme éstos se desarrollan.

Elaborar un calendario visual o una agenda para mantenerse al tanto de los eventos cotidianos son buenas estrategias. Los libros ilustrados de personas y lugares facilitan que las personas se preparen para algún evento o hablen de su pasado.

Un terapeuta del habla y el lenguaje evaluará fallas en la comunicación e identificará maneras de abordar desafíos nuevos o que empeoran con el tiempo conforme vayan apareciendo.

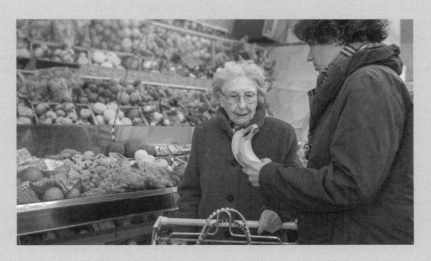

Es probable que el neurólogo descarte otras posibles causas de los síntomas primero, lo cual puede implicar hacerse análisis de sangre para ver si hay una deficiencia de vitaminas o un trastorno de la tiroides, o estudios de imagenología para buscar la presencia de tumores o una embolia, como aquellos que se realizan durante una evaluación cognitiva.

Las pruebas neuropsicológicas (ver capítulo 4) también pueden ser de utilidad, ya que pueden señalar con exactitud si existe un problema con las habilidades visuoespaciales. En la vida cotidiana, estos problemas pueden afectar tu capacidad para estimar la altura de un escalón o ubicarte en lugares conocidos.

Una resonancia magnética puede mostrar encogimiento en la parte del cerebro utilizada para el razonamiento visual y espacial, y una tomografía por emisión de positrones puede mostrar los niveles metabólicos de la glucosa en estas zonas. Estas pruebas permiten confirmar un diagnóstico.

¿Cómo se trata? Aunque la atrofia cortical posterior no tiene cura, estas opciones pueden minimizar el impacto de la enfermedad.

Equipo adaptativo. El equipo diseñado para ayudar a quienes viven con debilidad visual o ceguera puede servirles a las personas con atrofia cortical posterior. Algunos ejemplos son un bastón para caminar, una grabadora de voz o un reloj parlante. Descargar audiolibros o pódcasts en un dispositivo de sonido digital, como un teléfono inteligente o una tableta, puede ser útil cuando existen dificultades para leer (ver página 122).

Pueden servir las apps para teléfonos inteligentes que utilizan la cámara para identificar colores, leer textos, describir escenas e incluso reconocer personas; pero su interfaz puede ser confusa a nivel visual. Un teléfono inteligente sencillo con botones grandes y buen contraste puede ayudar.

Educación sobre la enfermedad. Para las personas con atrofia cortical posterior, y para sus seres queridos, puede ser útil entender las diferencias entre esta enfermedad y el alzhéimer común y corriente.

Por ejemplo, una persona con atrofia cortical posterior puede tener problemas para alzar una taza de café, pero incluso así puede tener una conversación sobre eventos actuales o recordar eventos cotidianos, como citas y artículos en una lista de compras. Enfocarse en las fortalezas es esencial, ya que reduce el estrés y la ansiedad para todos.

Terapia cognitivo conductual. Una persona con atrofia cortical posterior retiene sus habilidades de memoria y pensamiento durante buena parte de la enfermedad, por lo cual puede ser difícil aceptar la pérdida de otras habilidades, como conducir un coche o leer. La gente con atrofia cortical

---

INFORMACIÓN ADICIONAL SOBRE LAS TOMOGRAFÍAS POR EMISIÓN DE POSITRONES (TEP)

A lo largo de este capítulo, leerás sobre los estudios TEP que se utilizan para diagnosticar la enfermedad de Alzheimer. A continuación, encontrarás más información contextual sobre los dos tipos de estudios TEP que se pueden utilizar.

Un TEP con fluorodesoxiglucosa puede usarse para detectar cambios en el metabolismo de la glucosa en ciertas zonas del cerebro. Un metabolismo lento de la glucosa suele indicar que las redes cerebrales no están funcionando de manera apropiada. Este estudio ayuda a distinguir entre la enfermedad de Alzheimer y la degeneración frontotemporal, sobre la cual leerás en el capítulo 9. Estos dos tipos de demencia afectan partes distintas del cerebro. Este estudio también permite a los médicos distinguir entre otras causas de demencia precoz, incluyendo demencia con cuerpos de Lewy.

El TEP amiloide es un estudio que puede detectar depósitos de la proteína beta amiloide en el cerebro. Esto puede confirmar un diagnóstico de alzhéimer. Aunque este estudio de imagenología es prometedor, y está aprobado por la Administración de Alimentos y Medicamentos (FDA) de Estados Unidos, actualmente apenas se utiliza en los consultorios médicos debido a su elevado costo. Es importante mencionar que no todos los estudios nuevos, como el escaneo de amiloides, son cubiertos por un seguro médico.

¿CÓMO SE VE LA ATROFIA CORTICAL POSTERIOR?

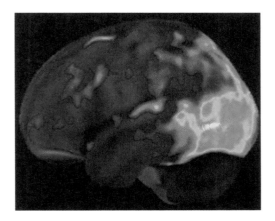 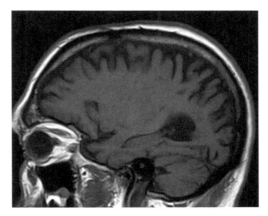

La imagen de la izquierda es un estudio TEP que muestra la atrofia cortical posterior. Las zonas con color muestran las partes dañadas del cerebro. Las zonas de color azul oscuro son las menos dañadas, mientras que las de color rojo muestran las zonas más afectadas. Este estudio TEP muestra daños en las zonas del cerebro responsables de la visión y el razonamiento espacial. La resonancia magnética del lado derecho muestra el mismo cerebro. La zona oscura hacia la parte posterior del cerebro muestra encogimiento (atrofia) en la misma zona.

posterior comúnmente experimenta sentimientos de culpa, enojo y frustración si tiene que depender de otras personas.

La terapia cognitivo conductual puede ayudar a una persona que tiene atrofia cortical posterior a desarrollar habilidades de afrontamiento positivas, como desafiar patrones negativos de pensamiento y comportamiento, y aprender técnicas de relajación. La terapia cognitivo conductual también es útil para los cuidadores.

Medicamentos. Aunque los inhibidores de la colinesterasa como el donepezilo, la galantamina y la rivastigmina se utilizan mayoritariamente para tratar los problemas de memoria, también pueden ayudar con los síntomas de la atrofia cortical posterior. El capítulo 8 ofrece información más detallada sobre estos medicamentos.

ENFERMEDAD DE ALZHEIMER CONDUCTUAL DISEJECUTIVA

Roger tiene 63 años y ha notado cómo durante los últimos años su productividad ha disminuido significativamente. Algunos días, se da cuenta de que pasó toda la jornada viendo su computadora sin avanzar en su trabajo. También ha tenido dificultades para organizarse y está experimentando problemas con su memoria. Las personas cercanas a él dicen que al parecer es incapaz de completar las tareas de forma apropiada.

En las pruebas, Roger tiene dificultades para organizar tareas, manejar su tiempo, resolver problemas y pensar de forma abstracta (función ejecutiva). Los estudios de imagenología que muestran un encogimiento en el cerebro de Roger sugieren que tiene la enfermedad de Alzheimer conductual disejecutiva precoz.

¿Qué es? La enfermedad de Alzheimer conductual disejecutiva a veces también se conoce como variante frontal de la enfermedad de Alzheimer, pero el alzhéimer conductual y el alzhéimer disejecutivo en realidad son dos trastornos distintos. Existen suficientes diferencias en síntomas y cambios cerebrales para distinguir entre la enfermedad de Alzheimer conductual y la disejecutiva.

La enfermedad de Alzheimer conductual es un subtipo de alzhéimer atípico sumamente raro. Sus indicios y síntomas incluyen cambios en la personalidad, la conducta y

CUANDO ES DIFÍCIL VER

Los indicios tempranos de atrofia cortical posterior comúnmente incluyen problemas con la visión que hacen que el cerebro tenga dificultades para interpretar lo que ven los ojos. Esto puede complicar el acto de leer, reconocer objetos y personas, leer la hora, estimar distancias, manejar, y ubicarse en el espacio. Un terapeuta ocupacional experimentado en debilidad visual puede encontrar formas de compensar estos problemas de visión. Pídele a tu médico que te recomiende a alguien.

Mientras tanto, aquí compartimos tres estrategias:

Contraste. Una buena iluminación y un contraste alto ayudan a las personas a distinguir mejor las letras y las figuras. Evita los patrones con muchos elementos. Usa marcadores de color contrastantes, cinta adhesiva, pintura o tela para hacer que los siguientes objetos resalten:

- Palabras escritas en papel
- Interruptores de luz
- Puertas, ventanas y barandales
- Escalones
- Tapetes
- Cobijas y cojines en los muebles
- Mantelitos individuales y platos
- Tablas para cortar y utensilios de cocina
- Electrodomésticos
- Asientos del excusado, orillas de tinas y agarraderas
- Manijas de cajones

Consistencia. Destinar un lugar fijo para los artículos de uso regular puede minimizar el esfuerzo que se requiere para encontrar cosas. Por ejemplo, la leche va en la puerta del lado derecho del refrigerador, las llaves en la mesa de la entrada, los bolígrafos van en el cajón de la derecha y la chaqueta en el armario de la sala. Evita mover muebles o electrodomésticos, y procura que no haya mucho desorden. Organiza armarios y cajones con un sistema que facilite la identificación. Por ejemplo, coloca etiquetas de color en las manijas de los cajones para distinguir entre distintos tipos de ropa. Usa carteras o monederos con varios compartimentos para mantener separados los billetes de distintas denominaciones. Dobla los billetes de tal manera que el número sea visible. Destina un bolsillo para cada tarjeta de crédito.

Textura. Utiliza texturas y tamaños para identificar los objetos con mayor facilidad. Por ejemplo, puedes identificar el valor de una moneda al colocarla entre tus dedos índice y pulgar. Las monedas de baja denominación son más pequeñas, mientras que las de mayor valor suelen ser más grandes. Coloca un seguro o cose un botón en la ropa para identificar el interior de la prenda o la parte trasera. Programa la configuración más común en un microondas, en el selector del horno o en un control remoto.

Tómate el tiempo necesario para evaluar tu entorno y utiliza tu imaginación para buscar soluciones creativas. ¿Qué cambios permitirían que realices actividades cotidianas sin depender demasiado de tu vista? Echa a andar tu creatividad para encontrar una solución que te funcione.

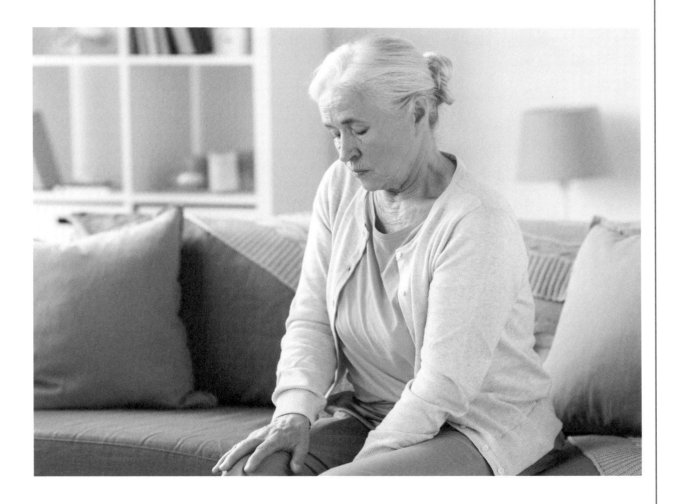

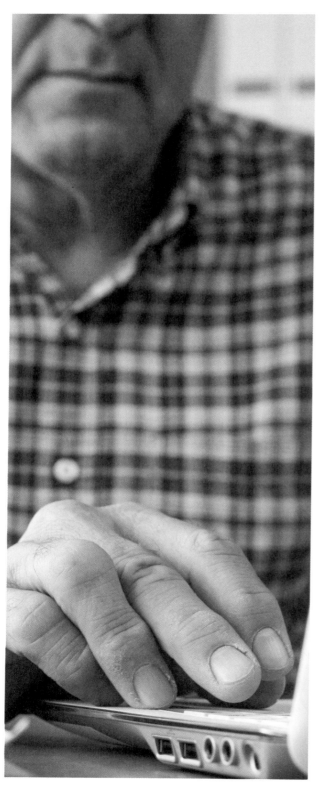

el lenguaje. Estos indicios y síntomas son similares a los de la variante conductual de la demencia frontotemporal, que causa encogimiento en los lóbulos frontal y temporal del cerebro.

En la enfermedad de Alzheimer disejecutiva, la gente tiene problemas con las habilidades de pensamiento de orden superior, como planear y concentrarse.

Algunos tienen una combinación de alzhéimer conductual y disejecutivo, por eso a veces se les agrupa en la misma categoría. En promedio, las personas con alzhéimer conductual disejecutivo tienden a desarrollar síntomas cuando son menores de 65 años, pero los síntomas pueden aparecer desde sus cuarentas hasta el inicio de sus ochentas.

¿Cuáles son los síntomas? En la mayoría de las personas, los primeros síntomas involucran problemas con el pensamiento de orden superior (habilidades ejecutivas). Pueden tener dificultades para concentrarse, enfocarse en la tarea presente, planear con antelación, priorizar, entender otras maneras de pensar y regular emociones.

Desde el principio de la enfermedad de Alzheimer disejecutiva, alguien puede tener dificultades para seguir las instrucciones de una receta, utilizar un control remoto o hacer más de una cosa a la vez en el trabajo. Este tipo de alzhéimer afecta a personas jóvenes que aún trabajan, y es posible que los reprendan o que los cambien de puesto porque ya no pueden realizar las tareas de alto nivel que les exige su trabajo. Comúnmente tienen problemas para realizar tareas, pese a que tienen fuerza y tono muscular normal.

La gente con alzhéimer conductual suele mostrar una falta de preocupación o iniciativa (apatía), junto con problemas de memoria. Es menos probable que se obsesionen con meterse cosas a la boca y exhiban conductas repetitivas y compulsivas que quienes tienen la variante conductual de la demencia frontotemporal. Por lo general, la gente con alzhéimer conductual tiene menos síntomas conductuales que las personas con la variante conductual de la demencia frontotemporal, así como menos ansiedad, irritabilidad y nerviosismo.

¿Cómo se diagnostica? Incluso para los expertos, puede ser difícil distinguir entre el alzhéimer conductual disejecutivo y la variante conductual de la demencia frontotemporal. Sin embargo, hay diferencias importantes.

Con la enfermedad de Alzheimer conductual, por ejemplo, la apatía suele ser el síntoma principal. Y a diferencia de las personas con la variante conductual de la demencia frontotemporal, quienes tienen alzhéimer conductual son menos propensos a las obsesiones o compulsiones con la comida.

Las diferencias entre el alzhéimer conductual disejecutivo y la variante conductual de la demencia frontotemporal también pueden detectarse con estas pruebas.

Imagenología cerebral. Los investigadores están analizando patrones de cambios en el cerebro que muestran si los síntomas conductuales de una persona son ocasionados por la enfermedad de Alzheimer o la variante conductual de la demencia frontotemporal. Por ejemplo, los estudios TEP utilizados por los investigadores que detectan la presencia de las proteínas beta amiloide y tau en el cerebro muestran si alguien tiene alzhéimer o demencia frontotemporal.

Prueba de líquido cefalorraquídeo. A veces, se usa una punción lumbar para analizar el líquido que rodea el cerebro y la médula espinal (líquido cefalorraquídeo). En ocasiones esto se hace para distinguir entre la enfermedad de Alzheimer y la demencia frontotemporal.

Pruebas cognitivas. Las personas con alzhéimer conductual disejecutivo tienden a desempeñarse mal en las pruebas de memoria a diferencia de quienes tienen la variante conductual de la demencia frontotemporal. Desde el principio, pueden tener problemas con las secuencias, como seguir las instrucciones de una receta u otras indicaciones. Asimismo, no tienen la gama de comportamientos anormales que se suelen encontrar en las personas con la variante conductual de la demencia frontotemporal.

Por lo general, la combinación de problemas cognitivos y de memoria con problemas conductuales (que pueden ser mínimos o moderados) ayuda a los médicos a distinguir entre la enfermedad de Alzheimer conductual disejecutiva y la variante conductual de la demencia frontotemporal.

¿Cómo se trata? Al igual que otras formas de alzhéimer, no existe cura. Se conoce poco sobre terapias específicas para tratar el alzhéimer conductual disejecutivo. Un médico puede recomendar ciertos medicamentos para ayudar con las conductas.

Los inhibidores selectivos de la recaptación de serotonina (SSRI, por sus siglas en inglés) pueden usarse para tratar síntomas de depresión.

Los inhibidores de la colinesterasa (medicamentos como el donepezilo, la galantamina y la rivastigmina que se utilizan para tratar los problemas de memoria) también ayudan a manejar los síntomas. Conocerás más en el capítulo 8.

ALZHÉIMER PRECOZ

El alzhéimer precoz técnicamente se define como cualquier diagnóstico antes de los 65 años. Sin embargo, el alzhéimer precoz también difiere significativamente de la forma tardía de varias maneras.

Por ejemplo, las investigaciones sugieren que la enfermedad de Alzheimer precoz es más agresiva que la forma tardía. La gente con alzhéimer precoz es más propensa a portar dos alelos E4 de la apolipoproteína E (APOE), una combinación genética conocida por incrementar el riesgo de una persona de desarrollar alzhéimer y reducir la edad de aparición de la enfermedad. Como vimos en capítulos anteriores, portar un alelo E4 se relaciona con la enfermedad de Alzheimer tardía. Las personas que desarrollan alzhéimer precoz también son más propensas a tener un historial de traumatismo craneoencefálico.

Los síntomas pueden desarrollarse desde que alguien está en su cuarta o quinta década de vida, pero el diagnóstico de las personas con alzhéimer precoz puede tomar más tiempo que el de otros adultos. Los síntomas pueden atribuirse a causas más comunes de problemas cognitivos en la mediana edad, como estrés, menopausia o depresión. Esto puede derivar en un diagnóstico erróneo y un tratamiento poco efectivo.

Debido a que la enfermedad ocurre a una edad más temprana, la gente diagnosticada con alzhéimer precoz enfrenta desafíos adicionales, incluyendo pérdida del trabajo, inestabilidad financiera y preocupaciones sobre criar a una familia.

Como se vio en capítulos previos, la gente diagnosticada con alzhéimer precoz también es más propensa a tener formas atípicas de la enfermedad de Alzheimer. A diferencia de los problemas de memoria típicos que se asocian con la enfermedad de Alzheimer tardía, los síntomas iniciales del alzhéimer precoz pueden involucrar problemas con el lenguaje, la visión, la conducta o las habilidades ejecutivas. Entre una quinta parte y dos terceras partes de las personas con alzhéimer precoz no familiar (esporádico) tienen una forma atípica de la enfermedad.

Diagnosticar el alzhéimer precoz

Debido a que el alzhéimer ocurre con menos frecuencia en adultos jóvenes, los médicos pueden recomendar la siguiente variedad de pruebas para descartar otras condiciones más comunes. Esto significa que el proceso de diagnóstico puede tomar más tiempo de lo que tomaría con un adulto mayor.

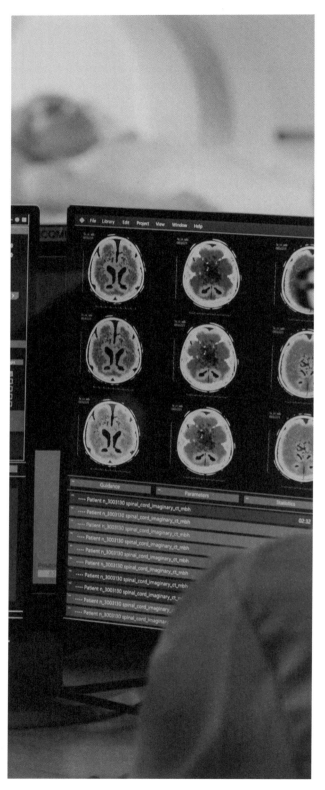

Historial clínico. Por lo general, un médico empieza por tomar un historial clínico detallado en el cual se indica qué zonas cognitivas parecen estar más afectadas, como la memoria, el lenguaje o el aprendizaje.

Suele ser una buena idea ir acompañado de un familiar o amigo cercano a la consulta médica; alguien que esté familiarizado con los cambios que ha experimentado la persona. Ya que el alzhéimer precoz puede tener un componente genético, un médico puede indagar sobre los antecedentes familiares (es decir, si otros miembros de la familia han sido diagnosticados con demencia a una edad temprana).

Pruebas físicas y cognitivas. Una evaluación física cuidadosa puede dar pistas sobre qué está causando los síntomas. A veces, las enfermedades que afectan todo el cuerpo también afectan el cerebro y pueden causar deterioro cognitivo. Otras enfermedades que afectan el cerebro y la médula espinal, como los trastornos inflamatorios y las enfermedades autoinmunes, así como las embolias y las convulsiones, pueden imitar la demencia. Éstas también deben ser descartadas.

Un médico también puede buscar enfermedades neurodegenerativas fuera de la enfermedad de Alzheimer, como demencia frontotemporal, enfermedad de Parkinson y demencia con cuerpos de Lewy.

Exámenes cognitivos y conductuales. Las pruebas que evalúan las habilidades de pensamiento o el estado de ánimo y el contenido de los pensamientos también sirven. Estas pruebas son especialmente útiles cuando sus resultados coinciden con la información que ofrecen los familiares de la persona.

Las pruebas cognitivas evalúan si existen problemas con la memoria, el lenguaje, la recordación de nombres y otras habilidades relacionadas. La gente que es evaluada por problemas con sus habilidades de pensamiento también deben ser diagnosticadas a fin de detectar depresión, la cual puede ocasionar problemas de pensamiento y memoria. También pueden incluirse las pruebas neuropsicológicas que abordamos en el capítulo 4.

Análisis de sangre. Estas pruebas ayudan a descartar deficiencia de vitaminas o minerales, así como infecciones o problemas de tiroides.

Estudios de imagenología y otras pruebas. La resonancia magnética suele ser la primera prueba de imagenología utilizada, y puede descartar un tumor o una embolia. Esta prueba también puede mostrar encogimiento cerebral en ciertas zonas, lo cual indica la presencia de una enfermedad neurodegenerativa como el alzhéimer. Una resonancia magnética muestra problemas con los vasos sanguíneos en el cerebro (enfermedad cerebrovascular), que también pueden causar demencia.

Cuando el diagnóstico no es claro, quizá sea necesario realizar pruebas adicionales, sobre todo en personas más jóvenes con problemas relacionados con el pensamiento y la memoria. Éstas pueden incluir analizar el líquido que rodea el cerebro y la médula espinal (líquido cefalorraquídeo) con una punción lumbar para detectar la presencia de las proteínas amiloide y tau, características de la enfermedad de Alzheimer. Una combinación de valores bajos de beta amiloide y niveles altos de tau en el líquido cefalorraquídeo es lo que más comúnmente se asocia con la enfermedad de Alzheimer.

Pruebas genéticas. Si alguien muestra indicios y síntomas de demencia a una edad temprana y otro familiar cercano ya ha sido diagnosticado con alzhéimer precoz, se puede recomendar la realización de pruebas genéticas.

Sin embargo, no se recomienda hacer pruebas para detectar mutaciones del alzhéimer en gente sin síntomas ni antecedentes familiares de la enfermedad de Alzheimer precoz. Si existen antecedentes familiares de alzhéimer precoz, los familiares asintomáticos pueden consultar a un especialista genético, para discutir las ventajas y desventajas de las pruebas genéticas.

Si tienes alzhéimer precoz vinculado con uno de los tres genes o eres portador de una variante de estos genes sin síntomas, habla con tu médico sobre la posibilidad de participar en un estudio de investigación. Al estudiar la variante precoz de la enfermedad de Alzheimer, los investigadores

UN HILO FAMILIAR

La mayoría de las personas con alzhéimer precoz tienen lo que se conoce como alzhéimer esporádico, lo cual quiere decir que no tiene una causa genética. Sin embargo, muchas personas con la enfermedad de Alzheimer precoz tienen una mutación genética que está vinculada con el desarrollo de la enfermedad.

Éstas son las tres mutaciones genéticas más comunes:

- **Presenilina 1 (PSEN1).** Ésta es la causa más común que se conoce del alzhéimer precoz genético. Para la gente con esta mutación, es un hecho que desarrollará alzhéimer. La mitad de estas personas experimentan síntomas a partir de los 43 años.
- **Presenilina 2 (PSEN2).** El alzhéimer involucrado en esta mutación es más raro. Quienes portan este gen tienen un 95 por ciento de probabilidad de desarrollar alzhéimer, lo cual significa que hasta 5 por ciento de quienes tienen el gen nunca desarrollarán síntomas de alzhéimer. Las personas con esta mutación suelen desarrollar síntomas a una edad un poco más tardía que quienes tienen el gen psen1. La mayoría tiene 50 años o más.
- **Proteína precursora amiloidea (PPA).** Hasta 15 por ciento de los casos de alzhéimer hereditario son ocasionados por una mutación en el gen PPA. Más de 30 mutaciones de este gen se han vinculado con el desarrollo de la enfermedad de Alzheimer. Estas mutaciones garantizan que la enfermedad se desarrollará en algún momento. La mitad de las personas con esta mutación genética experimenta síntomas desde los 49 años.

Estas mutaciones genéticas suelen causar más indicios típicos del alzhéimer desde un inicio, como pérdida de memoria. Por otro lado, las formas familiares de la enfermedad de Alzheimer también pueden producir indicios menos comunes, como problemas con el control muscular, convulsiones y dificultades para caminar. En conjunto, estos tres genes son responsables de provocar alzhéimer en menos del 1 por ciento de la gente con la enfermedad.

esperan aprender más sobre las causas y la progresión de la enfermedad y desarrollar nuevos tratamientos.

Por ejemplo, la Red de Alzhéimer de Herencia Dominante (DIAN, por sus siglas en inglés) se enfoca en individuos con formas genéticas de la enfermedad de Alzheimer, y consiste en una serie de estudios observacionales y ensayos clínicos. Si tienes un padre, madre o pariente con una mutación en los genes PSEN1, PSEN2 o PPA, o si dos generaciones de tu familia tuvieron alzhéimer antes de los 60 años, tal vez te convenga investigar más sobre esta red.

Manejar los síntomas

Los medicamentos que tratan los síntomas de otros tipos de alzhéimer también pueden utilizarse para manejar los síntomas de la enfermedad de Alzheimer precoz y el alzhéimer atípico. Los inhibidores de la colinesterasa, como el donepezilo, la galantamina y la rivastigmina, así como la memantina, son ejemplos de estos fármacos. Conoce más en el capítulo 8.

Lidiar con la enfermedad de Alzheimer precoz

La enfermedad de Alzheimer tiene un impacto tremendo a cualquier edad. No obstante, las personas con alzhéimer precoz pueden enfrentar desafíos únicos.

En primer lugar, pueden enfrentarse a estigmas y estereotipos sobre la enfermedad. Debido a su juventud, la gente con la enfermedad puede encontrarse con amigos y familiares que niegan o ponen en duda su diagnóstico. Como resultado de este malentendido, las personas con alzhéimer precoz pueden perder relaciones personales o trabajos en vez de ser vistas como gente que padece una enfermedad o que tiene una discapacidad. También pueden experimentar una pérdida de ingresos si reciben el diagnóstico cuando aún trabajan.

Aquí compartimos varias maneras de abordar un diagnóstico de alzhéimer precoz.

Trabajo. Considera de qué manera un diagnóstico de alzhéimer precoz puede afectar tu capacidad para trabajar.

A continuación, mencionamos varios pasos que puedes tomar:

- Pregúntale a tu médico si puedes seguir trabajando. Un terapeuta ocupacional puede ayudarte a determinar si hay partes de tu trabajo que puedes continuar haciendo y si existe la opción de reducir horas de trabajo. Conoce más sobre la terapia ocupacional en la página 139.

- Explora los beneficios ofrecidos bajo la Ley para Estadunidenses con Discapacidades (ADA, por sus siglas en inglés), la Ley de Ausencia Familiar y Médica (FMLA, por sus siglas en inglés), y la Ley Ómnibus Consolidada de Reconciliación Presupuestaria (COBRA, por sus siglas en inglés).
- Conoce tus beneficios junto con tu pareja o cuidador, e investiga si existe un programa de asistencia para empleados.

En el capítulo 13, aprenderás más sobre cómo abordar el contexto laboral.

Recomendaciones para parejas. Cuando un ser querido es diagnosticado con la enfermedad de Alzheimer precoz, sus parejas comúnmente experimentan miedo y tristeza por el panorama incierto, la relación cambiante y el rol inesperado como cuidadores que enfrentan. Trata de:

- Hablar abiertamente sobre el tipo de ayuda que requieren entre sí. Comunicar los cambios que estás experimentando y las formas en que tus necesidades también pueden haber cambiado. No tengas miedo a pedir ayuda.
- Busca o habla con tu compañero o pareja para decirle qué tipo de apoyo y recursos necesitas ahora y podrías requerir en el futuro. Crea una carpeta de recursos que podrías utilizar conforme avanza la enfermedad.
- Continúa viviendo tu vida de la forma más plena posible. Esto incluye hacer actividades que tú y tu pareja disfrutan, con plena conciencia de que quizá requieran algunas adaptaciones.
- Encuentra a un psicólogo que trabaje con parejas que enfrentan temas que te resulten desafiantes, como intimidad, sexualidad y roles cambiantes en la relación.

Más adelante, encontrarás otras estrategias para los cuidadores.

Recomendaciones sobre hijos e hijas. Un diagnóstico de alzhéimer precoz puede ser difícil para los hijos o hijas, quienes podrían no entender. Los niños pueden mostrarse enojados o retraídos o reaccionar de muchas maneras. Procura:

- Hablar con tus hijos o hijas honestamente sobre lo que está ocurriendo. Si no sabes muy bien qué decir, invítalos a hacer preguntas. Esto puede calibrar su nivel de entendimiento y guiar la conversación. Pregúntales qué perciben y qué sienten.

- Busca a un psicólogo y un grupo de apoyo infantil. Informa al orientador vocacional de la escuela de tus hijos sobre tu condición.
- Recuérdales que su padre, madre o ser querido sigue siendo la misma persona de siempre. Trata de tranquilizarlos diciéndoles que la persona con demencia no tiene la culpa, y que no pueden evitar o controlar sus acciones.

En el capítulo 13, encontrarás más maneras de hablar sobre la demencia con tus familiares.

Problemas económicos. La gente con demencia a causa del alzhéimer precoz comúnmente tiene que renunciar a su trabajo, y esta pérdida de ingresos es una preocupación seria. Las finanzas pueden afectarse todavía más si la pareja también deja de trabajar para cuidar a la persona que vive con demencia. Es posible que algunos beneficios médicos y muchos programas de apoyo social no ofrezcan ayuda, a menos que la persona con alzhéimer sea mayor de 65 años. La gente más joven puede requerir permisos especiales para acceder a este tipo de programas.

Aquí hay varios pasos a seguir:

- Habla con un asesor financiero y un abogado para elaborar un plan que contemple tus necesidades financieras futuras.
- Reúnete con un trabajador social para hablar sobre los beneficios disponibles para ti.
- Pregunta a tu empleador sobre otras posibles alternativas para ti.
- Explora los servicios que se ofrecen a través de la Seguridad Social, Medicare o Medicaid.
- Organiza documentos financieros y asegúrate de que tu pareja entienda y pueda manejar las finanzas de tu familia.
- Investiga sobre los recursos disponibles a través de la Asociación de Alzhéimer (www.alz.org).

Los elementos clave para el cuidado del alzhéimer son la educación y el apoyo, dados los desafíos particulares que representa el alzhéimer precoz. Establecer contacto con algunos servicios, como grupos de apoyo, puede ayudarte a identificar recursos, adquirir un conocimiento más profundo de lo que implica el futuro, y aprender maneras de adaptarte.

Para obtener más información sobre estrategias para hacer frente a un diagnóstico, consulte el capítulo 13.

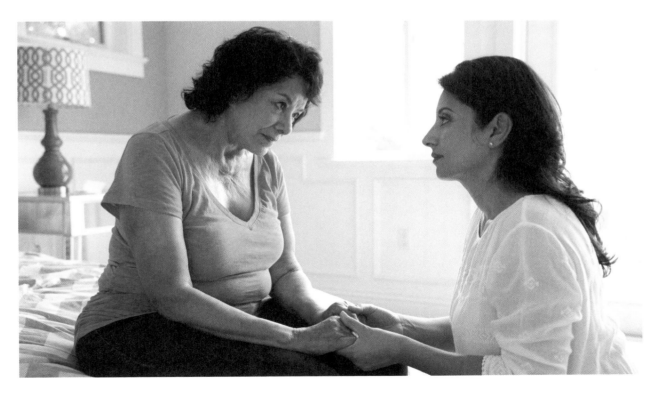

"EXISTEN VARIAS ESTRATEGIAS QUE PERMITEN A LAS PERSONAS CON ALZHÉIMER A VIVIR SU VIDA AL MÁXIMO Y SER INDEPENDIENTES EL MAYOR TIEMPO POSIBLE."

CAPÍTULO 8

Tratar la enfermedad de Alzheimer

Los científicos están buscando arduamente una cura para la enfermedad de Alzheimer. A diario desarrollan y evalúan nuevos acercamientos y métodos capaces de detener o ralentizar el avance de la enfermedad, o quizás incluso prevenirla en su totalidad. Sin embargo, por ahora no existe un tratamiento que detenga o modifique el curso del alzhéimer.

Las estrategias de tratamiento actuales se enfocan más bien en aliviar los síntomas de la enfermedad. Quizá te preguntes cuál es el punto del tratamiento si éste no puede ofrecer una cura.

La realidad es que se pueden conseguir muchas cosas.

El tratamiento puede reducir la severidad de los síntomas. También puede mejorar la calidad de vida, ayudar a mantener los recuerdos, reducir ansiedades, elevar el estado de ánimo, aliviar preocupaciones de salud, promover la atención durante el día y fomentar un sueño de calidad durante la noche. Ésa es una oferta muy buena.

Las estrategias de tratamiento para la enfermedad de Alzheimer suelen involucrar una combinación de medicamentos y otras terapias. Algunos medicamentos han sido diseñados para tratar los cambios físicos en el cerebro, mientras que otros ayudan con la memoria y pueden tratar conductas angustiantes.

Existen varias estrategias que permiten a las personas con alzhéimer vivir su vida al máximo y ser independientes el mayor tiempo posible. Leerás sobre ellas en este capítulo.

METAS DEL TRATAMIENTO Y LOS CUIDADOS

Vivir con demencia a causa de la enfermedad de Alzheimer puede poner a prueba la valentía, fortaleza, paciencia, creatividad y habilidades adaptativas de cualquiera. El nivel de estrés puede ser alto y las exigencias desafiantes, tanto para la persona que vive con alzhéimer como para sus cuidadores, familiares y amigos. Lidiar con una gran cantidad de problemas complejos requiere confianza y honestidad.

El cambio es la única constante. Los síntomas pueden cambiar, fluctuar, desaparecer o intensificarse. En respuesta, el tratamiento y los cuidados deben adaptarse o refinarse. Lo que funcionó durante las etapas más leves de la enfermedad de Alzheimer puede no ser tan efectivo para las etapas más moderadas y avanzadas.

El trabajo en equipo es igualmente importante. El enfoque más efectivo implica el cuidado entre un grupo de personas. Esto incluye un médico, especialistas como fisioterapeutas o terapeutas ocupacionales, enfermeras, trabajadores sociales, amigos, familiares y, lo más importante, la persona que vive con demencia a causa del alzhéimer.

Esto sienta las bases para elegir el tipo de cuidado para el alzhéimer: decidir qué es más importante.

Al enfrentarse a una enfermedad incurable, muchas personas buscan aliviar sus síntomas y vivir el mayor tiempo posible, por lo que suelen enfocarse en el tratamiento médico.

Sin embargo, la gente que vive con demencia y sus cuidadores comúnmente quieren algo diferente. De hecho, más del 80 por ciento de las personas que viven con demencia y sus cuidadores, quieren algo que no tiene nada que ver con el tratamiento médico.

Sus mayores prioridades son la calidad de vida y el apoyo; éstos implican algo diferente para cada individuo y que cambia con el tiempo. Por eso es muy valioso establecer metas, además resultará una herramienta útil para cada etapa. El establecimiento de metas ayuda a la gente que vive con demencia y a sus cuidadores a decidir lo que es importante ahora y a planear el futuro.

Por ejemplo, en una etapa temprana, ser capaz de participar en la vida cotidiana (incluyendo el trabajo) puede ser la prioridad. Luego, a lo largo del tiempo, las metas pueden cambiar. La movilidad, manejar ciertos síntomas y aliviar el estrés de los cuidadores pueden volverse temas más importantes más adelante. A fin de cuentas, el objetivo es tener una buena experiencia de vida.

Para alguien que vive con alzhéimer, algunos ejemplos de metas pueden incluir seguridad física, ser capaces de vivir en casa, evitar las estadías en hospitales, y obtener estimulación mental y actividad física. Para los cuidadores, las metas pueden incluir mantener una buena salud, manejar el estrés y minimizar los conflictos familiares.

En términos generales, las metas entran dentro de las categorías amplias de manejar los síntomas y vivir bien. Aprenderás más sobre vivir bien en las partes 4 y 5 de este libro. El resto de este capítulo está dedicado al manejo de los síntomas.

MEDICAMENTOS PARA SÍNTOMAS COGNITIVOS

Hasta este momento, los medicamentos para tratar los síntomas cognitivos (pensamiento) de la demencia por alzhéimer no pueden curar la enfermedad o detener su avance. Sin embargo, hacen que los problemas de pensamiento y memoria sean más manejables.

Los medicamentos que suelen recetarse para tratar la demencia por alzhéimer pueden ayudar con problemas como pérdida de memoria, confusión, mal criterio, falta de concentración y muchos otros síntomas cognitivos.

Aunque estos medicamentos no funcionan para todos, están diseñados para ayudar a mantener el funcionamiento de la red de comunicación del cerebro en el nivel más óptimo por el mayor tiempo posible. A continuación, compartimos más información sobre los medicamentos más comunes utilizados para tratar los síntomas cognitivos de la enfermedad de Alzheimer.

Inhibidores de la colinesterasa

La enfermedad de Alzheimer agota una sustancia química en el cerebro llamada acetilcolina, la cual es de gran importancia para el aprendizaje y la memoria. Esta sustancia química transporta los mensajes de una célula a otra en el cerebro. Una disminución de esta sustancia química hace que sea más difícil que los mensajes lleguen adonde deben llegar. Los inhibidores de la colinesterasa son medicamentos que evitan la descomposición de la acetilcolina, estos fármacos respaldan la comunicación en el cerebro. Esto ayuda a retardar los problemas de aprendizaje y de memoria.

Estos medicamentos desempeñan un rol invaluable en el manejo de la enfermedad durante las etapas leves a moderadas. No sólo pueden estabilizar la memoria, el criterio y la atención, sino también ayudar con el nerviosismo y la depresión.

Sin embargo, conforme la enfermedad progresa a sus etapas más avanzadas, y los síntomas relacionados con la memoria y el pensamiento empeoran, estos medicamentos no sirven de mucho. La decisión de utilizar o no estos medicamentos durante las etapas avanzadas debe tomarse junto con el médico.

Todos estos fármacos provocan efectos secundarios similares. Aunque los pacientes suelen tolerarlos bastante bien, pueden causar dolor de estómago, náuseas, vómito, pérdida del apetito y diarrea. También pueden alterar el sueño y provocar sueños y pesadillas vívidos.

Tomar estos medicamentos con alimentos reduce el dolor de estómago y los efectos secundarios relacionados. También puede ayudar empezar por una dosis más baja e irla aumentando paulatinamente. La gente que presenta un ritmo cardiaco lento (bradicardia) podría requerir la ayuda de un especialista en corazón (cardiólogo) antes de tomar estos medicamentos.

La gente con problemas eléctricos en el corazón, como bloqueo cardiaco, también debe consultar a un cardiólogo previamente; y es posible que no puedan tomar estos medicamentos.

El donepezilo (Aricept), la rivastigmina (Exelon) y la galantamina (Razadyne) son los tres inhibidores de la colinesterasa más recetados.

ACETILCOLINA: EL MENSAJERO CONSIDERADO

La acetilcolina es uno de los principales mensajeros químicos del cuerpo (neurotransmisores), y se encarga de controlar los músculos, la atención, el sueño, el ritmo cardiaco y la actividad muscular.

En la década de 1970, los neurocientíficos descubrieron que la acetilcolina disminuye dramáticamente en la gente con alzhéimer. A partir de entonces, han encontrado que la concentración de acetilcolina en el cerebro está relacionada con la severidad de la demencia. Cuanto más bajo es el valor, más graves son los síntomas. Esta evidencia ha resultado en el desarrollo de medicamentos diseñados para elevar los niveles de acetilcolina, o al menos para evitar que esta sustancia química se desplome.

Aunque los científicos aún desconocen el rol exacto de la acetilcolina en el pensamiento y la memoria, la mayoría coincide en que está involucrada en lo que se conoce como atención selectiva; la cual se refiere a la forma en que el cerebro filtra la información entrante, al procesar algunos mensajes e ignorar otros. Estas tareas son esenciales al inicio del proceso de memoria. Algunos investigadores también creen que la falta de acetilcolina afecta la capacidad de las personas de recordar información almacenada en su memoria.

Donepezilo (Aricept). Aprobado para tratar todas las etapas de la enfermedad de Alzheimer, éste es el inhibidor de colinesterasa más antiguo aún en utilización. Muchos médicos prefieren recetar este medicamento porque es una píldora, lo cual facilita su consumo, y sólo debe tomarse una vez al día.

La dosis inicial es de 5 miligramos (mg) al día. De ahí en adelante, siempre y cuando se tolere bien, la dosis puede aumentar a 10 mg diarios después de entre cuatro y seis semanas. Existe una dosis de 23 mg, pero no es muy recomendable porque puede aumentar los efectos secundarios con pocos beneficios añadidos.

Los estudios muestran que la gente con alzhéimer que tomó la dosis de 10 mg de donepezilo al día durante seis meses fue capaz de pensar y recordar un poco mejor que quienes tomaron una píldora inactiva (placebo). También se ha demostrado que el donepezilo puede ayudar en el desempeño de las actividades cotidianas. En dosis más pequeñas, los efectos secundarios de este medicamento suelen ser leves.

Rivastigmina (Exelon). Este medicamento se utiliza para tratar el alzhéimer moderado y funciona de la misma manera que el donepezilo.

Este medicamento puede tomarse dos veces al día en forma de píldora, pero también está disponible para el alzhéimer severo en forma de parche cutáneo que puede colocarse en el pecho, espalda o parte superior del brazo. Debido a

que el parche tiene un desempeño similar al de la píldora y puede reducir los problemas estomacales, suele ser la mejor forma de usar este medicamento. Sin embargo, el parche puede causar irritación en la piel, por lo que es importante cambiar la zona de aplicación del parche en el cuerpo.

Galantamina (Razadyne). Al igual que la rivastigmina, la galantamina se utiliza para las formas leves y moderadas de la enfermedad de Alzheimer. Este medicamento se toma en forma de píldora o en una solución dos veces al día; o como una cápsula de liberación prolongada una vez al día. La dosis se aumenta de manera gradual a no más de 12 mg dos veces al día. Se ha demostrado que el fármaco puede ayudar con la memoria y las habilidades de pensamiento.

La gente que toma un inhibidor de la colinesterasa comúnmente se pregunta si el medicamento resulta de utilidad. Pueden sentirse tentados a dejar de tomarlo si no ven resultados inmediatos. Estos medicamentos están diseñados para mantener las funciones cognitivas, y esto no siempre es fácil de medir y evaluar a nivel personal.

Algunos expertos sugieren tomar este tipo de medicamentos durante unos seis meses antes de decidir si está funcionando o no. Comúnmente se utiliza una combinación de pruebas para evaluar qué tanto ayudan estos medicamentos a pensar y recordar mejor. Es importante mencionar que algunas personas que dejan de tomar estos medicamentos notan una disminución dramática en su capacidad funcional.

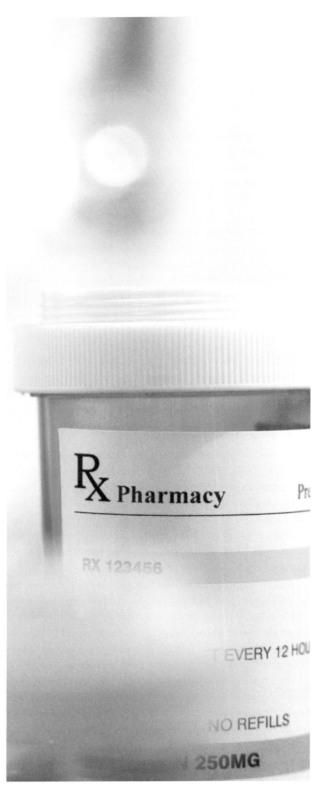

No se sabe con certeza durante cuánto tiempo una persona debe tomar un inhibidor de la colinesterasa. Por lo regular, el tratamiento dura hasta que los síntomas de la demencia se vuelven suficientemente graves como para compensar cualquier beneficio de tomar el medicamento. Sin embargo, al menos uno de estos fármacos (el donepezilo) ha sido estudiado el tiempo suficiente como para mostrar que sus efectos persisten, incluso hasta las etapas más avanzadas de la enfermedad de Alzheimer.

Actualmente, no existen pruebas que sugieran que un inhibidor de la colinesterasa es mejor que otro. Con base en preferencias personales, un médico en algún punto puede cambiarle el medicamento a alguien que tiene una reacción adversa a uno de los medicamentos o no puede tolerar sus efectos secundarios.

Los inhibidores de la colinesterasa a veces también se utilizan para las personas con deterioro cognitivo leve cuyo síntoma principal es la pérdida de memoria. Sin embargo, estos medicamentos no han sido aprobados por la Administración de Alimentos y Medicamentos (FDA, por sus siglas en inglés) para este uso y no se recomiendan para el tratamiento rutinario del deterioro cognitivo leve.

Hasta la fecha, no existe evidencia de que estos medicamentos eviten que el deterioro cognitivo leve avance hasta convertirse en demencia.

Antagonistas de los receptores de NMDA

La memantina (Namenda) ha sido aprobada para tratar la enfermedad de Alzheimer en Estados Unidos, y se ha convertido en el segundo medicamento más utilizado después del donepezilo (Aricept) para tratar el alzhéimer.

La memantina es un antagonista del receptor de N-metil-D-aspartato (NMDA) que regula la actividad del glutamato, un mensajero químico involucrado en la memoria y el aprendizaje. La memantina también actúa sobre las células nerviosas (neuronas) que utilizan el glutamato para transmitir mensajes desde y hacia distintas partes del cerebro.

Sin glutamato, no se pueden formar nuevos recuerdos en el cerebro. Sin embargo, el exceso de glutamato también causa problemas. Conforme las células mueren debido a la enfermedad de Alzheimer, éstas liberan sus reservas de glutamato. Esto genera un exceso de glutamato en el cerebro. A su vez, mueren más células en el cerebro. Es un círculo vicioso, y la memantina ayuda a prevenirlo.

La memantina se utiliza para tratar las formas moderadas y graves de la enfermedad de Alzheimer. No existe mucha evidencia de que este medicamento ayude a las personas con alzhéimer leve. Lo que sí hace es ayudar a las personas a

¿PUEDE AYUDAR LA DIETA MEDITERRÁNEA?

Aunque tomar suplementos de aceite de pescado no parece ayudar con los síntomas del alzhéimer, seguir una alimentación que incluye el consumo de pescado sí.

Comer pescado es un componente de la dieta mediterránea, un tipo de alimentación que está basado en la cocina tradicional de los países a lo largo del mar Mediterráneo.
Seguir la dieta mediterránea involucra:

- Consumir verduras, frutas, cereales enteros, nueces y grasas saludables, sobre todo aceite de oliva.
- Comer pescado, pollo magro sin piel, frijoles y otras leguminosas cada semana.
- Ingerir porciones moderadas de lácteos.
- Limitar la ingesta de carne roja.
- Beber una copa de vino al día.

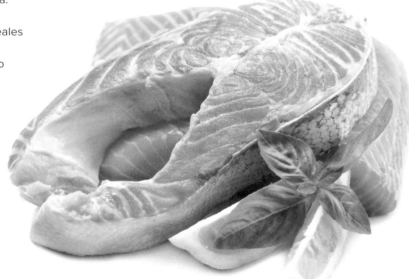

Se ha demostrado que la dieta mediterránea ayuda a prevenir la demencia (en el capítulo 19, aprenderás más sobre esto), pero también sirve para tratar sus síntomas.

Algunas investigaciones sugieren que seguir una dieta mediterránea retrasa significativamente el avance de la enfermedad de Alzheimer, sobre todo cuando se la acompaña de actividad física regular, involucramiento social y actividades mentalmente estimulantes.

También ayuda a preservar las habilidades relacionadas con el pensamiento. Este estilo de alimentación también ha sido vinculado con un menor nerviosismo y una mejor calidad de vida en personas con alzhéimer. Además, podría ayudar a las personas con este tipo de demencia a vivir más tiempo.

Los investigadores creen que el balance de nutrientes en la dieta mediterránea es clave, además de que su proporción de grasas saludables proviene de fuentes diversas.

Puede ser la interacción de los componentes de la dieta (a nivel molecular) lo que ayuda a preservar la función del pensamiento con la edad.

TERAPIAS SIN MEDICAMENTOS PARA LOS SÍNTOMAS COGNITIVOS

Además de los medicamentos, las técnicas mnemotécnicas ayudan a las personas con alzhéimer a lidiar con la pérdida cognitiva y a mantener cierto grado de independencia. Anotar información y mantenerla en un lugar visible, junto con relojes y calendarios estratégicamente colocados, son ejemplos de esto. Hacer una lista de las actividades del día, incluyendo instrucciones especiales para tareas como usar una cafetera o preparar comida también puede ayudar, sobre todo en las etapas tempranas de la enfermedad.

Otros ejemplos incluyen hacer una lista de teléfonos importantes, colocar etiquetas en los cajones de los armarios que expliquen su contenido, y etiquetar las puertas hacia distintas habitaciones (por ejemplo, "baño" y "recámara"). Conoce más sugerencias en el capítulo 14.

En el caso de los cuidadores, lo más importante que puedes proporcionarles es seguridad. Por ejemplo, si la persona que vive con alzhéimer se preocupa por un pariente que ya no está vivo, suele ser más reconfortante decirle que todo está bien, en vez de insistir en que la persona acepte la realidad.

En la parte 5, encontrarás más información para los cuidadores.

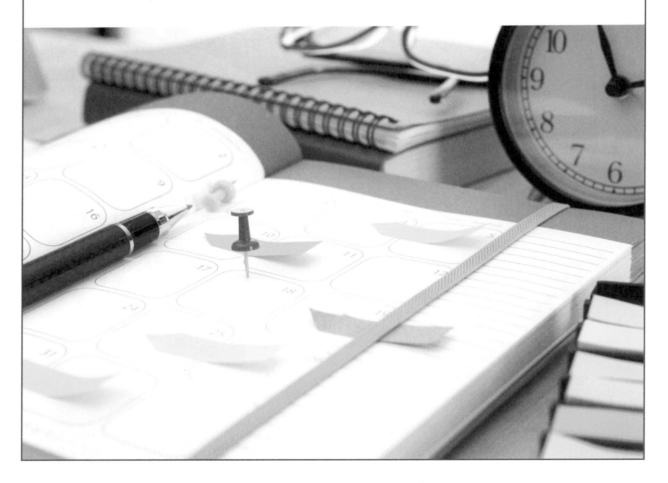

mantener su capacidad de manejar tareas cotidianas, pues trata problemas como pérdida de memoria, confusión, y dificultades para pensar y razonar.

Se suele empezar con una dosis baja del medicamento y se incrementa a 20 mg diarios (10 mg dos veces al día). También existe una píldora de liberación prolongada de 28 mg que puede tomarse una vez al día.

La memantina suele tener buena tolerancia, pero algunos efectos secundarios ocasionales incluyen mareo, jaquecas, confusión y nerviosismo. En las personas que experimentan efectos secundarios, el mareo ocurre con mayor frecuencia.

Debido a que los inhibidores de la colinesterasa y la memantina difieren en funcionamiento, a veces se utilizan en conjunto. Algunas investigaciones han demostrado que esta combinación ayuda a mejorar los síntomas.

Suplementos alimenticios

La cantidad de mezclas de hierbas, vitaminas y suplementos alimenticios que prometen mejorar la salud cognitiva de las personas crece día con día. Por desgracia, estos remedios sin receta ofrecen más expectativas que resultados.

De las múltiples vitaminas y suplementos analizados en ensayos clínicos, ninguno ha mostrado ningún beneficio para el pensamiento y la memoria. Los suplementos estudiados incluyen aceite de pescado, curcumina y ginkgo biloba. Algunos estudios sugieren que la vitamina E puede ser útil, pero esto aún es motivo de controversia.

Antes de tomar cualquier medicina herbal, suplementos nutricionales o vitaminas, habla con tu médico. Los suplementos promovidos para tratar la salud cognitiva pueden interactuar con los medicamentos recetados para la enfermedad de Alzheimer u otras condiciones médicas. Adicionalmente, las promesas sobre la efectividad de los suplementos no están basadas en la investigación científica rigurosa a la que se someten los medicamentos antes de ser aprobados por la FDA.

MEDICAMENTOS PARA SÍNTOMAS PSICOLÓGICOS

Más adelante, aprenderás sobre las estrategias sin medicamentos que ayudan con los múltiples síntomas relacionados con la enfermedad de Alzheimer. Muchas de las cosas sobre las cuales leerás mejoran síntomas de ansiedad y depresión, pero estas estrategias no siempre son suficientes. A veces, es necesario combinar medicamentos con otras estrategias para manejar ciertas conductas.

Al igual que con el tratamiento para los síntomas cognitivos, estos medicamentos no pueden curar o retrasar el avance de la enfermedad de Alzheimer, pero hacen que los síntomas conductuales sean más manejables.

Por desgracia, no existe un medicamento que trate todos los síntomas conductuales vinculados con la enfermedad de Alzheimer. Y, aunque los medicamentos ayudan hasta cierto punto, por lo general no se utilizan en un principio. Esto ocurre porque estos medicamentos pueden empeorar el deterioro cognitivo. Adicionalmente, sus efectos secundarios suelen ser más severos en adultos mayores.

Lo mejor es trabajar con un médico para evaluar los pros y contras de tomar estos medicamentos. En general, se recomienda utilizarlos sólo cuando es estrictamente necesario, por un periodo de tiempo corto, junto con estrategias libres de medicamentos.

Los inhibidores de la colinesterasa, sobre los cuales leíste en páginas anteriores, están diseñados para ayudar con los síntomas cognitivos; pero también sirven para los síntomas conductuales. Si una persona con alzhéimer aún no está tomando un inhibidor de la colinesterasa, el médico puede recomendar uno antes de recetar cualquiera de los medicamentos que se mencionan a continuación.

Antidepresivos

Al igual que la ansiedad, la depresión es un síntoma común en la demencia por alzhéimer. La depresión puede empeorar los problemas para pensar y hacer que las tareas cotidianas sean más desafiantes, lo cual ocasiona una mayor dependencia en un cuidador o cuidadora.

La gente con alzhéimer suele lidiar mejor con los cambios ocasionados por la enfermedad cuando se siente menos deprimida. Por eso, comúnmente se recomienda la terapia con medicamentos para las personas con alzhéimer y depresión.

Los primeros antidepresivos que recetará un médico para alguien con depresión y alzhéimer son los inhibidores selectivos de la recaptación de serotonina (SSRI, por sus siglas en inglés). Estos medicamentos tienen muy poco riesgo de provocar efectos secundarios e interacciones medicamentosas.

Algunos inhibidores selectivos de la recaptación de serotonina bloquean el efecto de la acetilcolina. Como vimos en páginas anteriores, este mensajero químico controla los músculos, la atención, el sueño, el ritmo cardiaco y la actividad muscular (y la gente con alzhéimer de por sí ya tiene menos acetilcolina en el cerebro). Otros efectos secundarios incluyen problemas para dormir, náuseas, aumento de

ESTRATEGIAS LIBRES DE MEDICAMENTOS PARA SÍNTOMAS CONDUCTUALES

Antes de pensar en tomar algún medicamento para tratar un síntoma conductual, estas estrategias pueden ayudar. Si se receta algún medicamento, lo más probable es que funcione mejor junto con estas estrategias.

- Considera tu forma de acercarte a la persona. Esto incluye tu lenguaje corporal y tono de voz. Comunicarte de una manera respetuosa que preserve el sentido de autonomía y autoestima de la persona puede reducir síntomas conductuales como el enojo y el nerviosismo.
- Dale seguridad a la persona al hablarle con una voz tranquila. Hazle saber que te importa. Valida lo que esa persona expresa. Por ejemplo, puedes decir: "Noto que estás enojado. Estoy aquí para ti y me importas".
- Considera el entorno. A veces el entorno puede ser demasiado estimulante. Toma en cuenta los sonidos, el nivel de ruido y actividad. Revisa la iluminación para minimizar los síntomas de confusión e inquietud.
- Considera el nivel de dificultad de la tarea. Si ésta es demasiado difícil o confusa, es normal que las personas reaccionen con irritabilidad y nerviosismo. Algunos ajustes sencillos como tareas de un solo paso, dar tiempo extra para completarla o demostrar cómo hacerlo.
- Reconoce que la causa de fondo de la mayoría de las preocupaciones es una necesidad psicosocial o emocional insatisfecha. La gente necesita sentirse respetada y valiosa, además de tener una sensación de elección y control.
- Emplea la empatía. Trata de ver la situación desde la perspectiva de la persona con demencia. Si tú estuvieras en sus zapatos, quizá responderías de la misma manera.

Aprende más sobre otras estrategias libres de medicamentos en la página 139.

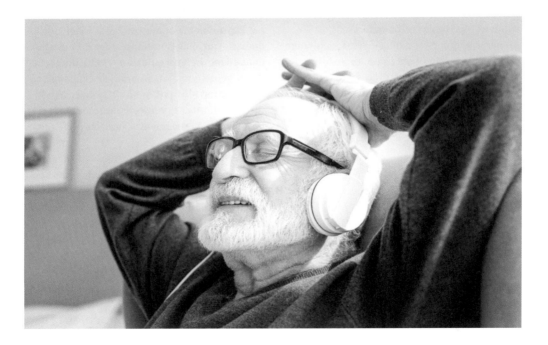

peso, somnolencia, mareo, visión borrosa, estreñimiento y boca seca.

En un principio, el médico recetará estos medicamentos en dosis bajas y luego las aumentará gradualmente, mientras vigila que no haya efectos secundarios.

Es importante tener cuidado con el citalopram (Celexa) y el escitalopram (Lexapro), ya que estos medicamentos interactúan con Aricept y causan problemas del ritmo cardiaco. Otros inhibidores selectivos de la recaptación de serotonina como la sertralina (Zoloft) pueden recetarse en vez de los mencionados anteriormente. También pueden usarse otros antidepresivos como la venlafaxina (Effexor XR) o el bupropión.

Ansiolíticos

La ansiedad es común en la demencia por alzhéimer. Una persona que vive con alzhéimer puede sentir angustia en ciertas situaciones o la necesidad de moverse y caminar de un lado al otro en donde se encuentre.

Así como la ansiedad puede tener múltiples causas, muchas estrategias pueden aliviarla. Un ambiente relajado, hacer ejercicio y evitar luces muy brillantes y los sonidos fuertes son ejemplos de estas estrategias. Sin embargo, a veces estas medidas no son suficientes; en esos momentos pueden considerarse ciertos medicamentos conocidos como ansiolíticos. Éstos suelen recomendarse únicamente para uso ocasional o de corto plazo y se utilizan para tratar la ansiedad, la intranquilidad, una conducta verbal disruptiva y la resistencia.

Los ansiolíticos incluyen el lorazepam (Ativan) y el diazepam (Valium). Estos medicamentos suelen evitarse en personas con deterioro cognitivo porque pueden empeorar la confusión e incrementar el riesgo de caídas. Los efectos secundarios incluyen somnolencia, confusión y problemas de memoria, además de dificultades para deglutir. También existe el riesgo de generar más nerviosismo. Algunos inhibidores selectivos de la recaptación de serotonina, que se utilizan para tratar la depresión, también pueden ayudar con la ansiedad; como Lexapro.

Antipsicóticos

Estos medicamentos suelen recetarse a personas con conductas peligrosas o extremadamente desafiantes, como agresividad, delirios, hostilidad y alucinaciones, pero rara vez se prescriben debido a que los efectos secundarios potenciales son significativos.

Los antipsicóticos se dividen en dos grupos: convencionales y atípicos. Ambos funcionan al bloquear ciertos receptores de los neurotransmisores, sobre todo la dopamina, con el propósito de regular las emociones. Comúnmente se utilizan los antipsicóticos atípicos más nuevos porque suelen ocasionar menos efectos secundarios que los antipsicóticos convencionales.

La decisión de usar medicamentos antipsicóticos debe ser considerada cuidadosamente. Los adultos mayores con demencia que toman estos medicamentos tienen un mayor riesgo de experimentar problemas cardiacos o la muerte. La FDA requiere que estos medicamentos lleven una etiqueta con una advertencia sobre estos riesgos, así como un recordatorio de que no han sido aprobados para tratar los síntomas de la demencia.

Adicionalmente, los antipsicóticos atípicos pueden elevar los valores de glucosa en sangre a niveles anormalmente altos, lo cual puede derivar en diabetes. Algunos expertos recomiendan hacer pruebas de monitoreo de la diabetes con regularidad en las personas que toman antipsicóticos atípicos.

Los antipsicóticos son útiles para algunas personas en situaciones limitadas, luego de que se hayan discutido los riesgos con un médico. Deben utilizarse durante el menor tiempo posible para ayudar con el nerviosismo grave y la agresividad que representan un riesgo para la persona con demencia a causa del alzhéimer, así como para otros. Los antipsicóticos no deben utilizarse para sedar o contener a alguien con demencia por alzhéimer, y su uso debe evaluarse con regularidad.

Los antipsicóticos más recetados son la olanzapina (Zyprexa), la risperidona (Risperdal) y la quetiapina (Seroquel).

Estabilizadores del estado de ánimo

Los estabilizadores del estado de ánimo (algunos se utilizan para tratar las convulsiones) también sirven, de forma ocasional, para tratar la hostilidad y la agresividad. Sin embargo, existe muy poca evidencia que respalde su efectividad en el tratamiento del alzhéimer; además, algunos de sus efectos secundarios, como la sedación, pueden ser severos, por lo que estos medicamentos no suelen recomendarse.

Estos medicamentos incluyen litio (Lithobid), ácido valproico, divalproex sódico (Depakote) y lamotrigina (Lamictal).

TERAPIAS Y ESTRATEGIAS PARA LA VIDA COTIDIANA

A pesar de sus desafíos, la demencia no acaba con las capacidades de una persona de forma automática. La gente con

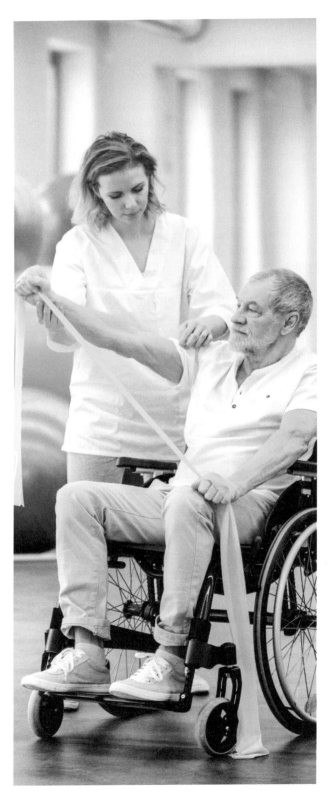

demencia aún puede hacer las cosas que hacía antes de ser diagnosticada. Y con la ayuda de varias estrategias e intervenciones, estas capacidades pueden conservarse por más tiempo.

Las investigaciones comienzan a arrojar luz sobre cómo las personas que viven con demencia pueden maximizar su calidad de vida e incluso conseguir mayores niveles de bienestar. Esto es lo que los investigadores saben sobre los enfoques que ayudan a las personas con demencia por alzhéimer a vivir bien.

Terapia ocupacional

El objetivo de la terapia ocupacional es ayudar a las personas a hacer lo que necesitan y quieren en su vida cotidiana. Un terapeuta ocupacional evalúa las capacidades y recomienda cambios para que la persona que vive con demencia haga las cosas de forma segura y efectiva. Esto implica adaptarse a los cambios ocasionados por la demencia.

Un terapeuta ocupacional ayuda a realizar cambios en el entorno, recomienda equipo o dispositivos que faciliten las actividades de la vida cotidiana, y enseña estrategias para resolver problemas y otras habilidades, incluyendo recomendaciones para dormir mejor.

La combinación de estrategias (en vez de una estrategia aislada) es lo que más funciona para que las personas con demencia mantengan su independencia. Los terapeutas ocupacionales también ofrecen educación y capacitación para los cuidadores.

Aunque la terapia ocupacional no puede retrasar el deterioro de funciones derivado de la demencia por alzhéimer, ayuda a quienes tienen la enfermedad a continuar realizando las actividades de su vida cotidiana y a involucrarse con la vida de manera significativa.

Fisioterapia

La fisioterapia ayuda a reducir el riesgo de caídas, mejora la movilidad y ayuda a las personas a realizar las actividades de la vida cotidiana.

Los fisioterapeutas trabajan con personas que tienen problemas para moverse a causa de una condición como la enfermedad de Alzheimer. Desarrollan un plan que se enfoca en el movimiento físico, así como en el restablecimiento de funciones, la prevención de discapacidades y el mejoramiento del bienestar en general.

Muchos principios de la fisioterapia han demostrado ser útiles para las personas con la enfermedad de Alzheimer. Por ejemplo, los ejercicios de equilibrio y la actividad aeróbica, incluyendo el uso de caminadoras y programas de caminata, mejoran el funcionamiento físico y la calidad de vida en general. Algunas investigaciones sugieren que la fisioterapia también retrasa el deterioro de las habilidades de pensamiento.

Terapia del habla

Los problemas lingüísticos son el síntoma más común de la demencia a causa del alzhéimer después de la pérdida de memoria. Desde las etapas tempranas, las personas con alzhéimer pueden tener problemas para encontrar las palabras que quieren decir. Cuando tienen dificultades para nombrar un objeto, por ejemplo, pueden usar un término genérico, como "cosa", en vez de llamar al objeto por su nombre. A medida que avanza el alzhéimer, los problemas con el lenguaje empeoran a tal grado que la persona puede dejar de hablar.

La terapia del habla facilita a las personas con alzhéimer a continuar usando el lenguaje de forma apropiada. Por ejemplo, en un pequeño estudio realizado en hombres, las sesiones de terapia del habla mejoraron su capacidad para emplear palabras e identificar imágenes de objetos. Los hombres en el estudio también fueron más capaces de repetir palabras después de escucharlas.

Los terapeutas del habla pueden usar la mnemotecnia y otras estrategias para mejorar las habilidades de pensamiento y lingüísticas. La terapia del habla puede utilizarse cuando sea necesario, a medida que avanza la enfermedad de Alzheimer.

Estrategias para la vida cotidiana

Además de las terapias ocupacionales, físicas y del habla, diversas estrategias vinculadas con el estilo de vida pueden fomentar la salud en general e incluso mantener las habilidades de pensamiento y memoria.

Ejercicio. Los beneficios de la actividad física abundan en todas las áreas de la salud y el bienestar, e incluyen a quienes viven con alzhéimer. Por ejemplo, algunas investigaciones sugieren que caminar en una caminadora puede mejorar la calidad de vida y el bienestar psicológico de las personas con alzhéimer. Otros investigadores han descubierto que el ejercicio en casa puede ayudar con las funciones del pensamiento y la memoria.

En pocas palabras, la actividad física es una manera importante de manejar los síntomas de la demencia por alzhéimer. Una caminata diaria puede mejorar el estado de ánimo y mantener la salud del corazón, los músculos y las articulaciones. El ejercicio también promueve un sueño reparador, lo cual mejora ciertas conductas. También previene el

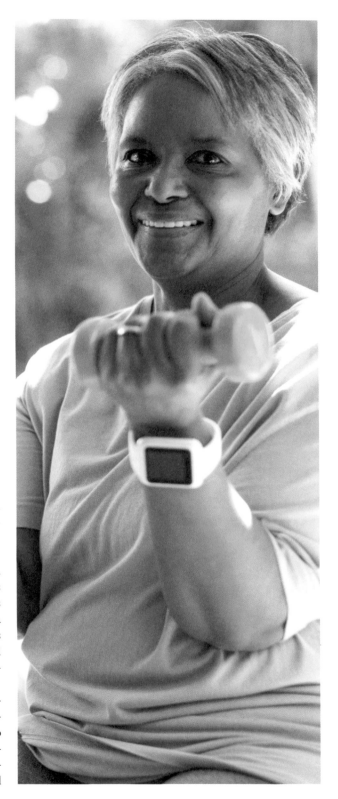

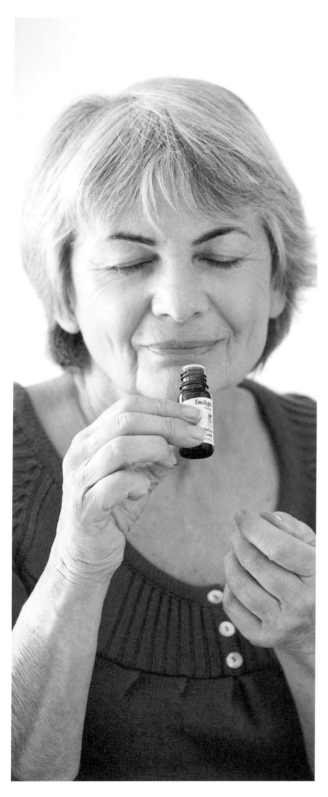

estreñimiento. Si salir a caminar es difícil, realizar tareas del hogar como barrer, usar una bicicleta estacionaria, trabajar con bandas elásticas, y levantar pesas u objetos del hogar (como latas) son buenas opciones.

Nutrición. Las personas con alzhéimer pueden olvidarse de comer, perder el interés en preparar alimentos o dejar de comer opciones saludables. También pueden olvidarse de beber suficientes líquidos, lo cual puede provocar deshidratación y estreñimiento.

Los cuidadores pueden ofrecer opciones saludables que la persona con alzhéimer disfrute y pueda comer. Fomentar el consumo de agua y otras bebidas saludables sin cafeína también es útil. La cafeína puede aumentar la intranquilidad, causar problemas para conciliar el sueño y provocar la necesidad de orinar con más frecuencia. Las malteadas y smoothies altos en calorías que se utilizan como sustitutos de una alimentación saludable pueden ser útiles cuando se vuelva más difícil comer.

Involucramiento social y actividades. La gente con demencia a causa del alzhéimer puede involucrarse con otras personas hasta las etapas más tardías de la enfermedad. El involucramiento social es una forma importante de manejar los síntomas y sostener la calidad de vida.

Escuchar música o bailar, asistir a eventos sociales en la comunidad, y participar en actividades estructuradas con niños y niñas son ejemplos de interacciones sociales que pueden brindar significado y diversión a alguien que vive con la enfermedad de Alzheimer.

Adaptarse a las pérdidas cognitivas. Debido a que el alzhéimer afecta principalmente la capacidad de pensar, resulta útil compensar esas pérdidas. Mantener una rutina diaria, usar un calendario y hacer pausas entre tareas son ejemplos de esto.

La tecnología también puede ayudar. Por ejemplo, una persona con demencia por alzhéimer puede sentirse menos distraída y nerviosa al escuchar una selección de canciones favoritas. O un difusor de aceites esenciales de aromaterapia puede ofrecer una sensación de calma.

Los dispositivos de seguridad como organizadores de medicamentos, identificaciones portátiles, y sensores para puertas y ventanas crean una sensación de libertad en una persona que vive con alzhéimer; y la mantienen segura. En el capítulo 14, aprenderás más sobre cómo la tecnología puede mejorar la calidad de vida para las personas que viven con demencia.

Sueño de calidad. La demencia suele ocasionar problemas para dormir. Alguien con alzhéimer puede levantarse más durante la noche, permanecer despierto durante más tiempo y sentirse adormilado durante el día. Los problemas para dormir comúnmente aumentan a medida que avanza la enfermedad. Estos problemas incrementan la confusión durante el día y provocan nerviosismo u otras conductas.

Establecer una rutina regular, tratar condiciones subyacentes como apnea del sueño, y crear un ambiente cómodo para dormir con la temperatura y la iluminación adecuadas promueven el buen descanso durante la noche. También se recomienda limitar el tiempo en pantallas antes de dormir, así como el consumo de alcohol, cafeína y nicotina.

Hacer ejercicio con regularidad, limitar las siestas durante el día y manejar los horarios de los medicamentos que pudieran interferir con el sueño, son otras recomendaciones para garantizar que la persona que vive con alzhéimer duerma bien durante la noche.

Manejar el estrés. El cambio puede ser estresante, sobre todo para alguien que vive con demencia. A su vez, el exceso de estrés puede afectar el bienestar y la capacidad para funcionar de una persona.

Manejar el estrés ofrece muchos beneficios, incluyendo una mejor concentración, toma de decisiones y calidad de vida.

La gente que vive con alzhéimer puede reducir el estrés de varias maneras. Identificar las fuentes de estrés, buscar ayuda para lidiar con esas situaciones y aprender formas de relajarse puede resultar útil. Hablar con un amigo de confianza, encontrar un lugar para relajarse y recargar energía puede ser útil en momentos de sobreestimulación. Tomar recesos y descansar como es debido son dos maneras de mantener los niveles de energía.

Los cuidadores pueden ayudar con el manejo del estrés al concentrarse en tareas que no provocan estrés adicional. Por ejemplo, si ir al supermercado es frustrante para la persona que vive con alzhéimer, una mejor opción podría ser que juntos hicieran la lista de compras.

Música. Escuchar o cantar canciones ayuda a las personas con demencia como consecuencia de la enfermedad de Alzheimer. Esto se debe al hecho de que las zonas del cerebro vinculadas con la memoria musical no se ven demasiado afectadas por el alzhéimer. La música puede aliviar el estrés, reducir la ansiedad y la depresión, y disminuir el nerviosismo. La música también ayuda a los cuidadores al reducir su ansiedad y preocupación, y al ofrecer una forma de conectarse con la persona que vive con demencia.

Las mejores opciones son canciones que la persona con demencia disfruta o que le recuerdan momentos felices de su vida. Aplaudir o llevar el ritmo con los pies puede mejorar la experiencia. En el capítulo 17 aprenderás más sobre la música y el cerebro.

CREAR UN PLAN PARA VIVIR BIEN

Vivir bien significa algo distinto para cada individuo. Sin embargo, la mayoría de las veces incluye un equilibrio entre el cuidado personal, un sentido de propósito y significado, y una mezcla de actividades de diversión y estimulación.

Lo que significa vivir bien también cambiará con el tiempo; lo que es útil ahora puede cambiar en etapas posteriores de la enfermedad. Considerar estas facetas principales del bienestar a lo largo del proceso del alzhéimer ayudará a la persona que padece la enfermedad y a su cuidador a encontrar un equilibrio de bienestar.

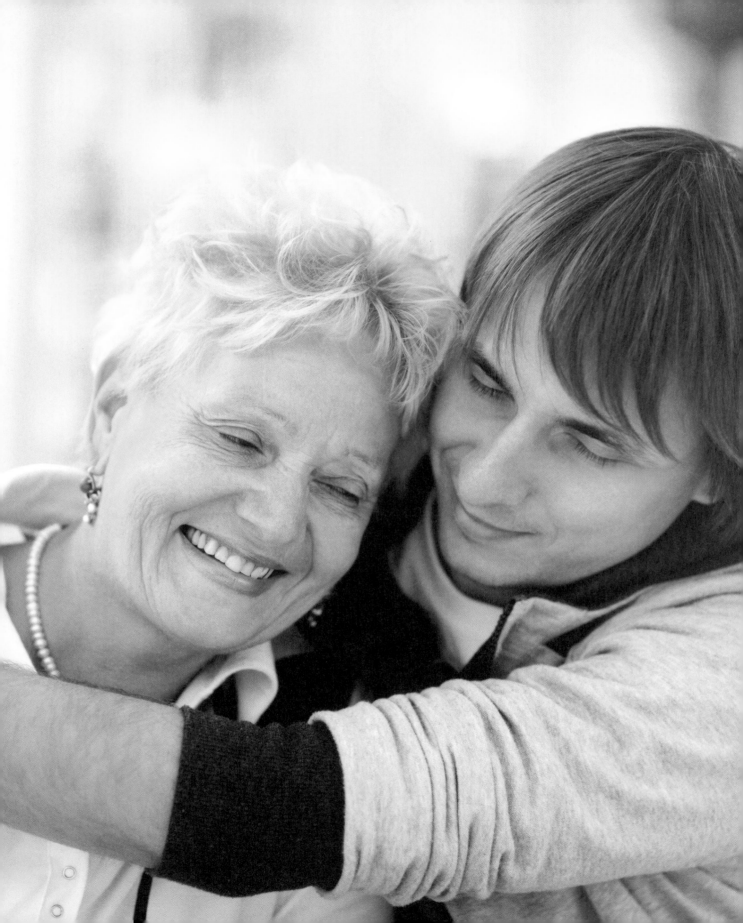

PARTE 3

Causas de demencia, además del alzhéimer

Los términos *demencia* y *enfermedad de Alzheimer* suelen utilizarse de manera indistinta, como si ambas cosas significaran lo mismo. Sin embargo, estos términos son diferentes y tienen significados inconfundibles.

La demencia es un término general que hace referencia a cambios de pensamiento, memoria o razonamiento que son lo bastante graves como para causar problemas con la vida cotidiana.

Este padecimiento afecta la memoria, las habilidades lingüísticas, la resolución de problemas, y la capacidad de concentrarse y poner atención. La demencia también puede alterar la personalidad de un individuo y su capacidad para regular emociones.

La demencia es ocasionada por cambios físicos en el cerebro. No es una enfermedad en sí misma sino un síndrome; un conjunto de indicios y síntomas causados por una enfermedad.

La enfermedad de Alzheimer es la causa más común de demencia, sin embargo, también hay otras enfermedades que pueden provocar demencia, como deterioro cognitivo vascular, demencia por la enfermedad con cuerpos de Lewy y degeneración frontotemporal.

En los capítulos subsecuentes de este libro aprenderás más sobre estos trastornos.

Cada uno de estos trastornos puede provocar síntomas distintos. Al mismo tiempo, una persona puede manifestar más de uno de estos trastornos, lo cual hace que se entrecrucen algunos síntomas.

Conocerás a fondo los indicios y síntomas de cada trastorno, así como los cambios que suelen ocurrir a lo largo del tiempo y las formas de adaptarte a estos cambios.

El primer trastorno sobre el cual aprenderás es la degeneración frontotemporal.

"AUNQUE NO EXISTE UN TRATAMIENTO QUE CURE LA DEGENERACIÓN FRONTOTEMPORAL O QUE RALENTICE SU AVANCE, HAY MUCHAS OPCIONES QUE MEJORAN LOS SÍNTOMAS."

CAPÍTULO 9

Degeneración frontotemporal

La degeneración frontotemporal es la tercera mayor forma de demencia neurodegenerativa, y se refiere a un grupo de trastornos que afecta en su mayoría los lóbulos frontal y temporal del cerebro. Estas partes del cerebro se utilizan para el lenguaje y también están vinculadas con la personalidad y la conducta.

En la degeneración frontotemporal, se suelen observar cambios significativos en la personalidad y la conducta. Las acciones inapropiadas, la falta de empatía y la falta de criterio son ejemplos de esto. La degeneración frontotemporal también puede dificultar el uso del lenguaje, así como causar problemas de movimiento, como temblores.

Los síntomas empeoran con el tiempo. La gente con degeneración frontotemporal puede tener un síntoma al principio, pero tener muchos en etapas posteriores a medida que se afectan más partes del cerebro.

Con frecuencia, la degeneración frontotemporal afecta a adultos más jóvenes que la enfermedad de Alzheimer, y puede progresar mucho más rápido. También es menos común que el alzhéimer. Como aprenderás en este capítulo, éstas son sólo dos de las muchas diferencias que existen entre la enfermedad de Alzheimer y la degeneración frontotemporal.

Este tipo de demencia afecta a los hombres con la misma frecuencia que a las mujeres, y prácticamente la mitad de las personas con degeneración frontotemporal tiene antecedentes familiares de algún tipo de enfermedad cerebral por parte de su padre, madre o hermanos(as), incluyendo demencia, parkinsonismo o esclerosis lateral amiotrófica (ELA), también conocida como la enfermedad de Lou Gehrig.

La rapidez con que se desarrolla la degeneración frontotemporal varía. Algunas personas se deterioran en dos o tres años, mientras que otras viven con ella por más de 20 años.

TIPOS DE DEGENERACIÓN FRONTOTEMPORAL

En páginas anteriores, aprendiste que la demencia es un término global porque agrupa distintos trastornos que afectan la capacidad para pensar y recordar. Al igual que el término *demencia*, la degeneración frontotemporal también es un término global que se divide en varios, cuyo nombre proviene de las funciones que se ven afectadas.

Los indicios y síntomas de estos trastornos varían considerablemente, lo cual puede dificultar un diagnóstico temprano por parte de un médico. Además, estos indicios y síntomas pueden confundirse con otros tipos de demencia o problemas de salud mental.

Más adelante, aprenderás cómo se diagnostica la degeneración frontotemporal. Puedes encontrar una lista exhaustiva de los indicios y síntomas de todos estos trastornos a partir de la página 157. Por ahora ahondaremos en los trastornos que se agrupan bajo el término de la degeneración frontotemporal.

Degeneración frontotemporal, variante conductual

La forma más común de degeneración frontotemporal es variante conductual, que afecta a cerca de la mitad de las personas con degeneración frontotemporal.

ENFERMEDAD DE ALZHEIMER VS. DEGENERACIÓN FRONTOTEMPORAL

Enfermedad de Alzheimer	Degeneración frontotemporal
Suele afectar a adultos de 65 años y más.	Suele afectar a adultos de entre 40 y 65 años.
El tiempo entre la aparición de síntomas y el diagnóstico suele ser de menos de tres años.	El tiempo entre la aparición de síntomas y el diagnóstico suele ser de más de tres años.
Es la causa más común de demencia.	Representa 1 en 10 casos de demencia o menos.
La pérdida de memoria es un síntoma temprano.	La pérdida de memoria se desarrolla más adelante.
Los cambios conductuales tienden a ocurrir más adelante.	Los cambios conductuales son uno de los primeros indicios notorios.
Perderse en lugares conocidos es un síntoma común.	Perderse en lugares conocidos es poco común.
Ver u oír cosas que no son reales es común conforme avanza la enfermedad.	Ver u oír cosas que no existen es poco común.

Como sugiere su nombre, la degeneración frontotemporal de variante conductual se caracteriza por cambios en la conducta y la personalidad. Desde una etapa temprana, este trastorno puede confundirse con depresión u otra condición de salud mental porque puede ocasionar una pérdida del interés en cosas y actividades que solían ser importantes (apatía) y una pérdida de los modales sociales, la empatía y la compasión.

La variante conductual puede provocar que alguien descuide los deberes familiares, ignore los límites personales con extraños o diga cosas inapropiadas. Las personas con este padecimiento pueden desestimar eventos importantes que afectan a su cónyuge o pareja, como la muerte de un familiar.

Trastornos del habla y el lenguaje

Los tipos de degeneración frontotemporal más comunes después de la variante conductual causan problemas en el uso del lenguaje para hablar, leer, escribir o entender lo que dicen otras personas.

Más de un tercio de las personas con degeneración frontotemporal tienen uno de estos tipos. Con estos trastornos, los problemas de memoria, razonamiento y criterio no ocurren en un inicio, pero pueden desarrollarse con el tiempo. También pueden causar cambios en la conducta.

Las tres principales clases de degeneración frontotemporal conductual son todas formas de afasia progresiva primaria (APP). La afasia consiste en la dificultad de producir o entender el lenguaje escrito o hablado.

Afasia progresiva primaria semántica. Descrita por primera vez hace más de 100 años, este tipo de degeneración frontotemporal también se conoce como demencia semántica, y provoca un colapso en la parte de la memoria necesaria para entender y describir todo lo que sabes sobre el mundo (memoria semántica). La memoria semántica es distinta a la memoria episódica, la parte del cerebro involucrada en recordar experiencias o eventos específicos.

Con el tiempo, las personas con afasia progresiva primaria semántica son menos capaces de recordar sus conocimientos sobre el mundo en que viven. Otros tipos de memoria (por ejemplo, de experiencias pasadas) no suelen verse tan afectadas.

DEGENERACIÓN FRONTOTEMPORAL

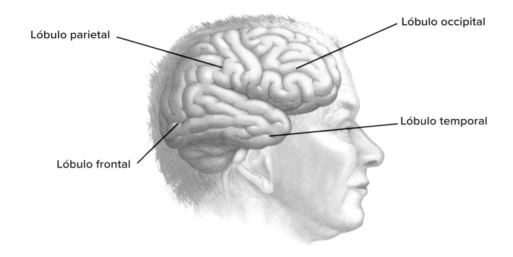

Lóbulo parietal

Lóbulo occipital

Lóbulo temporal

Lóbulo frontal

La degeneración frontotemporal hace que se encojan (atrofien) porciones de los lóbulos frontal y temporal, y que mueran neuronas. Esto difiere de la enfermedad de Alzheimer, que afecta las neuronas en el hipocampo o la porción medial del lóbulo temporal del cerebro, y luego se extiende a lo largo de casi todo el cerebro.

La gente con este trastorno también tiene problemas con el lenguaje. Por lo regular, tienen dificultades para nombrar un objeto cuando alguien se los muestra. También suelen tener problemas para recordar palabras o encontrar la palabra adecuada cuando hablan.

Además de estos síntomas, la gente con afasia progresiva primaria semántica pierde conocimiento sobre lo que es un objeto o cómo se utiliza. Por ejemplo, pueden no darse cuenta de que un elefante es grande y un ratón es pequeño. Este tipo de conocimiento es necesario para funcionar en la vida cotidiana. Por ejemplo, identificar un utensilio común de cocina como un tenedor y cómo se utiliza para comer puede ser todo un desafío.

Las personas con afasia progresiva primaria semántica también pueden tener problemas para leer o escribir palabras que no siguen las reglas de pronunciación u ortografía.

Los sustantivos suelen ser las palabras más difíciles de usar y recordar; alguien que no puede pensar en la palabra que quiere decir al hablar podría usar un término más genérico, como *cosa*, en lugar de la palabra que intenta decir. Incluso podría no darse cuenta de la frecuencia con que se

enfrenta a estos problemas. La afasia progresiva primaria semántica no afecta todo aquello relacionado con el lenguaje. Las personas con este trastorno pueden seguir hablando y empleando la gramática correctamente, así como repetir las palabras que escuchan. Comúnmente, entienden enunciados mucho mejor que palabras aisladas que se utilizan poco.

Durante un examen médico, el profesional de la salud puede utilizar pruebas verbales para evaluar el uso de las palabras. Se puede pedir a la persona que identifique un objeto después de mostrárselo eligiendo una palabra de una lista pequeña. Alguien con este trastorno suele tener problemas para elegir la palabra correcta. Un médico también podría preguntarles a los familiares de la persona evaluada sobre posibles indicios que hayan detectado. Por ejemplo, una ocasión en que la persona no pudo recordar el nombre de una fruta común, como una naranja.

La gente con afasia progresiva primaria semántica casi siempre tiene degeneración que afecta el lado izquierdo del cerebro; en específico, la parte frontal del lóbulo temporal izquierdo.

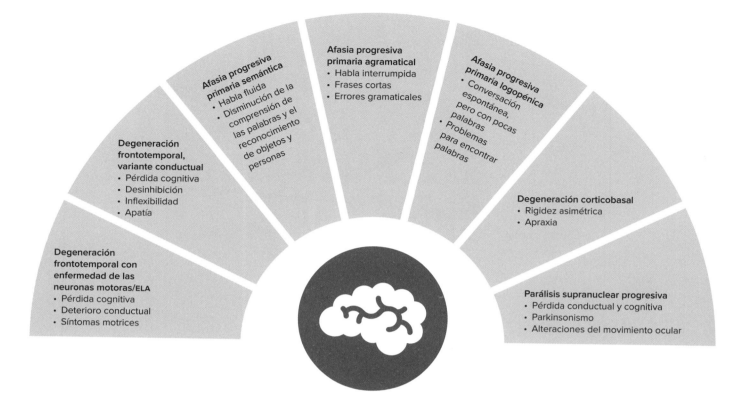

Degeneración frontotemporal, variante conductual
- Pérdida cognitiva
- Desinhibición
- Inflexibilidad
- Apatía

Afasia progresiva primaria semántica
- Habla fluida
- Disminución de la comprensión de las palabras y el reconocimiento de objetos y personas

Afasia progresiva primaria agramatical
- Habla interrumpida
- Frases cortas
- Errores gramaticales

Afasia progresiva primaria logopénica
- Conversación espontánea, pero con pocas palabras
- Problemas para encontrar palabras

Degeneración frontotemporal con enfermedad de las neuronas motoras/ELA
- Pérdida cognitiva
- Deterioro conductual
- Síntomas motrices

Degeneración corticobasal
- Rigidez asimétrica
- Apraxia

Parálisis supranuclear progresiva
- Pérdida conductual y cognitiva
- Parkinsonismo
- Alteraciones del movimiento ocular

Afasia progresiva primaria agramatical. Una característica que define la afasia progresiva primaria agramatical es la dificultad con la gramática. Utilizar los pronombres de forma equivocada y cometer errores en enunciados son indicios que suelen buscar los médicos durante su evaluación de la persona afectada. Un individuo con afasia progresiva primaria agramatical puede llegar a omitir palabras cortas, usar algunas terminaciones de palabras y los tiempos verbales de forma incorrecta, y confundir el orden de las palabras en un enunciado.

El segundo indicio clave es la dificultad para producir palabras (apraxia del habla). La gente con afasia progresiva primaria agramatical tiene dificultades para emitir los sonidos correctos que coincidan con las palabras que intentan decir. La apraxia del habla afecta a casi todas las personas que tienen el trastorno en algún punto.

Hablar puede requerir un esfuerzo considerable. Esto es ocasionado por los problemas con la coordinación del habla, es decir, problemas con las partes del cerebro que controlan los músculos que te permiten utilizar los labios y la lengua para formar sonidos. Los músculos en sí no se ven afectados, pero la capacidad de utilizarlos sí. Con el tiempo, el habla se vuelve lenta, y el esfuerzo es cada vez mayor. Con el tiempo, la persona se vuelve incapaz de hablar. La apraxia del habla que ocurre sin ningún problema del lenguaje se conoce como apraxia progresiva primaria del habla.

Además de estos indicios y síntomas, un médico puede evaluar la capacidad de una persona de entender oraciones largas y complejas. La gente con afasia progresiva primaria agramatical puede tener dificultades en esta área. El médico también puede evaluar la capacidad de la persona de entender palabras sueltas y su conocimiento sobre objetos específicos. Estas áreas por lo general no se ven afectadas por la afasia progresiva primaria agramatical.

A diferencia de las personas con afasia progresiva primaria semántica, aquellos con la variante agramatical por lo regular reconocen el nombre de un objeto si se les proporciona una lista de palabras corta donde puedan leerlo. Tampoco suelen tener problemas para repetir palabras, decir qué significa una palabra, hacer coincidir una palabra con un objeto, o leer y escribir palabras sueltas.

Dado que no existe una forma estandarizada de evaluar las habilidades gramaticales, un médico o experto en el habla y el lenguaje puede apoyarse en las muestras de escritura y conversaciones de la persona. Se le puede pedir a un paciente que explique algo que conoce, como las reglas de un deporte favorito o algo relacionado con el trabajo. Un médico también puede revisar muestras de lenguaje escrito, como correos electrónicos.

La gente con afasia progresiva primaria agramatical casi siempre tiene degeneración que afecta el lado izquierdo del cerebro. De manera más específica, afecta las estructuras que producen el lenguaje en la parte media del lóbulo frontal.

Afasia progresiva primaria logopénica. Este tipo de afasia progresiva primaria logopénica suele ser ocasionada por la enfermedad de Alzheimer, pero también es un tipo de degeneración frontotemporal.

Este trastorno provoca que las personas tengan problemas para encontrar las palabras adecuadas al hablar. Sin embargo, pueden entender palabras y oraciones, y emplear la gramática correctamente. La gente con este trastorno puede hablar lento y dudar mucho mientras habla porque está tratando de encontrar la palabra adecuada.

A diferencia de la afasia progresiva primaria agramatical, la gente con la variante logopénica puede hablar prácticamente de forma normal durante una conversación informal con otra persona. Sin embargo, cuando necesitan ser específicos o utilizar palabras que no son tan familiares para ellos, pueden dudar.

Un individuo con afasia progresiva primaria logopénica casi siempre tiene degeneración que afecta el lado izquierdo de su cerebro. Para ser más específicos, afecta las estructuras que producen el lenguaje en la parte posterior del lóbulo temporal izquierdo y regiones aledañas.

Trastornos del movimiento

Algunos tipos de degeneración frontotemporal afectan partes del cerebro que controlan el movimiento. Estos trastornos también pueden afectar las capacidades para pensar. A continuación, compartimos más información sobre los tipos de degeneración frontotemporal más comunes que afectan el movimiento.

Degeneración frontotemporal con enfermedad de las neuronas motoras. Cerca de 1 en 10 personas con degeneración frontotemporal tiene una variante que causa debilidad y pérdida muscular, así como cambios en la conducta y el lenguaje observados en otros tipos de degeneración frontotemporal. Los indicios y síntomas son similares a aquellos vistos

---

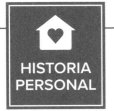

HISTORIA PERSONAL

VARIANTE CONDUCTUAL DE LA DEGENERACIÓN FRONTOTEMPORAL:

LA HISTORIA DE LINDA

Linda era relajada, generosa e inteligente. Sin embargo, a los 51 años, comenzó a mostrar cambios de conducta y ánimo.

Pasaba días enteros en la cama viendo televisión. No podía dejar de comer cajas enteras de donas. Cuando su esposo trataba de quitarle las donas, se ponía furiosa. Con el tiempo, dejó de importarle su apariencia. Cuando su mejor amiga de 30 años le contó que su madre había muerto, Linda no mostró ninguna emoción.

Las pruebas revelaron algo de deterioro en su capacidad para resolver problemas y su flexibilidad intelectual pero, en términos generales, su inteligencia, memoria y habilidades visuoespaciales eran normales. Una resonancia magnética del cerebro de Linda mostró un encogimiento notorio del lóbulo frontal.

A lo largo de los años siguientes, Linda se volvió cada vez más indiferente. También desarrolló incontinencia urinaria. La situación de Linda demuestra muchas características de la variante conductual de la degeneración frontotemporal.

¿CÓMO LUCE LA AFASIA PROGRESIVA PRIMARIA SEMÁNTICA?

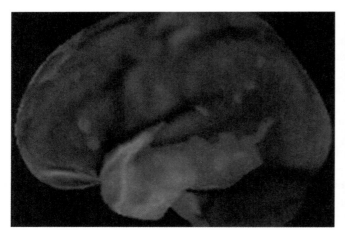 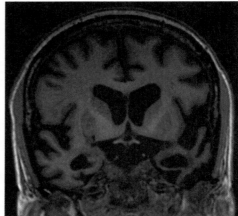

La imagen de la izquierda es un estudio de tomografía por emisión de positrones (TEP) que muestra la afasia progresiva primaria semántica. Los colores muestran las zonas del cerebro más afectadas por este trastorno. El rojo muestra las zonas más afectadas del cerebro, mientras que las zonas en color azul oscuro representan las áreas menos afectadas. La zona del cerebro afectada es el lóbulo temporal izquierdo, el cual está ligado al significado de las palabras y a su asociación. La imagen de la derecha es una resonancia magnética (IRM) del mismo cerebro. Las zonas oscuras muestran daños al lóbulo temporal izquierdo.

en la esclerosis lateral amiotrófica lateral (ELA), también conocida como la enfermedad de Lou Gehrig. Hasta 1 en 5 personas con ELA experimenta problemas de pensamiento y conducta de este tipo de demencia.

Degeneración corticobasal. La degeneración corticobasal, también conocida como síndrome corticobasal, hace que las células nerviosas (neuronas) se consuman y mueran en zonas del cerebro que controlan el movimiento.

La gente con este trastorno poco a poco pierde la capacidad de controlar sus movimientos, por lo general a partir de los 50 o 60 años. Esto hace que las personas sean incapaces de mover sus manos y brazos, aunque tengan la fuerza muscular necesaria para hacerlo.

Los primeros indicios y síntomas aparecen sólo en un lado del cuerpo, y luego con el paso del tiempo afectan ambos lados. Una persona con este trastorno puede sentir que uno de sus brazos o piernas ya no forma parte de su cuerpo, y que las partes del cuerpo se mueven sin que la persona lo planeé de forma consciente (extremidad ajena). También pueden ocurrir cambios en el equilibrio y al momento de caminar.

No todas las personas con degeneración corticobasal experimentarán los mismos problemas de memoria, pensamiento, lenguaje o conducta observados en otros tipos de degeneración frontotemporal.

Parálisis progresiva supranuclear. Estrechamente relacionado con la degeneración corticobasal, este trastorno también se conoce como síndrome de Steele-Richardson-Olszewski, en honor a los médicos que lo describieron por primera vez.

Al igual que con la degeneración corticobasal, la parálisis progresiva supranuclear causa problemas de equilibrio y para caminar. También afecta las partes del cerebro que controlan el movimiento corporal.

La gente con este trastorno suele tener problemas de la vista. Puede tener visión borrosa y dificultades para mirar hacia abajo. Debido a estos problemas, es posible que las personas con este trastorno aparenten poco interés durante una conversación.

Los individuos con este trastorno suelen tener una mirada fija y son incapaces de hacer gestos con la cara. Al igual

¿CÓMO LUCE LA AFASIA PROGRESIVA PRIMARIA AGRAMATICAL?

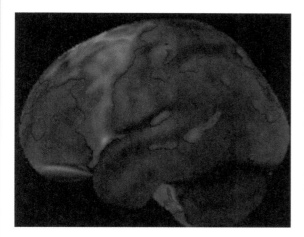 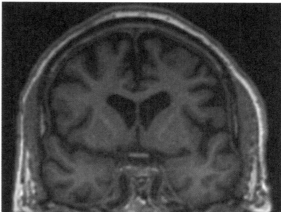

La imagen de la izquierda es un estudio TEP que muestra la afasia progresiva primaria agramatical. Los colores muestran zonas del cerebro afectadas por este trastorno. El verde muestra el daño cerebral más grave, mientras que las zonas de color azul oscuro son las menos afectadas. En esta imagen, el lóbulo frontal izquierdo está afectado (ésta es la parte del cerebro comúnmente asociada con la gramática y la planeación de discursos).

La imagen de la derecha es una resonancia magnética del mismo cerebro. Las zonas oscuras muestran una pérdida de volumen en las mismas zonas del cerebro. Ésta es otra manera de mostrar daños a la parte del cerebro vinculada con la gramática y la planeación del habla.

que con otros trastornos frontotemporales, la parálisis progresiva supranuclear puede causar problemas con la memoria, el razonamiento, la resolución de problemas y la toma de decisiones.

Tal y como ocurre con la degeneración corticobasal, la parálisis progresiva supranuclear está vinculada con la proteína tau, pero de una forma distinta a la observada en la enfermedad de Alzheimer.

INDICIOS Y SÍNTOMAS

Los indicios y síntomas de la degeneración frontotemporal afectan a las personas de formas distintas a las de otros tipos de demencia. En primer lugar, tienden a cambiar la personalidad o las capacidades lingüísticas de un individuo. En segundo lugar, estos indicios y síntomas suelen afectar a adultos durante la etapa más activa de su vida, cuando están trabajando y criando una familia.

No todas las personas presentan todos los indicios y síntomas de la degeneración frontotemporal de la misma manera. Además, en la degeneración frontotemporal existen muchas variables de indicios y síntomas. Sin embargo, existen suficientes similitudes para crear una película completa de la degeneración frontotemporal. Los cambios suelen ocurrir poco a poco, aunque algunas formas del padecimiento avanzan más rápido.

Los síntomas tempranos suelen desarrollarse en una de estas tres áreas: personalidad y conducta, lenguaje y comunicación, movimiento y habilidades motrices. Los cambios conductuales y emocionales suelen ocurrir antes de que se deterioren las habilidades de pensamiento.

La memoria puede permanecer intacta durante bastante tiempo. Lo mismo puede decirse de las habilidades visuoespaciales, como moverse o estimar la altura de un escalón o ubicarse en lugares conocidos.

Los problemas con el lenguaje pueden ocurrir con cualquier tipo de degeneración frontotemporal, pero tienden a

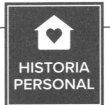

AFASIA PROGRESIVA PRIMARIA SEMÁNTICA: LA HISTORIA DE JOHN

Durante dos años, John, de 53 años, había tenido dificultades para encontrar las palabras necesarias para expresar sus ideas, así que decidió pedirle ayuda a su médico. John y su esposa sentían que el resto de sus funciones intelectuales estaban intactas, incluyendo la memoria y la comprensión del lenguaje. Su personalidad se mantuvo sin cambios. Su esposa incluso notó la capacidad de John de seguir trabajando en su taller y arreglar motores pequeños (una tarea que requiere de habilidad y paciencia).

John era plenamente consciente (y se sentía frustrado) por sus dificultades con el lenguaje, y a veces incluso llegó a hacer comentarios autocríticos sobre su problema. Una evaluación de su estado mental mostró algunas dificultades con el pensamiento abstracto, la conciencia de conocimientos generales y la memoria verbal. Aunque no podía recordar las palabras específicas para varios artículos en una prueba de nombres, podía describir detalles sobre ellos. También tenía problemas para entender palabras como *pirámide* y *compás*.

Una resonancia magnética del cerebro de John mostró un encogimiento considerable en el lóbulo temporal izquierdo, mientras que el hipocampo parecía relativamente normal. Esto es bastante típico en una persona con afasia progresiva primaria semántica.

ser el síntoma principal en los tipos de afasia progresiva primaria del trastorno.

CAUSAS DE LA DEGENERACIÓN FRONTOTEMPORAL

En la mayoría de los casos, se desconoce lo que causa la degeneración frontotemporal. Sin embargo, al igual que con el alzhéimer, está ligado con depósitos anormales de proteínas en el cerebro. En lugar de la proteína beta amiloide, como en el alzhéimer, muchos casos de degeneración frontotemporal muestran cambios en la proteína tau, que hace que las células nerviosas colapsen y mueran. El tipo de proteína tau relacionada con la degeneración frontotemporal es diferente a la proteína tau observada en la enfermedad de Alzheimer.

Los investigadores han encontrado que una proteína llamada TDP-43 también está vinculada con la degeneración frontotemporal. Cerca de la mitad de los casos de la variante conductual de la degeneración frontotemporal es causada por la proteína TDP-43, y la otra mitad es causada por la proteína tau.

En raras ocasiones, la degeneración es causada por una proteína conocida como sarcoma fusionado. De forma similar a la proteína tau en la enfermedad de Alzheimer, las proteínas TDP-43 provocan que las células nerviosas en el cerebro dejen de comunicarse entre sí y mueran.

Hasta este momento, no existe una forma de evaluar a alguien que vive con degeneración frontotemporal para encontrar qué proteína está causando el daño. Éste es un campo de investigación actualmente activo.

DIAGNÓSTICO

Puede ser difícil para un médico saber a ciencia cierta si alguien tiene degeneración frontotemporal.

Esto se debe a que no existe una prueba única que identifique el padecimiento. Además, los indicios y síntomas de este trastorno pueden confundirse con los de otras condiciones. Un médico también podría diagnosticar la degeneración frontotemporal como otro tipo de demencia, o como esquizofrenia, trastorno bipolar o depresión.

El hecho de que la degeneración frontotemporal no sea un solo trastorno añade otro desafío a la situación. Los síntomas pueden variar y, conforme avanza la enfermedad, los síntomas de los distintos tipos de degeneración frontotemporal pueden entrecruzarse. Por ejemplo, alguien con la variante conductual probablemente mostrará indicios

CATEGORÍAS DE SÍNTOMAS EN LA DEGENERACIÓN FRONTOTEMPORAL

Emociones	Conductas	Habla y lenguaje	Habilidades del pensamiento	Movimiento
Apatía hacia la gente, el entorno y los eventos	Pérdida de habilidades sociales, como tacto y modales	Hablar poco y muy bajo	Incapacidad para concentrarse en una tarea o distraerse con facilidad	Menos expresiones faciales
Pérdida de calidez emocional, simpatía y empatía hacia otros, incluyendo seres queridos	Falta de higiene	Problemas de coordinación muscular que dificultan hablar	Caer en patrones conocidos y experimentar problemas para adaptarse a circunstancias nuevas	Movimientos lentos
Cambios abruptos al estado de ánimo	Comer, beber y fumar en exceso	No hablar de forma gramaticalmente correcta		Músculos débiles
	Conductas repetitivas			Mala coordinación de brazos y piernas
	Conducta hipersexualizada (pérdida de la inhibición, comentarios sexuales explícitos, obsesión con la pornografía)	Ser incapaz de nombrar personas u objetos conocidos	Problemas para planear tareas cotidianas o citas	Mal equilibrio
	Conducta impulsiva	No entender muy bien las palabras al leer o cuando alguien más habla	Falta de criterio financiero	
	Hiperactividad, incluyendo nerviosismo, caminar de un lado al otro, arranques vocales, agresividad	Repetir palabras y frases	Problemas para detectar el sarcasmo o la ironía	
		Pérdida gradual del habla		

tempranos de problemas del pensamiento y apatía. Más adelante, la persona podría desarrollar problemas para producir o entender el lenguaje escrito o hablado (afasia). Entre más tiempo tarde el diagnóstico, más tiempo tardará el tratamiento del trastorno.

El proceso de diagnosticar degeneración frontotemporal suele empezar con pruebas que muestren (y descarten) causas posibles de los síntomas. Primero, un médico obtendrá el historial clínico de la persona y realizará un examen físico que incluye la evaluación de capacidades de pensamiento. También pueden hacerse análisis de sangre para detectar enfermedad tiroidea o una deficiencia vitamínica.

Una resonancia magnética puede utilizarse para detectar embolias o tumores que pueden imitar los síntomas de la degeneración frontotemporal. Si un médico no sabe con certeza si una persona tiene la enfermedad de Alzheimer o degeneración frontotemporal después de un examen de rutina, se puede recurrir a un estudio TEP con fluorodesoxiglucosa para distinguir entre ambas condiciones. Este tipo de estudio TEP muestra zonas del cerebro donde existe una disminución del metabolismo de la glucosa, lo cual significa que se están descomponiendo menos nutrientes de lo normal.

En un principio, puede ser difícil detectar con exactitud el tipo de trastorno frontotemporal del que se trata. Los síntomas pueden variar, al igual que su orden de aparición. Por ejemplo, en algunos trastornos, los problemas del lenguaje pueden surgir primero; en otros, pueden aparecer más adelante.

Cada tipo de degeneración frontotemporal está vinculado a un daño en una parte distinta del cerebro. Para ayudar a distinguir el tipo de trastorno que tiene una persona, la resonancia magnética y otros estudios de imagenología pueden ser de utilidad. Los estudios de imagenología ofrecen a los médicos una imagen del cerebro que puede mostrar qué zonas resultan afectadas. Los investigadores también estudian los biomarcadores en el cerebro que algún día podrían ayudar a distinguir entre un tipo de degeneración frontotemporal y otro.

Observa cómo las imágenes por resonancia magnética son útiles para identificar la degeneración frontotemporal en la página 159.

¿CÓMO FUNCIONAN LOS ESTUDIOS TEP?

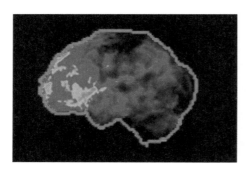 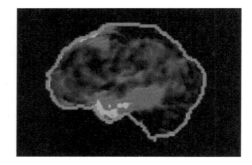

Los estudios TEP utilizan un marcador radiactivo para detectar distintos niveles de actividad en el cerebro. El color azul es normal, mientras que el verde, amarillo y rojo muestran niveles de menor actividad en el cerebro.

El TEP de la izquierda es de un cerebro afectado por la variante conductual de la degeneración frontotemporal. Como puedes observar, hay menos actividad en el lóbulo frontal del cerebro, que controla el pensamiento, la planeación, la organización, la resolución de problemas, la memoria reciente y el movimiento.

El TEP de la derecha es de alguien con afasia progresiva primaria semántica. Muestra menos actividad en el lóbulo temporal izquierdo del cerebro. El lóbulo temporal procesa información de tus sentidos, sobre todo el oído. También desempeña un rol importante en el almacenamiento de la memoria.

INDICIOS Y SÍNTOMAS COMUNES POR TRASTORNO

La siguiente tabla muestra los indicios y síntomas más comunes de las distintas formas de degeneración frontotemporal.

Trastorno de la personalidad y la conducta

Nombre	Síntomas
Variante conductual de la degeneración frontotemporal	• Comportamientos cada vez más inapropiados • Falta de criterio e inhibición • Apatía • Falta de empatía • Conducta repetitiva y compulsiva • Deterioro de la higiene personal • Cambios en hábitos alimenticios, sobre todo comer en exceso • No tener conciencia de cambios en el pensamiento y la conducta • Comer objetos que no son alimentos

Trastornos del habla y el lenguaje

Nombre	Síntomas
Afasia progresiva primaria semántica	• Problemas para entender palabras y reconocer nombres de personas y objetos • Dificultades con los sustantivos
Nombre	Síntomas
Afasia progresiva primaria agramatical	• Habla interrumpida que suena como un telegrama • Frases cortas • Errores gramaticales, utilizar los pronombres de forma incorrecta y cometer errores en oraciones
Nombre	Síntomas
Afasia progresiva primaria logopénica	• El habla es espontánea pero lenta, comúnmente debido a un problema para encontrar las palabras correctas • Dificultades para seguir instrucciones largas • Problemas para encontrar palabras

Nombre	Síntomas
Apraxia progresiva primaria del habla	• El habla se vuelve lenta • Pausas cada vez más largas entre palabras o en palabras de múltiples sílabas • Saber lo que quieres decir, pero ser incapaz de decirlo correctamente • No producir correctamente los sonidos • Dificultad para decir palabras largas o complejas

Trastornos del movimiento

Nombre	Síntomas
Degeneración frontotemporal con enfermedad de neuronas motoras	• Cambios en la conducta y el lenguaje • Debilidad muscular y calambres • Dificultad para realizar movimientos finos

Nombre	Síntomas
Degeneración corticobasal	• Dificultad para moverse en uno o ambos lados del cuerpo • El movimiento se vuelve más difícil con el paso del tiempo • Rigidez • Falta de coordinación • Problemas para pensar, hablar y del lenguaje

Nombre	Síntomas
Parálisis progresiva supranuclear	• Pérdida del equilibrio, caerse de espaldas • Rigidez • Dificultad para mirar hacia abajo; visión borrosa o doble • Incapacidad para hacer expresiones faciales • Mirada fija • Reír o llorar sin motivo aparente • Problemas para hablar y tragar • Sensibilidad a la luz • Problemas con la memoria, el razonamiento, la resolución de problemas y la toma de decisiones

LO QUE MUESTRA UNA RESONANCIA MAGNÉTICA

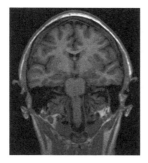 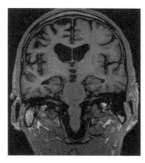 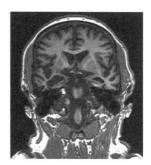

Las imágenes de una resonancia magnética ayudan a los médicos a identificar un tipo de degeneración frontotemporal debido a que muchas variantes siguen ciertos patrones de encogimiento cerebral a medida que las células nerviosas se dañan y mueren.

La resonancia magnética de la izquierda muestra un cerebro normal. La imagen del centro muestra encogimiento en el lóbulo frontal derecho (flecha roja). Este patrón es típico de la variante conductual de la degeneración frontotemporal, que produce cambios en la conducta y la personalidad.

La imagen de la derecha muestra encogimiento en ambos lóbulos temporales (flecha roja). Este patrón muestra la afasia progresiva primaria semántica. Este tipo de degeneración frontotemporal hace que la persona tenga dificultades para entender palabras o nombrar objetos o personas.

Recibir un diagnóstico

Aunque es crucial recibir un diagnóstico de degeneración frontotemporal, toma tiempo entender lo que significa, tanto para las personas afectadas por la enfermedad como para quienes interactúan y cuidan de ellas. Un diagnóstico puede explicar cambios preocupantes en el lenguaje o la conducta, pero también plantea muchas interrogantes. Los indicios y síntomas de la degeneración frontotemporal varían, y es imposible saber qué tan rápido progresará la enfermedad o qué síntomas tendrá una persona ahora o más adelante.

Lo que sí saben los expertos es que alguien con degeneración frontotemporal requerirá más ayuda a medida que avance la enfermedad, lo cual quiere decir que las necesidades de los cuidadores también aumentarán con el tiempo.

La gente diagnosticada con degeneración frontotemporal puede:

- Estar consciente o inconsciente de los cambios que experimenta. Algunas personas pueden sentir profundamente las pérdidas relacionadas con estos cambios.

- Sentirse aislada y temerosa si no tiene oportunidades para ver a otras personas con el trastorno.
- Desear sentirse productiva.
- Querer participar en un grupo de apoyo.

El cónyuge o pareja de alguien con degeneración frontotemporal puede:

- Experimentar emociones difíciles, como culpa, enojo, soledad, decepción y tristeza.
  Para aprender a lidiar con estas emociones, consulta el capítulo 18.
- Sentirse abrumado y sin ayuda.
- Sentir una pérdida de compañía e intimidad debido a los cambios en la conducta, la personalidad y el lenguaje de la persona afectada.
- Hacerse cargo de más tareas del hogar y de tomar decisiones.
- Convertirse en cabeza de familia o proveedor exclusivo y, al mismo tiempo, en cuidador.

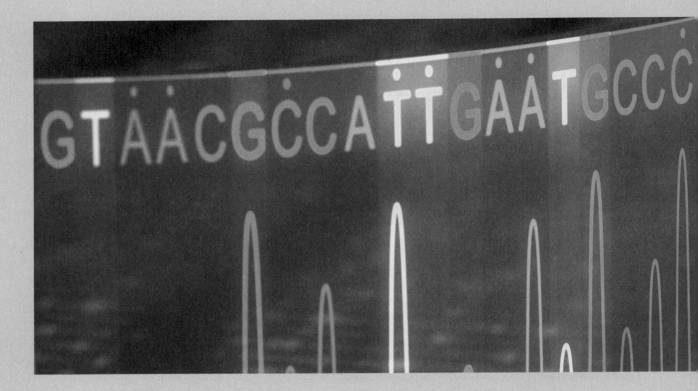

¿QUÉ ROL JUEGA LA GENÉTICA?

Aunque en la mayoría de los casos no se sabe qué causa la degeneración frontotemporal, los investigadores han descubierto que la genética juega un rol importante. De hecho, hasta la mitad de las personas con degeneración frontotemporal tiene antecedentes familiares de un trastorno cerebral como demencia, parkinsonismo o esclerosis lateral amiotrófica (ELA).

Los genes indican a las células cómo fabricar las proteínas que el cuerpo necesita para funcionar bien. Incluso un cambio mínimo puede provocar que el cuerpo produzca formas anormales de proteínas que ocasionan cambios en el cerebro (y, con el tiempo, una enfermedad). Esto sucede en las formas de degeneración frontotemporal presentes entre familiares.

Los estudios genéticos sobre la degeneración frontotemporal comenzaron hace más de 20 años cuando los investigadores descubrieron que las personas con degeneración frontotemporal y parkinsonismo mostraban cambios en un gen conocido como proteína tau relacionada con microtúbulos (MAPT, por sus siglas en inglés). Este gen es el encargado de producir la proteína tau. Desde entonces, los investigadores han descubierto que muchos otros cambios genéticos están vinculados a la degeneración frontotemporal.

Esto es lo que se conoce sobre las tres causas genéticas más comunes de degeneración frontotemporal.

El gen MAPT (también llamado gen tau) fue el primer gen que se vinculó con la degeneración frontotemporal. Los problemas asociados a este gen hacen que se formen ovillos en las células nerviosas (neuronas) del cerebro. Con el tiempo, las células cerebrales de estos ovillos se dañan y mueren. Los investigadores están desarrollando terapias enfocadas en tratar esta mutación genética.

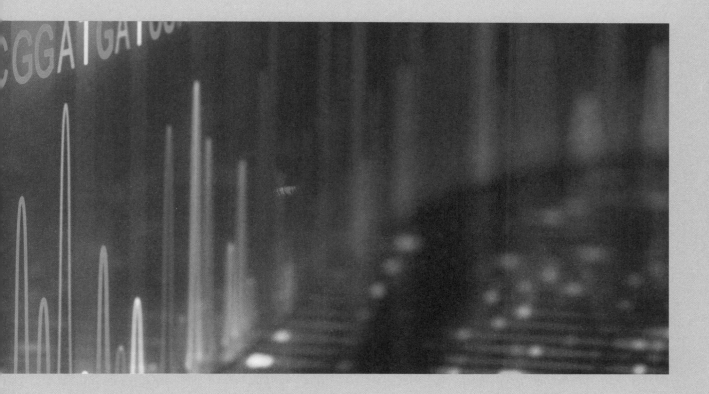

La progranulina, también llamada granulina, es otro gen que ha sido vinculado con la degeneración frontotemporal. Muchas células en el cuerpo expresan este gen, incluyendo las neuronas en el cerebro. Las mutaciones en el gen de progranulina disminuyen la producción de esta sustancia en el cerebro. Hasta 1 en 5 personas con degeneración frontotemporal familiar tiene valores bajos de progranulina. Los investigadores creen que incrementar los niveles de progranulina sirve para tratar o incluso retrasar este tipo de demencia.

Una mutación del gen C9orf72 es la causa hereditaria más común de degeneración frontotemporal, sobre todo la variante conductual de la degeneración frontotemporal, así como esclerosis lateral amiotrófica.

Esta mutación ocasiona una acumulación de ciertas formas de ARN en el cerebro y la médula espinal. El ARN es una sustancia química que transporta instrucciones del ADN y ayuda a que las células realicen su trabajo a lo largo del cuerpo. Los investigadores están desarrollando maneras de detectar esta mutación y utilizar medicamentos para evitar que cause degeneración frontotemporal.

Saber qué sucede a nivel molecular prácticamente en cada caso de degeneración frontotemporal familiar resultará en mejores cuidados y, más adelante, podría proporcionar formas de detectar este tipo de demencia antes de que se asiente en el cerebro.

Un hijo adulto puede:

- Reaccionar de forma distinta a las necesidades de un padre o madre que sus hermanos. Cada hijo adulto tiene una relación distinta con sus padres.
- Tomar decisiones o hacer cambios difíciles para cuidar de su padre o madre.
- Experimentar emociones difíciles como culpa o enojo, preocupación, decepción y tristeza.
- Sentirse aislado e incomprendido.

La familia extendida y los amigos pueden:

- Tener dificultades para apreciar el impacto de la enfermedad en la persona y en su cuidador si no se mantienen en contacto de forma regular.
- No saber qué hacer cuando su relación con la persona que vive con demencia y con su cuidador o cuidadora cambia.

Es importante saber que no estás solo. El número de personas y grupos de apoyo enfocados en este tipo de demencia está creciendo. Puedes encontrar organizaciones dedicadas a estos trastornos en la sección de recursos adicionales de este libro.

TRATAR EL TRASTORNO

No existe ningún tratamiento para tratar la degeneración frontotemporal o para evitar su avance. Las terapias para estos trastornos se enfocan en los síntomas y la calidad de vida.

Al igual que con otros tipos de demencia, los investigadores continúan estudiando los trastornos frontotemporales para encontrar medicamentos para tratarlos o prevenirlos en el futuro.

En particular, los investigadores están estudiando cómo se desarrolla la enfermedad para que, cuando existan tratamientos, las personas puedan recibirlos en el momento más oportuno.

Lo que se sabe sobre los genes y las proteínas involucrados en la degeneración frontotemporal está evolucionando rápidamente; lo cual se traduce en el desarrollo de terapias nuevas. La mayoría de estas terapias aún está en las primeras etapas de desarrollo, lo cual significa que aún falta tiempo para que éstas sean probadas en humanos. Sin embargo, algunas terapias sí están en proceso de prueba en centros de investigación especializada.

Visita www.clinicaltrials.gov para aprender más sobre los ensayos clínicos de degeneración frontotemporal que están en marcha.

BIOMARCADORES:

DIAGNÓSTICO DEL FUTURO

En páginas anteriores, aprendiste que los biomarcadores se están estudiando para ayudar a diagnosticar la enfermedad de Alzheimer mucho antes de que los síntomas tengan la oportunidad de desarrollarse. Los científicos están estudiando biomarcadores específicos para la degeneración frontotemporal con ese mismo propósito.

Los estudios que involucran imágenes, así como los análisis de sangre y líquido cefalorraquídeo ayudan a los investigadores en términos de diagnosticar la degeneración frontotemporal antes de que los cambios se asienten en el cerebro. Hasta ahora estas pruebas son poco utilizadas por los médicos; sólo están disponibles en clínicas especializadas o como parte de estudios de investigación.

Todavía no existen lineamientos claros en torno a los biomarcadores de la degeneración frontotemporal, pero los investigadores creen que el trabajo que se está realizando en un análisis de sangre para detectar los biomarcadores de la enfermedad de Alzheimer también puede servir para desarrollar análisis para la degeneración frontotemporal.

MANEJAR LOS SÍNTOMAS

Aunque no existe un tratamiento que cure la degeneración frontotemporal o ralentice su avance, hay muchas opciones que mejoran los síntomas. Esto es especialmente importante por dos razones: los síntomas pueden cambiar con el tiempo, y la gente puede vivir por muchos años con degeneración frontotemporal.

Un equipo de especialistas familiarizado con estos trastornos, incluyendo médicos, enfermeras, y terapeutas del habla, físicos y ocupacionales, pueden formular terapias que aborden síntomas específicos. Las terapias que aparecen a continuación se encuentran entre las más utilizadas para manejar los síntomas de la degeneración frontotemporal.

Medicamentos

Los lineamientos actuales se enfocan en usar terapias sin medicamentos para tratar los síntomas de los trastornos frontotemporales ya que no existen suficientes investigaciones que demuestren que todos los medicamentos son útiles y seguros. Dicho esto, algunos medicamentos que se usan para tratar los síntomas de los trastornos frontotemporales son:

Antidepresivos. Algunos tipos de antidepresivos, como la trazodona, pueden reducir los síntomas conductuales. Los inhibidores selectivos de la recaptación de serotonina (SSRI, por sus siglas en inglés) como la sertralina (Zoloft) han sido recomendados para tratar comportamientos impulsivos, irritabilidad, apatía y conductas alimentarias inusuales en algunas personas. Sin embargo, la mayoría de las investigaciones no han sido definitivas, por lo que se requiere más estudio.

Antipsicóticos. Estos medicamentos a veces también se usan para ayudar con problemas conductuales. La quetiapina (Seroquel) es un ejemplo. Algunos expertos creen que pequeñas dosis de este medicamento pueden ayudar con la agresividad y con ver u oír cosas que no son reales (alucinaciones). Sin embargo, estos medicamentos pueden causar serios efectos secundarios.

La decisión de utilizar un medicamento antipsicótico debe considerarse con sumo cuidado. Los adultos mayores con demencia que toman estos medicamentos tienen un riesgo más alto de embolia o muerte. La Administración de Alimentos y Medicamentos (FDA) requiere que estos medicamentos porten una etiqueta de advertencia sobre estos riesgos, así como un recordatorio de que, aunque pueden

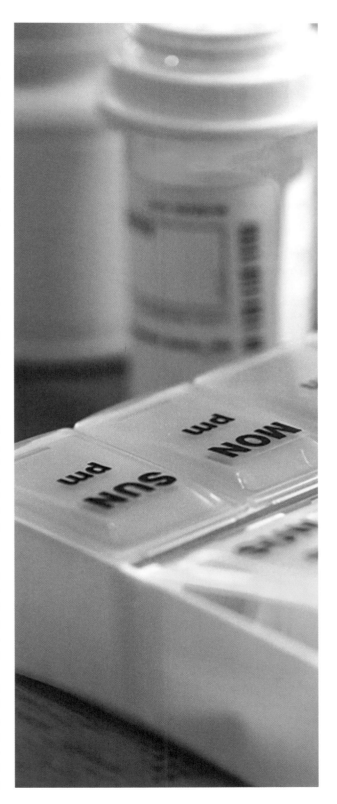

DESAFÍOS PARA LOS CUIDADORES Y FAMILIARES

Como hemos visto hasta ahora, la degeneración frontotemporal tiende a atacar mucho antes que otros tipos de demencia. Alguien con degeneración frontotemporal puede estar disfrutando de una carrera exitosa, criando una familia y planeando para el futuro. Ser diagnosticado con la variante conductual de la degeneración frontotemporal probablemente provocará un cambio significativo en los planes a futuro, y tanto aceptarlo como adaptarse puede tomar tiempo.

Las relaciones interpersonales pueden cambiar y el estrés puede aumentar para los cuidadores y familiares, sobre todo conforme avanzan los síntomas. Un cuidador tendría que hacerse cargo de más labores del hogar y de la crianza, y conseguir un segundo trabajo o renunciar a su trabajo actual para proporcionar el seguimiento adecuado. Los hijos o hijas pueden sentir que están perdiendo a uno de sus padres en un momento crítico de su vida.

Los indicios conductuales, como arranques públicos, pueden provocar vergüenza a amigos y familiares y causar desafíos adicionales. La degeneración frontotemporal afecta las zonas del cerebro que le dicen a una persona cuál es la manera apropiada de interactuar con otras personas en situaciones sociales. Alguien con la variante conductual de la degeneración frontotemporal puede llegar a ser brutalmente honesto o ser incapaz de reprimir sus impulsos, como abrazar a un extraño en la calle. Puede ser difícil recordar que la persona con este trastorno no es completamente responsable de sus acciones. Estas acciones son indicios de la enfermedad. Es importante encontrar maneras de ayudar a la persona con degeneración frontotemporal a actuar de forma apropiada, sin olvidar que esta enfermedad afecta la capacidad de una persona de tomar decisiones correctas en contextos sociales.

La degeneración frontotemporal puede ser estresante. Si estás cuidando a alguien con degeneración frontotemporal, tener esto en mente puede ayudar:

---

utilizarse para tratar la demencia, en realidad no han sido aprobadas para tratar los síntomas de la enfermedad.

Otros medicamentos. Los problemas de conducta como agresividad y comportamientos socialmente inapropiados pueden ser difíciles de manejar. Para tratar estos síntomas, se puede recetar el antidepresivo conocido como trazodona.

Este medicamento puede provocar efectos secundarios leves, incluyendo fatiga, mareo y presión arterial baja.

Terapias sin medicamentos
Algunos enfoques sin medicamentos también mejoran los síntomas. Al igual que con los medicamentos, estos enfoques no pueden curar la degeneración frontotemporal o detener su avance.

Terapia ocupacional y fisioterapia. Estas terapias se utilizan para manejar los síntomas de la degeneración frontotem-

poral relacionados con el movimiento. Son especialmente útiles más adelante, cuando el movimiento se vuelve cada vez más difícil.

La fisioterapia, por ejemplo, puede ayudar con el equilibrio y a mantener activa a la persona con degeneración frontotemporal. También puede ayudar con los síntomas musculares de algunos tipos de degeneración frontotemporal.

A pesar de los cambios que tienen lugar en el cerebro durante la degeneración frontotemporal, alguien con este trastorno puede participar en las actividades cotidianas de otras maneras. Aquí es en donde entra la terapia ocupacional.

Los terapeutas ocupacionales se basan en los intereses y rutinas de una persona, así como lo que ésta aún puede hacer. A partir de ahí, un terapeuta ocupacional evalúa las habilidades que requiere una persona para una tarea específica y las divide en pasos más pequeños, a la medida de sus capacidades.

No pierdas la perspectiva. Recuerda que algunos tipos de degeneración frontotemporal afectan la conducta social, autorregulación y emociones de una persona. Esto significa que ella puede decir o hacer cosas hirientes. Éstas no son acciones deliberadas o ataques personales, sino más bien síntomas de la enfermedad.

Acepta que tus sentimientos son normales. Es difícil sentir compasión por alguien que ya no es capaz de percibir tus necesidades emocionales, como ocurre con la variante conductual de la degeneración frontotemporal.

Pide ayuda. Cuando sea posible, pide ayuda con el cuidado de los hijos o hijas, las diligencias y otras tareas.

Únete a un grupo de apoyo. Hablar con otras personas que se encuentran en la misma situación que tú puede ayudarte a compartir tus sentimientos y encontrar maneras efectivas para manejarlos. Para obtener una lista de grupos de apoyo, consulta la sección de recursos adicionales de este libro.

Destina tiempo a hacer cosas que te gustan. Tal vez necesites contratar a algún cuidador externo o inscribir a la persona con demencia en un programa de un día para adultos con demencia u otras discapacidades. Confía en ti mismo. No olvides que estás cuidando a alguien a quien conoces mejor que nadie; alguien que merece respeto, así como los cuidados apropiados.

La Asociación para la Degeneración Frontotemporal ofrece tarjetas de concientización, tanto para la gente con degeneración frontotemporal como para sus cuidadores. Estas tarjetas sirven para informar a otras personas que la capacidad lingüística y conductual de la persona con este trastorno puede estar alterada debido a la enfermedad. Para obtener más información sobre esta organización, consulta la sección de Recursos adicionales de este libro.

Los terapeutas ocupacionales también buscan peligros potenciales en el entorno de una persona y hacen sugerencias para garantizar su seguridad. También enseñan a los cuidadores estrategias que pueden utilizar para ayudar a la persona con degeneración frontotemporal a mantenerse lo más involucrada posible en las actividades de la vida cotidiana y a tener una buena calidad de vida.

Terapia del habla. La terapia del habla puede ser útil tanto en las etapas tempranas como tardías de la degeneración frontotemporal, sobre todo las variantes de afasia progresiva primaria. Desde el principio, la terapia del habla ayuda a expresarse con mayor claridad a quienes viven con degeneración frontotemporal.

Los terapeutas pueden trabajar con las personas con degeneración frontotemporal y sus cuidadores para resolver desafíos de comunicación. Por ejemplo, si una persona tiene dificultades para entender una pregunta como "¿Quieres desayunar avena o huevos revueltos?", un terapeuta del habla puede enseñar a los cuidadores a simplificar su lenguaje. En esta situación, y para algunos tipos de esta demencia, lo mejor sería formular preguntas cuyas respuestas sean sí o no, en lugar de ofrecer opciones o hacer preguntas con palabras o frases más largas.

La terapia del habla está hecha a la medida de los retos de cada persona y se enfoca en los desafíos comunicativos en la vida cotidiana. Por ejemplo, si la persona con demencia sigue trabajando, puede resultar útil enfocarse en cómo completar tareas en un entorno laboral.

La terapia del habla también ayuda a las personas con demencia a mantener su nivel de funcionamiento. En las etapas tardías de la degeneración frontotemporal, la terapia del habla permite encontrar nuevas maneras de comunicarse cuando las personas ya no pueden hablar. Escribir y usar apps en un teléfono inteligente o tableta son algunos ejemplos.

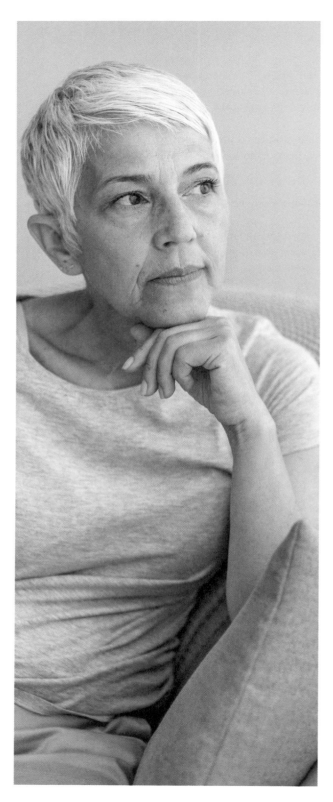

Medicina integrativa. A la práctica de usar la medicina convencional, junto con tratamientos complementarios basados en evidencias se conoce como medicina integrativa.

Varias terapias integrativas pueden promover la relajación. Incluyen la terapia musical, que consiste en escuchar música, así como tocar algún instrumento y cantar. La terapia de arte, que ha demostrado reducir la ansiedad y mejorar el bienestar, ofrece oportunidades para la creatividad a través de múltiples medios. Interactuar con mascotas también puede ser fuente de consuelo y alegría.

Cambios al entorno. La gente que vive con degeneración frontotemporal puede sentirse abrumada cuando están sucediendo muchas cosas a su alrededor. Esto provoca irritabilidad, ansiedad y agresividad porque la sobreestimulación dificulta el procesamiento de la información del mundo que los rodea.

Realizar algunos ajustes en el entorno puede ayudar. Un ambiente que ofrece consistencia, rutina y estructura es más útil. Para aquellos con la variante conductual de la degeneración frontotemporal, un entorno seguro que ofrece actividades nuevas e interesantes previene resultados indeseables como nerviosismo o el deseo de irse a otro lugar.

Algunas consideraciones adicionales incluyen reducir el ruido y limitar la interacción a unas cuantas personas. Para algunas personas, las actividades individuales y no grupales suelen funcionar mejor.

Apoyo nutricional. Una nutrición adecuada hace que el cerebro funcione mejor y reduce el riesgo de cardiopatías, lo cual, ayuda al cerebro. Una dieta saludable para el cerebro es baja en grasas y colesterol, y alta en frutas y verduras. Una buena nutrición facilita que las partes del cerebro que no están dañadas funcionen lo mejor posible.

La gente con la variante conductual de la degeneración frontotemporal enfrenta desafíos distintos en términos nutricionales. Pueden sentir un impulso abrumador de comer ciertos alimentos, como dulces y carbohidratos, y su consumo podría parecerles insuficiente. Pueden comer rápido, querer comer todo el tiempo, y enojarse si no comen lo que quieren, en las cantidades que ansían.

Esto puede ser un desafío para los cuidadores. Restringir alimentos puede causar agresividad y tensión, y las personas con este trastorno podrían requerir supervisión adicional a la hora de comer.

Para abordar estos desafíos, los expertos recomiendan:

- Cerrar con llave alacenas y refrigeradores.
- Reducir el acceso a grandes cantidades de comida.

- Evitar bufets en restaurantes.
- Dejar servidas las porciones en cada comida, y ofrecer únicamente pequeñas cantidades de comida a la vez.
- Aumentar la disponibilidad de alimentos saludables en lugar de dulces.
- Mantener los alimentos considerados peligrosos, como carne cruda y otros artículos no comestibles, fuera del alcance.

En las etapas tardías, la acción de tragar puede volverse cada vez más difícil. En más de la mitad de las personas con degeneración frontotemporal se han observado problemas leves para tragar. Si a esto sumamos la tendencia de estas personas a comer rápido, además de grandes cantidades a la vez, esto puede suponer un riesgo de seguridad.

Estas conductas pueden causar tos y ahogamiento, y derivar en neumonía, una causa de muerte común para las personas con degeneración frontotemporal. Un nutriólogo puede recomendar alimentos saludables y fáciles de tragar. A veces se requiere insertar un tubo de alimentación en el estómago.

Intervenciones para la variante conductual de la degeneración frontotemporal. La gente con la variante conductual de la degeneración frontotemporal tiene cada vez más dificultades para controlar su conducta.

Suelen mostrar apatía o desinterés, falta de simpatía o empatía hacia otros, desinhibición, dificultad para resistirse a sus impulsos, y comer en exceso. También pueden exhibir conductas repetitivas o compulsivas, como acumular objetos o hacer la misma cosa una y otra vez. La gente con la variante conductual de la degeneración frontotemporal también puede desarrollar una alegría excesiva o inapropiada (euforia).

Las estrategias que aparecen a continuación pueden resultarles útiles a los cuidadores y familiares que cuidan y apoyan a una persona con la variante conductual de la degeneración frontotemporal:

- Evita discutir y nunca señales un problema o intentes razonar. Tratar de argumentar o demostrar algo con una persona que tiene degeneración frontotemporal no hará que vea las cosas a tu manera.
- No necesitas dar explicaciones.
- Anima y elogia con frecuencia. La gente con degeneración frontotemporal suele entender las expresiones emocionales positivas mucho mejor que las negativas.

- Comunícate de manera firme, poniendo límites claros.
- Incorpora actividades cotidianas que tengan algún valor para la persona, incluso aunque te resulten extrañas. Por ejemplo, alguien con degeneración frontotemporal podría querer pasar horas meciéndose en un columpio en el patio de su casa, jugar videojuegos o contar los coches que pasan por la calle. Lo mejor es permitir y aceptar la conducta, siempre y cuando no sea dañina para la persona u otros.
- Comunícate de una manera que ofrezca una sensación de control (conoce más en el capítulo 17).
- Ofrece opciones específicas. Por ejemplo, pregunta "¿Quieres ir caminando al parque o al río?" en vez de "¿Qué quieres hacer hoy?".
- Intenta no tomar la conducta de la persona como un asunto personal.

La seguridad también es importante. A veces es necesario retirar pistolas, armas, herramientas eléctricas y otros artículos potencialmente peligrosos del entorno.

Cuidados paliativos. Este tipo de terapia se enfoca en aliviar el dolor y otros síntomas de una enfermedad grave. Es diferente al cuidado de hospicio, que se utiliza al final de la vida y no emplea medicamentos destinados a prolongar la vida. Los cuidados paliativos pueden utilizarse en cualquier momento de la demencia. Se centra en aliviar los síntomas, ofrecer apoyo y recomendaciones para los cuidadores, y enseñar técnicas para brindar consuelo.

Optimizar el bienestar

Es importante informar a familiares y amigos sobre un diagnóstico de degeneración frontotemporal para prepararlos y reducir la probabilidad de que eviten a la persona con el trastorno o desaparezcan.

Mucha gente nunca ha oído hablar sobre la degeneración frontotemporal, y lo que ve en la persona afectada puede incomodarla si no se le informa al respecto. Las personas necesitarán saber qué es la degeneración frontotemporal, qué esperar de la enfermedad, y las mejores maneras para conectar y apoyar a la persona y a su cuidador o cuidadora.

Asimismo, es importante para la gente con degeneración frontotemporal mantenerse involucrada con otros y con la vida, haciendo las cosas que disfruta. Mantenerse activo e involucrado es importante y puede marcar una diferencia significativa en el bienestar general y la calidad de vida.

"SÓLO EN ESTADOS UNIDOS, ESTE TIPO DE DEMENCIA AFECTA A MÁS DE UN MILLÓN DE PERSONAS."

CAPÍTULO 10

Demencia por la enfermedad con cuerpos de Lewy

En páginas anteriores, aprendiste que la acumulación anormal de ciertas proteínas en el cerebro es una característica clave de muchas enfermedades que causan demencia. En la enfermedad de Alzheimer, por ejemplo, fragmentos de la proteína beta amiloide se acumulan *fuera* de las células del cerebro, provocando la formación de placas. Los fragmentos de la proteína tau se adhieren *dentro* de las células del cerebro, creando ovillos. Las placas y los ovillos alteran la comunicación dentro y entre las células nerviosas (neuronas) en el cerebro. Con el tiempo, las células nerviosas dejan de funcionar y mueren.

En este capítulo, aprenderás sobre un trastorno cerebral conocido como demencia por la enfermedad con cuerpos de Lewy, que involucra la acumulación de otra proteína llamada alfa sinucleína.

Por lo regular, la alfa sinucleína ayuda a las células nerviosas en el cerebro a enviar y recibir mensajes. Sin embargo, en la demencia por la enfermedad con cuerpos de Lewy, se produce un exceso de esta proteína, lo cual hace que se formen masas, las cuales impiden que las células del cerebro funcionen de manera apropiada, dificultan la comunicación entre ellas y provocan su muerte.

La demencia por la enfermedad con cuerpos de Lewy es un término global que se refiere tanto a la demencia con cuerpos de Lewy como a la demencia por la enfermedad de Parkinson, de la cual aprenderás en este capítulo.

Tanto la demencia con cuerpos de Lewy como la demencia por la enfermedad de Parkinson son ocasionadas por depósitos anormales de alfa sinucleína. La demencia por la enfermedad con cuerpos de Lewy es la segunda forma más común de demencia degenerativa, únicamente detrás de la enfermedad de Alzheimer.

DEPÓSITOS EN EL TRONCO ENCEFÁLICO

A principios de la década de 1900, el neurólogo alemán Friedrich H. Lewy estaba trabajando en el laboratorio del doctor Alois Alzheimer cuando descubrió depósitos anormales de proteínas en los cerebros de personas que habían muerto a causa de la enfermedad de Parkinson. Lewy observó depósitos redondos en las células cerebrales del tronco encefálico y en la zona ubicada justo arriba del tronco encefálico. Más tarde, estos depósitos fueron nombrados "cuerpos de Lewy" en su honor.

Luego, en la década de 1990, los científicos descubrieron que la alfa sinucleína es la proteína principal en los cuerpos de Lewy. En los trastornos con cuerpos de Lewy, también se encontró la alfa sinucleína en las ramas de las células cerebrales que reciben información de otras células. Estos depósitos se conocen como neuritas de Lewy.

Los cuerpos y las neuritas de Lewy interrumpen el funcionamiento normal del cerebro; y ambas representan la enfermedad con cuerpos de Lewy. Las zonas del cerebro más sensibles a la enfermedad con cuerpos de Lewy son las partes que producen dos sustancias químicas en el cerebro: la dopamina y la acetilcolina. Estas sustancias químicas cerebrales y los canales del cerebro que las utilizan son importantes para la atención, percepción visual, pensamiento, movimiento, motivación y emoción.

Los estudios de la enfermedad con cuerpos de Lewy muestran que los depósitos de alfa sinucleína empiezan en la región olfativa del cerebro y la parte inferior del tronco encefálico. Para algunos, hasta ahí llega el avance de la enfermedad. Sin embargo, para otros, los depósitos se extienden hasta la parte superior del tronco encefálico. Para algunas personas, la progresión de la enfermedad se detiene ahí. No obstante, para otros, los depósitos llegan a extenderse hasta la parte media (subcortical) del cerebro. Para algunas personas, la enfermedad ya no avanza más, sin embargo, para otros, se extiende hasta la parte externa (cortical) del cerebro.

Cuando la enfermedad con cuerpos de Lewy se limita al tronco encefálico, es probable que una persona desarrolle únicamente parkinsonismo o alteraciones del sueño, y que sea diagnosticada con la enfermedad de Parkinson en algún momento. Cuando la enfermedad con cuerpos de Lewy se extiende a otras partes del cerebro, y se desarrolla demencia y otros síntomas, es más probable que una persona sea diagnosticada con demencia por la enfermedad de Parkinson o demencia con cuerpos de Lewy.

Esto se debe a que las regiones del cerebro se encargan de funciones distintas. La región olfativa es importante para el sentido del olfato. El tronco encefálico inferior es importante para la regulación de la presión arterial y el sueño. El tronco encefálico superior es importante para la función motriz. La región media (subcortical) se conecta con partes del cerebro involucradas con el movimiento, atención, alerta, percepción visual, motivación y emoción.

Debido a la variedad de sus síntomas, la demencia por la enfermedad con cuerpos de Lewy puede ser difícil de diagnosticar. Para complicar más las cosas, algunas personas con enfermedad con cuerpos de Lewy también tienen la enfermedad de Alzheimer. Los científicos están tratando de entender qué causa que la enfermedad con cuerpos de Lewy se extienda, por qué progresa más en ciertas personas y no en otras, y por qué algunas personas también tienen placas y ovillos. Buena parte de las investigaciones se enfocan en detener su avance.

¿QUÉ OCURRE EN LA DEMENCIA POR LA ENFERMEDAD CON CUERPOS DE LEWY?

La demencia por la enfermedad con cuerpos de Lewy suele avanzar poco a poco a lo largo de varios años, pero varía la manera en que progresa. Actuar los sueños mientras la persona está dormida suele ser uno de los primeros síntomas.

Esto puede ocurrir años o incluso décadas antes de que aparezcan otros síntomas.

En la demencia con cuerpos de Lewy, el pensamiento tiende a verse afectado antes de que surjan problemas de movimiento como rigidez, lentitud, falta de equilibrio y temblores (parkinsonismo). En la demencia por la enfermedad de Parkinson, los problemas con el movimiento empiezan antes de que se vean afectadas las capacidades de pensamiento. Distintos grados de atención, alerta y capacidades que mejoran y empeoran (fluctuaciones cognitivas) también se manifiestan en la demencia por la enfermedad con cuerpos de Lewy. También puede ocurrir que las personas vean cosas que no son reales (alucinaciones visuales).

En promedio, la gente vive entre cinco y diez años después de haber sido diagnosticada con demencia por la enfermedad con cuerpos de Lewy. Algunas personas se deterioran rápidamente, mientras que en otras la enfermedad avanza más lento. Algunas personas viven más de 10 años, mientras que otras sólo viven un par de años después del diagnóstico. La demencia por la enfermedad con cuerpos de Lewy suele avanzar más rápido en personas que también tienen alzhéimer.

La velocidad con que avanza la enfermedad con cuerpos de Lewy depende de muchos factores. Por ejemplo, los medicamentos que disminuyen el nivel de dopamina o acetilcolina en el cerebro pueden empeorar los síntomas y provocar que la enfermedad progrese más rápido. En este capítulo, aprenderás más al respecto.

¿Quién está en riesgo?

La demencia por la enfermedad con cuerpos de Lewy es más común en personas mayores de 60 años, y los hombres son más propensos que las mujeres. Las mujeres a quienes se les retiran ambos ovarios a una edad temprana (antes de los 45 años) aparentemente tienen un mayor riesgo de desarrollarla.

Sólo en Estados Unidos, este tipo de demencia afecta a más de un millón de personas. La demencia por la enfermedad con cuerpos de Lewy suele afectar a adultos de entre 50 y 85 años de edad. Hasta 2 de cada 10 personas con demencia tienen sólo demencia por la enfermedad con cuerpos de Lewy, pero muchas también presentan algunos cambios cerebrales característicos de la enfermedad de Alzheimer.

Los antecedentes familiares podrían jugar un papel importante en el riesgo de una persona de desarrollar demencia por la enfermedad con cuerpos de Lewy, pero por lo regular esto sólo ocurre cuando varios familiares tienen antecedentes de demencia o parkinsonismo. Cuando se trata de sólo un miembro de la familia con antecedentes de la

CUATRO TÉRMINOS BÁSICOS

Los términos enfermedad con cuerpos de Lewy, demencia por la enfermedad con cuerpos de Lewy, demencia con cuerpos de Lewy y demencia por la enfermedad de Parkinson son términos relacionados pero distintos.

A continuación, explicamos qué significa cada uno de ellos y cómo se relacionan entre sí.

La enfermedad con cuerpos de Lewy se refiere a la acumulación anormal de alfa sinucleína. Los cuerpos de Lewy resultan de una acumulación de esta proteína al interior de las células del cuerpo. Una acumulación de esta proteína en las ramas de las células provoca que se formen neuritas de Lewy.

La enfermedad con cuerpos de Lewy que sólo se observa en el tronco encefálico tiende a derivar en la enfermedad de Parkinson. La enfermedad con cuerpos de Lewy que se extiende a otras zonas del cerebro ocasiona que la gente desarrolle demencia por la enfermedad con cuerpos de Lewy, lo cual resulta ya sea en demencia con cuerpos de Lewy o demencia por la enfermedad de Parkinson.

La demencia por la enfermedad con cuerpos de Lewy se refiere ya sea a la demencia con cuerpos de Lewy o a la demencia por la enfermedad de Parkinson.

La demencia con cuerpos de Lewy causa problemas con el pensamiento y las actividades cotidianas que una persona siempre ha sido capaz de hacer.

La demencia con cuerpos de Lewy se caracteriza por la presencia de al menos dos de estos síntomas: actuar los sueños mientras se duerme (trastorno de la conducta del sueño rem); síntomas motrices que pueden incluir rigidez, lentitud, postura encorvada, rostro de máscara (reducción de las expresiones faciales), temblores, falta de equilibrio (parkinsonismo); momentos en los que la atención, la alerta y las capacidades están afectadas y luego mejoran (fluctuaciones cognitivas); y ver imágenes de objetos, animales o personas que no son reales (alucinaciones visuales).

Los síntomas del parkinsonismo (rigidez motriz, lentitud, postura encorvada, rostro de máscara, temblores y falta de equilibrio) suelen ocurrir menos de un año antes de que se desarrollen síntomas de demencia.

La demencia por la enfermedad de Parkinson, como su nombre lo indica, es un tipo de demencia que afecta a quienes tienen la enfermedad de Parkinson. Se refiere al parkinsonismo que antecede el desarrollo de demencia.

La demencia por la enfermedad de Parkinson suele avanzar más lento que la demencia con cuerpos de Lewy.

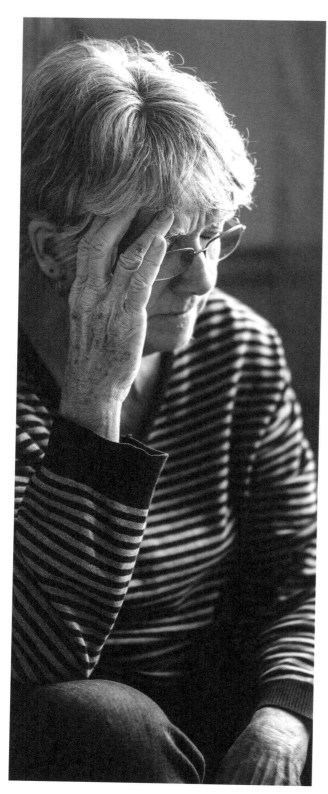

enfermedad, el riesgo de que otros familiares la desarrollen es poco elevado. Algunas formas raras y hereditarias de la enfermedad pueden transmitirse de generación en generación. Estas formas suelen afectar a personas de 20, 30 o 40 años y más. Incluso si una familia tiene una forma genética conocida de la enfermedad, es posible que algunos miembros de la familia no la hereden.

Se han realizado múltiples investigaciones para mejorar la identificación de la demencia por la enfermedad con cuerpos de Lewy. El historial clínico, examen neurológico, estudios de imagenología, y ciertos indicadores en la sangre y el líquido que rodea el cerebro y la médula espinal (líquido cefalorraquídeo) juegan un rol en el diagnóstico de la enfermedad, como aprenderás más adelante.

En este capítulo, conocerás qué medicamentos y otras terapias pueden ayudar con los síntomas. Sin embargo, algunos medicamentos con y sin receta pueden empeorarlos. Además, la gente con demencia por la enfermedad con cuerpos de Lewy tiende a responder mejor a ciertos medicamentos que las personas con alzhéimer. Ésta es una de las razones por las que es tan importante hacer un diagnóstico oportuno y adecuado. Entre antes se haga, será más factible encontrar el tratamiento adecuado para promover una mejor calidad de vida durante más tiempo.

INDICIOS Y SÍNTOMAS

Como has aprendido hasta ahora, en la demencia por la enfermedad con cuerpos de Lewy, los cambios pueden limitarse a ciertas partes del cerebro, o pueden extenderse a otras partes. Debido a estas diferencias, no todas las personas experimentan los mismos síntomas o la misma cantidad de cambios cognitivos a lo largo del tiempo.

A continuación, compartimos más información sobre cada uno de los indicios y síntomas clave de la demencia por la enfermedad con cuerpos de Lewy.

Cambios cognitivos y demencia

Los problemas de atención, percepción visual y procesamiento espacial suelen estar entre los primeros desafíos de la demencia por la enfermedad con cuerpos de Lewy. Esto es distinto a lo que ocurre en la enfermedad de Alzheimer, en donde estos síntomas no se desarrollan hasta más adelante. Al igual que con el alzhéimer, algunas personas con demencia por la enfermedad con cuerpos de Lewy también pueden tener dificultades para recordar detalles de conversaciones o eventos recientes.

Por lo regular, estos cambios hacen que sea más difícil pensar y poner atención a más de una cosa a la vez. A una persona con demencia por la enfermedad con cuerpos de Lewy puede tomarle más tiempo procesar lo que dice alguien más, no retener todos los detalles de la información rápidamente, y tardar más tiempo en responder o expresar pensamientos o ideas. Los problemas de atención también ocasionan que una persona sea más propensa a distraerse.

Aquí compartimos algunos ejemplos de cómo se manifiestan estos cambios.

Cualquier persona puede tener lapsus de atención, pero una persona con demencia por la enfermedad con cuerpos de Lewy puede ser más propensa a decir cosas como "Perdí el hilo de mi pensamiento" o "Se me olvidó lo qué iba a decir" o preguntar "¿Para qué vine aquí?". Este tipo de pensamiento distraído puede dificultar hacer planes, priorizar, hacer cálculos mentales, o entender explicaciones largas, textos o tramas de una historia. A veces, estos problemas interfieren con la memoria.

Los problemas de percepción visual y procesamiento espacial ocasionan que sea difícil reconocer un objeto de un ángulo inusual o en un lugar con poca iluminación. Por ejemplo, alguien puede confundir unas migajas con insectos o una lámpara con una persona. Estas dificultades pueden complicar el reconocimiento de un objeto específico entre varios objetos. También puede ser más difícil calcular una distancia o lograr que un objeto quepa en un lugar determinado.

Estos problemas no siempre son evidentes, pero a veces pueden afectar la capacidad de una persona para hacer ciertas cosas. Hacer reparaciones, hacer labores de carpintería, coser, hacer artesanías o empacar una maleta son ejemplos de esto.

La gente con demencia por la enfermedad con cuerpos de Lewy suele ser capaz de reconocer rostros y emociones, pero algunas personas pueden identificar a otras erróneamente a medida que avanza la enfermedad. Aunque los problemas visuales presentes en la demencia por la enfermedad con cuerpos de Lewy no son ocasionados por una debilidad visual, es recomendable hacerse exámenes de la vista con regularidad.

Trastorno de la conducta del sueño REM

El trastorno de la conducta del sueño de movimientos oculares rápidos (REM) afecta a más de la mitad de las personas con demencia por la enfermedad con cuerpos de Lewy, y provoca que actúen sus sueños mientras duermen.

Los movimientos durante el sueño coinciden con lo que la persona está soñando. Pueden ser sutiles o vigorosos, y causar lesiones a la persona con demencia o a quien duerme con él.

Algunos temas comunes incluyen pelear, defenderse de otros, practicar algún deporte o correr. Las mujeres tienden a tener sueños menos vigorosos que los hombres.

El trastorno de la conducta del sueño REM se relaciona con una alteración en el funcionamiento del tronco encefálico inferior y una pérdida de la parálisis que comúnmente ocurre mientras soñamos. A menos que provoque que la persona se despierte, el trastorno de la conducta del sueño REM no suele interferir con el sueño de la gente.

Por lo regular, no es necesario despertar a alguien que está actuando un sueño a menos que esté en peligro inminente. Algunas acciones que pueden ayudar con el tema de la seguridad son mover objetos afilados lejos de la cama, bajar la cama o hacer que quienes comparten recámara con la persona afectada se cambien de habitación.

Este trastorno del sueño puede ocurrir años e incluso décadas antes de que aparezcan otros síntomas de demencia por la enfermedad con cuerpos de Lewy. Un estudio muestra que casi dos terceras partes de las personas diagnosticadas con este trastorno desarrollan parkinsonismo o demencia más adelante. El trastorno de la conducta del sueño REM suele disminuir conforme aparecen otros síntomas de demencia por la enfermedad con cuerpos de Lewy.

Los síntomas de otros trastornos del sueño, como apnea del sueño grave, sonambulismo y confusión nocturna pueden asemejarse al trastorno de la conducta del sueño REM, por lo que es importante recibir un diagnóstico preciso. El tratamiento para el trastorno de la conducta del sueño REM es distinto al de otros trastornos del sueño, por lo que quizá sea necesario realizar un estudio del sueño conocido como polisomnografía nocturna.

Fluctuaciones en la atención, la alerta y la capacidad para pensar

En la demencia por la enfermedad con cuerpos de Lewy, la palabra *fluctuaciones* describe episodios en los que la atención y la alerta empeoran y luego mejoran hasta regresar a un nivel normal o casi normal. Luego vuelven a empeorar, y luego a mejorar, y así sucesivamente.

Esto provoca situaciones en las que una persona puede realizar una tarea, luego no puede, y luego vuelve a hacerla más adelante. Los cuidadores comúnmente describen estos episodios como "buenos y malos momentos" que van y vienen.

Durante los episodios "malos", una persona con demencia por la enfermedad con cuerpos de Lewy puede:

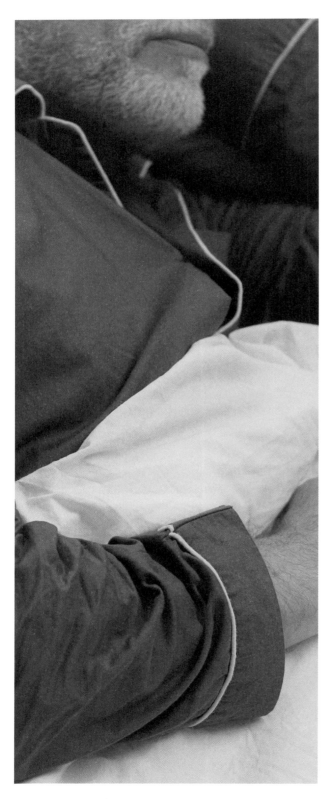

- Ser menos capaz de seguir lo que alguien dice
- Procesar información más despacio que antes
- Tener la mirada perdida en el espacio (pero responder cuando alguien habla)
- Parecer desconectado, con mirada vidriosa, somnoliento o más distraído de lo normal
- Hablar fuera de contexto o tema
- Hablar de forma desorganizada, inconexa o ilógica
- Ser incapaz de resolver algo o llevar a cabo una tarea, pero poder realizarla más adelante

A los episodios "malos" les siguen episodios "buenos" en los que la persona parece estar más alerta, lúcida, concentrada, lógica, capaz de entender y comunicarse, y puede realizar tareas que no había podido realizar antes.

Las fluctuaciones entre los episodios "malos" y "buenos" pueden cambiar en cuestión de minutos, horas o días. Incluso cada episodio puede durar varias semanas. Las fluctuaciones pueden ocurrir en cualquier momento del día, y no se restringen únicamente a las horas del atardecer o la noche. A medida que avanza la demencia y empeoran las capacidades cognitivas, las fluctuaciones pueden volverse menos extremas.

Las fluctuaciones ocurren en cerca de 3 de cada 4 personas con demencia por la enfermedad con cuerpos de Lewy. Son una de las principales fuentes de estrés para los cuidadores y pueden resultar costosas debido a que implican visitas constantes a la sala de urgencias y la realización de pruebas para descartar otras causas, como convulsiones o embolias. También deben descartarse otras causas de somnolencia o confusión como el consumo de alcohol, efectos secundarios de medicamentos, infecciones, dolor y estrés. Todo esto puede provocar o empeorar cambios en el estado mental y el funcionamiento de la persona.

Parkinsonismo

La demencia por la enfermedad con cuerpos de Lewy puede causar algunos o todos estos síntomas relacionados con el movimiento:

- Movimiento lento
- Músculos rígidos, incluyendo tensión en la garganta que dificulta la acción de tragar y propicia el babeo
- Postura encorvada
- Reducción de las expresiones faciales (rostro con apariencia de máscara)
- Disminución del parpadeo
- Tendencia a no mover los brazos al caminar

- Pasos cortos y arrastrados
- Temblor de manos
- Problemas de equilibrio

Los síntomas relacionados con el movimiento son aquellos que se vinculan con la enfermedad de Parkinson, por eso se hace referencia a ellos como parkinsonismo.

Aunque el parkinsonismo afecta a muchas personas con demencia por la enfermedad con cuerpos de Lewy, hay gente que nunca lo desarrolla. A veces el parkinsonismo y los cambios cognitivos ocurren al mismo tiempo; para otras personas, el parkinsonismo se desarrolla poco después o varios años después de que empiecen los cambios cognitivos.

El parkinsonismo en la demencia por la enfermedad con cuerpos de Lewy y la enfermedad de Parkinson es ocasionado por la enfermedad con cuerpos de Lewy y la pérdida celular en la parte del tronco encefálico que produce dopamina.

Los síntomas motrices de la demencia por la enfermedad con cuerpos de Lewy y la enfermedad de Parkinson son los mismos, pero en la demencia por la enfermedad con cuerpos de Lewy, estos síntomas tienden a ser más leves, la rigidez suele ocurrir en ambos lados del cuerpo y el temblor en las manos suele ser menos común.

Alucinaciones visuales

Las alucinaciones visuales involucran ver imágenes completamente formadas que en realidad no están presentes. Suelen ser imágenes de gente, niños o animales, pero también pueden ser imágenes de objetos o insectos. Comúnmente las imágenes aparentan ser reales. Pueden o no moverse, y a veces pueden ser bastante detalladas.

Las alucinaciones visuales pueden ocurrir de manera ocasional, una vez al mes, una vez a la semana o diariamente. La persona que observa las imágenes puede no distinguir si son reales o no, pero por lo regular las imágenes no suelen provocar miedo o angustia.

En la demencia por la enfermedad con cuerpos de Lewy, las alucinaciones visuales pueden desarrollarse en las etapas leves o tempranas de la enfermedad. Por otro lado, en la enfermedad de Alzheimer, las alucinaciones visuales tienden a desarrollarse en las etapas avanzadas.

Más de dos terceras partes de las personas con demencia por la enfermedad con cuerpos de Lewy tienen alucinaciones visuales dentro de los cinco años posteriores a la primera aparición de los problemas del pensamiento.

Las alucinaciones visuales parecen estar relacionadas con valores bajos de acetilcolina en el cerebro. Esta sustancia

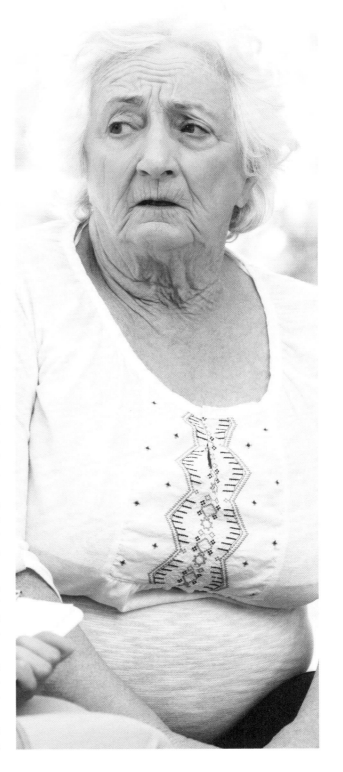

química se asocia con síntomas como confusión y alucinaciones. Las alucinaciones visuales también pueden ser ocasionadas por problemas en las zonas del cerebro responsables del procesamiento visual o sueños que invaden la vigilia.

Errores de percepción visual

Debido a que causa problemas con el procesamiento visual, la demencia por la enfermedad con cuerpos de Lewy suele ocasionar que una persona vea un objeto y lo confunda con otra cosa.

Una persona con demencia por la enfermedad con cuerpos de Lewy puede confundir una lámpara con una persona, partículas de polvo con insectos, el patrón de una alfombra o una colcha con insectos, serpientes o animales. A veces, puede parecer que los objetos se mueven.

Estos errores de visión se llaman percepciones erróneas y no alucinaciones porque involucran objetos reales. Mover un objeto, reemplazarlo o alumbrar más una habitación puede ayudar. La gente con demencia por la enfermedad con cuerpos de Lewy que tiene percepciones erróneas es más propensa a ver cosas que no son reales (alucinaciones visuales).

Delirios o creencias falsas

Las creencias falsas o el pensamiento delirante pueden ocurrir en la demencia por la enfermedad con cuerpos de Lewy. Cuando alguien con demencia por la enfermedad con cuerpos de Lewy no puede comprender las imágenes que ve, esto puede resultar en creencias falsas. Por ejemplo, si una persona con demencia por la enfermedad con cuerpos de Lewy ve a alguien en una habitación cuando en realidad no hay nadie ahí, la persona con demencia puede pensar que hay un extraño en la casa incluso cuando no es así.

Un segundo tipo de creencia falsa común en la demencia por la enfermedad con cuerpos de Lewy se conoce como síndrome de Capgras. El síndrome de Capgras es la creencia falsa de que un ser querido, casi siempre un cónyuge, pero a veces puede ser un hijo o hija adulto, es un duplicado exacto o un impostor.

En esta situación, la persona con el síndrome de Capgras puede creer que un individuo luce, suena y actúa exactamente como su ser querido, pero que no es su ser querido. A veces las personas con demencia por la enfermedad con cuerpos de Lewy creen que existe más de una versión de su ser querido, como una "Louise buena" y una "Louise mala". Aunque el síndrome de Capgras puede observarse en otros tipos de demencia, es más común en la demencia por la enfermedad con cuerpos de Lewy.

También pueden ocurrir otros delirios o creencias falsas, como sentir paranoia o sospechar o creer erróneamente que un cónyuge ha sido infiel. Estos delirios comúnmente se relacionan con preocupaciones o miedos antiguos, con miedos o incomodidad actuales de quedarse solos, o con preocupaciones de ser incapaz de manejar las cosas de forma independiente. Estos delirios también pueden presentarse en una persona con problemas para manejar las emociones intensas (miedo, ansiedad, enojo), habilidades de razonamiento deterioradas, y poca o nula conciencia de sus dificultades cognitivas.

Malinterpretar señales sociales es otro síntoma de demencia por la enfermedad con cuerpos de Lewy. Una persona con demencia por la enfermedad con cuerpos de Lewy puede creer que la gente se está riendo o hablando sobre ella cuando ve a los demás reírse o hablar. Algo que puede servir para aliviar estos malentendidos es incluir a la persona con demencia por la enfermedad con cuerpos de Lewy en la conversación al mirarla a los ojos o sonreír y explicarle las cosas de forma breve y clara.

Mala regulación del funcionamiento corporal (disfunción autónoma)

La demencia por la enfermedad con cuerpos de Lewy afecta el sistema nervioso autónomo, que es la parte del cerebro involucrada en los procesos que el cuerpo regula sin ningún esfuerzo tuyo. La presión arterial, el ritmo cardiaco, la sudoración, la digestión y el funcionamiento de la vejiga son algunos ejemplos. La disfunción autónoma describe problemas con estos procesos.

Los problemas de tensión arterial pueden provocar mareo al levantarse, al subir escaleras o después de permanecer de pie durante un periodo determinado de tiempo. Una baja en la presión arterial también puede provocar que alguien sufra una caída o se desmaye. También puede ocurrir que la orina deje de fluir de forma normal o que la vejiga no se vacíe completamente, lo cual puede derivar en problemas de retención urinaria e infecciones de la vejiga. Éstos son sólo algunos ejemplos de disfunción autónoma.

Somnolencia diurna

La somnolencia diurna involucra sentir un cansancio tal que estás listo para irte a dormir en cualquier momento. Por otro lado, la somnolencia diurna excesiva ocurre cuando alguien duerme mucho durante el día, incluso tras haber dormido bien la noche anterior. Ambos síntomas son comunes en la demencia por la enfermedad con cuerpos de Lewy. Aunque primero es importante descartar otras causas

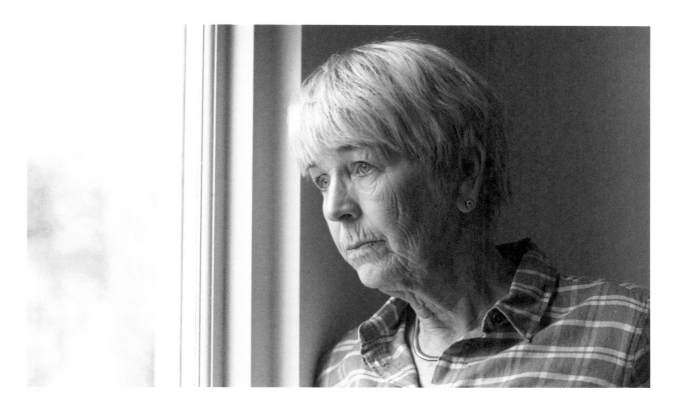

para estos problemas, como no dormir lo suficiente durante la noche, roncar, ingerir alcohol en exceso, efectos secundarios de medicamentos, infecciones, una lesión reciente u otras razones médicas que expliquen la somnolencia.

Determinar qué se considera excesivo depende de qué tanto la somnolencia diurna interfiera con la vida cotidiana de una persona y cómo se compara con los niveles previos de vigilia matutina. Dos o más horas de sueño durante el día suelen considerarse más de lo esperado.

La decisión de abordar la somnolencia diurna y el exceso de somnolencia matutina depende de qué tan disruptiva sea. A veces sirve hacer más actividades durante el día y tener momentos de descanso. Para otros, tomar pequeñas siestas durante el día ayuda a promover un mejor funcionamiento a lo largo de la jornada. Mejorar el sueño durante la noche, reducir los ronquidos y tomar medicamentos para estar más alerta durante el día son otras opciones.

Apatía

En la demencia por la enfermedad con cuerpos de Lewy, la apatía puede relacionarse con moverse de manera más lenta y tardar más tiempo en encontrar las palabras que uno quiere decir, pensar en ideas, o completar una tarea. La apatía también suele relacionarse con los problemas cognitivos, como saber qué debe hacerse primero (priorizar).

La falta de interés o emoción también son rasgos de la apatía. Una persona puede mostrarse indiferente, no expresar ninguna emoción, aparentar desinterés, interesarse poco o nada en actividades o personas. Rasgos emocionales como éstos pueden relacionarse con niveles más bajos de dopamina en el cerebro causada por la demencia por la enfermedad con cuerpos de Lewy.

La apatía también puede ser síntoma de depresión, y puede asociarse con sentimientos de tristeza, una sensación de pérdida y sentirse abrumado. Una de las mejores formas de distinguir entre la apatía o la depresión puede ser preguntarle a la persona directamente sobre su estado de ánimo y sentimientos.

Depresión

En la demencia por la enfermedad con cuerpos de Lewy, la depresión puede ser una reacción a las pérdidas y limitaciones físicas vinculadas con la demencia. Esto comúnmente se observa en personas que están conscientes de sus dificultades y que se sienten tristes y frustradas por su incapacidad de hacer las cosas que antes disfrutaban.

La depresión también se relaciona con cambios químicos en el cerebro, y con cambios en las zonas emocionales del cerebro que se ven afectadas por la enfermedad con cuerpos de Lewy. A veces la depresión se manifiesta como tristeza. Para otras personas, la depresión se expresa como ansiedad o miedo. Y otros más expresan la depresión en términos de irritabilidad o nerviosismo.

Ansiedad, miedo, nerviosismo

La demencia por la enfermedad con cuerpos de Lewy puede producir arranques o respuestas emocionales inapropiadas o exageradas para la situación. Pueden incluir enojo, ataques de pánico, combatividad, o cualquier expresión intensa o extrema de emoción. Algunos disparadores comunes para las personas con este padecimiento incluyen: sentir frustración, que sus necesidades o deseos personales son ignorados, que están en peligro, que los demás no los escuchan o toman en serio, que alguna persona está en su contra o les impide conseguir lo que necesitan.

Es importante reconocer que el nerviosismo y otras señales de estrés en una persona con demencia por la enfermedad con cuerpos de Lewy suelen ser reacciones razonables al entorno y la situación. Por ejemplo, perder la independencia, sentirse excluidos de las decisiones, o de pronto tener a un perfecto desconocido ayudándolos a ducharse puede hacer que cualquiera (con o sin demencia) responda con nerviosismo o enojo. En estas circunstancias, abordar la causa de origen de la preocupación es crucial.

Además, es importante mantener la calma y usar un tono de voz cálido, paciente y agradable. Lo mejor es no discutir, alzar la voz, minimizar la preocupación de la persona, o dar explicaciones largas. En vez de eso, habla despacio y usa oraciones cortas. Dile a la persona que escuchas y entiendes su preocupación. Hazla sentir segura, valida sus sentimientos y muéstrale que estás de su lado. Esto se conoce como el enfoque de "seguir la corriente para llevarse bien". En el capítulo 17, aprenderás más sobre éste y otros enfoques similares.

A veces, se recurre a los medicamentos para calmar a la persona a corto plazo. También se podría recetar un antidepresivo para regular las reacciones intensas relacionadas con la demencia por la enfermedad de cuerpo de Lewy.

DIAGNÓSTICO

No existe una prueba que pueda identificar la demencia por la enfermedad con cuerpos de Lewy. Sólo puede confirmarse al examinar el cerebro de una persona después de su muerte. Durante la vida de una persona, los médicos diagnostican la demencia por la enfermedad con cuerpos de Lewy con base en la presencia de los indicios y síntomas sobre los cuales estás leyendo en este capítulo.

En términos generales, una persona diagnosticada con demencia por la enfermedad con cuerpos de Lewy experimenta un cambio en sus habilidades de pensamiento, las cuales se han deteriorado, y esto hace que la persona tenga dificultades para manejar las actividades cotidianas que solía hacer de forma independiente.

Una persona diagnosticada con demencia con cuerpos de Lewy tiene dos o más de estos indicios y síntomas:

- Fluctuaciones en la atención y la alerta
- Actuar sueños mientras duerme (trastorno de la conducta del sueño REM)
- Síntomas de movimiento (parkinsonismo) como rigidez motriz, lentitud y falta de equilibrio que no son provocados por medicamentos, embolia u otra lesión cerebral conocida
- Ver cosas que no son reales (alucinaciones visuales), incluyendo personas, animales u objetos

Otros indicios y síntomas que pueden sugerir que alguien tiene demencia por la enfermedad con cuerpos de Lewy incluyen:

- Problemas con los procesos regulados por el cuerpo (disfunción autónoma), como presión arterial, temperatura y sudoración, digestión, funcionamiento del intestino y la vejiga.
- Creencias falsas o delirios.
- Oír cosas que no son reales (alucinaciones auditivas), como zumbidos, el timbre de una puerta, música, la puerta de un coche o voces apagadas.
- Apatía, depresión, ansiedad o nerviosismo.
- Sensibilidad a los neurolépticos u otros medicamentos que bloquean la dopamina y causan o empeoran el parkinsonismo (ver página 174).
- Pérdida del sentido del olfato.
- Sensibilidad a los medicamentos anticolinérgicos que bloquean la acetilcolina, causando o empeorando el deterioro cognitivo, las fluctuaciones y las alucinaciones (ver página 175).

Pruebas que quizá debas realizarte

Después de considerar los síntomas y el historial clínico de la persona, un médico puede recomendar que se hagan pruebas adicionales para confirmar o descartar la demencia por la enfermedad con cuerpos de Lewy. A continuación, leerás un poco más sobre estas pruebas que son similares a aquellas utilizadas para diagnosticar otras formas de demencia. Puedes volver a estudiar estas pruebas y leer más a detalle sobre ellas en el capítulo 4.

Examen neurológico y físico. Un médico puede buscar indicios de parkinsonismo u otras condiciones médicas que expliquen los indicios y síntomas. Un médico también puede evaluar los reflejos, fuerza y tono muscular. También pueden evaluarse el sentido del tacto y el olfato, así como la forma de caminar y mantener el equilibrio de una persona.

Pruebas de capacidades mentales. Un médico puede usar una prueba de detección rápida para buscar si existen cambios en el pensamiento. Esta prueba no puede distinguir entre la demencia por la enfermedad con cuerpos de Lewy y la demencia por alzhéimer, pero sí puede confirmar si se requieren más pruebas.

De ahí, las pruebas neuropsicológicas ofrecen una mirada más detallada de las habilidades de pensamiento (atención, memoria, lenguaje, procesamiento visual y razonamiento) de una persona, así como el funcionamiento de las emociones. Los resultados de estas pruebas se comparan con aquellos obtenidos por personas de la misma edad y nivel educativo.

Las pruebas neuropsicológicas ayudan a mostrar si los problemas con el funcionamiento cognitivo son mayores de lo esperado en un proceso de envejecimiento normal. Muestran patrones de fortalezas y dificultades, y ayudan a determinar si una persona tiene una cognición normal, deterioro cognitivo leve o demencia. También pueden mostrar qué tan grave es la demencia. Las pruebas neuropsicológicas pueden repetirse a lo largo del tiempo para ayudar a monitorear el avance de la enfermedad.

Análisis de sangre. Los análisis de sangre pueden utilizarse para ver si un problema metabólico, como la falta de vitamina B12 o una tiroides poco activa, podrían estar ocasionando indicios y síntomas parecidos a los de la demencia. Aunque en la actualidad no existe un análisis de sangre que detecte la demencia por la enfermedad con cuerpos de Lewy, los investigadores están estudiando a personas con esta enfermedad en aras de desarrollar marcadores que puedan analizarse en la sangre para diagnosticar este tipo de demencia.

Estudios de imagenología cerebral. Se puede utilizar una resonancia magnética (IRM) o una tomografía computarizada

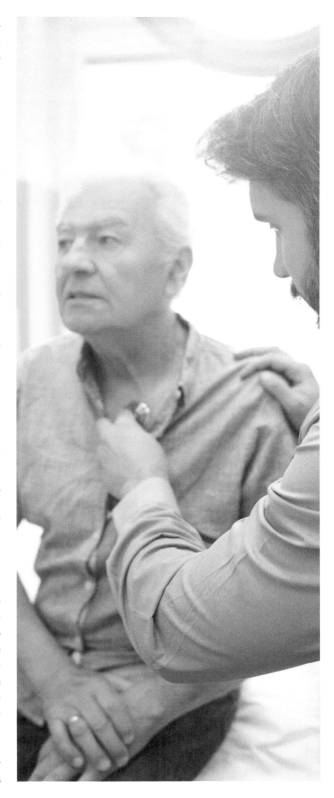

(TC) para ver si existe un problema estructural (embolia, sangrado, tumor o acumulación de líquido en el cerebro por hidrocefalia de presión normal) que está causando los síntomas.

Los estudios de imagenología también muestran diferencias entre los tipos de demencia. Por ejemplo, una resonancia magnética logra distinguir entre la demencia por alzhéimer y la demencia con cuerpos de Lewy. En la enfermedad de Alzheimer, una resonancia magnética o tomografía computarizada mostraría encogimiento en el hipocampo, la parte del cerebro vinculada con la memoria. Un hipocampo que aparentemente no exhibe señales de encogimiento puede indicar que una persona tiene demencia con cuerpos de Lewy.

Un diagnóstico de demencia con cuerpos de Lewy por lo regular puede hacerse después de una evaluación clínica de rutina y una resonancia magnética o tomografía computarizada, pero también se pueden realizar otros estudios de imagenología si el diagnóstico no está claro después de un examen de rutina. Por ejemplo, otro estudio de imagenología

que puede realizarse es una tomografía por emisión de positrones (TEP), la cual observa el funcionamiento del cerebro (fluorodesoxiglucosa). Un patrón específico de cambios en este estudio puede mostrar si alguien tiene demencia con cuerpos de Lewy. Ver ejemplos en la página 181.

También puede utilizarse un estudio de imagenología conocido como SPECT con ioflupano (también llamado DaTscan) que mide el nivel de transportadores de dopamina en el cerebro. Los cuerpos de Lewy en el tronco encefálico se vinculan con niveles más bajos de transportadores de dopamina. Como aprendiste antes, una caída en los valores de dopamina causa problemas con las habilidades motrices y otras funciones del cerebro. Para ver ejemplos de un DaTscan, consulta la página 182.

La gammagrafía cardiaca con metaiodobencilguanidina (MIBG) es otro estudio de imagenología que puede emplearse. Muestra cambios en el funcionamiento del corazón que están ligados con la demencia con cuerpos de Lewy. Este estudio permite distinguir entre la demencia con cuerpos de Lewy y la enfermedad de Alzheimer. Comúnmente utilizada

Las resonancias magnéticas que aparecen más adelante ilustran una de las diferencias clave entre la enfermedad de Alzheimer y la demencia por la enfermedad con cuerpos de Lewy: qué tanto se afecta la memoria. La imagen de la derecha es el cerebro de alguien con enfermedad de Alzheimer. La flecha apunta hacia el hipocampo, que es más pequeño de lo normal (recordarás que el hipocampo es el conmutador central del sistema de memoria del cerebro).

Compara eso con la imagen de la izquierda, un cerebro afectado por la demencia a causa de la enfermedad con cuerpos de Lewy. El hipocampo es más o menos del mismo tamaño que el de un cerebro normal. El hipocampo más pequeño en la imagen del alzhéimer muestra por qué los problemas de memoria son uno de los primeros síntomas de la enfermedad de Alzheimer, pero no de la demencia por la enfermedad con cuerpos de Lewy.

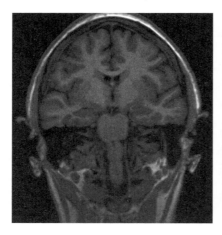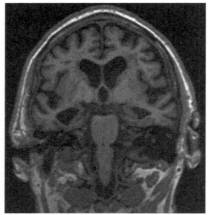

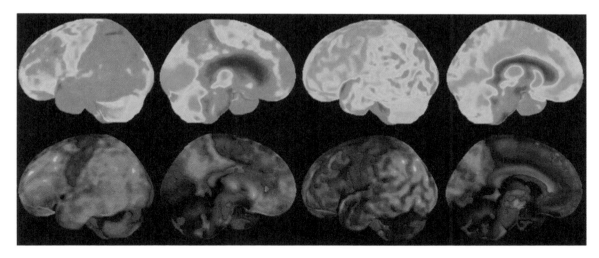
en Japón, esta prueba rara vez se emplea en Estados Unidos para diagnosticar la demencia con cuerpos de Lewy.

Otras pruebas. Un estudio del sueño durante la noche (polisomnografía nocturna) puede utilizarse para detectar la presencia del trastorno de la conducta del sueño REM o encontrar otras causas de somnolencia diurna.

Para esta prueba, se colocan electrodos en la cabeza y en las piernas, así como bandas con sensores suaves alrededor del pecho y en el dedo. Esta prueba muestra si alguien tiene tics o se sacude durante el sueño, si tiene piernas inquietas o deja de respirar mientras duerme (apnea del sueño). Cualquiera de estos síntomas puede alterar la calidad del sueño y fomentar la somnolencia diurna. Un estudio del sueño también puede analizar el tono muscular. Si el tono muscular está presente durante el sueño, esto puede indicar la presencia

del trastorno de la conducta del sueño REM. También pueden emplearse pruebas del funcionamiento autónomo.

RECIBIR UN DIAGNÓSTICO

Aunque no existe cura para la demencia por la enfermedad con cuerpos de Lewy, es importante tener un diagnóstico para guiar el tratamiento e informar a la persona con demencia qué debe esperar.

Hoy en día, los médicos tienen más capacidad para distinguir entre la demencia por la enfermedad con cuerpos de Lewy y otros tipos de demencia. Esto significa que alguien con este trastorno puede recibir tratamiento para sus síntomas mucho antes (y evitar tratamientos que pueden empeorar los síntomas).

Un diagnóstico también ofrece respuestas a síntomas preocupantes, muchos de los cuales se relacionan con la conducta y las emociones.

Hablar sobre el diagnóstico ofrece a las personas que viven con demencia y a sus cuidadores una oportunidad de maximizar la calidad de vida. Esto incluye recibir apoyo de familiares, amigos y profesionales de la salud, crear un ambiente seguro y planear el futuro. Aprenderás más sobre esto en el capítulo 13.

Compartir este diagnóstico puede servir para ayudar a otros a entender los cambios que podrían observar a medida que avanza el trastorno. Aunque la demencia por la enfermedad con cuerpos de Lewy se descubrió a principios de 1900, el primer caso fue descrito hasta 1961, y el primer conjunto de criterios utilizados para diagnosticarla estuvo disponible hasta 1996. Esto quiere decir que en realidad la gente apenas está empezando a reconocer y aprender sobre este tipo de demencia.

Por encima de todo, después de recibir un diagnóstico, es importante enfocarse en las fortalezas, disfrutar cada día y aprovechar tu tiempo al máximo. Esto aplica tanto para las personas que viven con demencia por la enfermedad con cuerpos de Lewy como para sus cuidadores.

Las partes 4 y 5 de este libro están dedicadas a las estrategias para lidiar con un diagnóstico de demencia y cómo vivir una vida plena con demencia. En estas secciones, encontrarás estrategias para las personas con demencia y sus cuidadores.

TRATAR LA ENFERMEDAD

Debido a que no existe una cura para la demencia por la enfermedad con cuerpos de Lewy, el tratamiento está enfocado en reducir el impacto de los síntomas en la calidad de vida. Esto suele involucrar una combinación de diversas terapias.

En un DaTscan, los colores fríos (azules y verdes) muestran concentraciones bajas del transportador de la dopamina. Los colores cálidos (naranjas, rojos y blancos) muestran niveles altos. El escaneo cerebral de una persona con alzhéimer (derecha) muestra un valor casi normal del transportador de la dopamina (un escaneo normal aparece del lado izquierdo). El cerebro de alguien con demencia por la enfermedad con cuerpos de Lewy (centro) muestra un nivel mucho más bajo del transportador de la dopamina en el cerebro.

Una reducción en el valor del transportador de la dopamina es un indicio biológico de enfermedad (un biomarcador) que puede mostrar si alguien tiene demencia con cuerpos de Lewy. Una persona que tiene uno de los síntomas centrales sobre los cuales leíste en páginas anteriores y un nivel reducido del transportador de la dopamina, como se muestra en este estudio de imagenología, ayuda a mostrar la diferencia entre la demencia con cuerpos de Lewy y la enfermedad de Alzheimer. Aunque una reducción en la concentración del transportador de la dopamina facilita diagnosticar la demencia con cuerpos de Lewy, también puede deberse a otras causas, por lo que será necesario que un médico las descarte primero. También es importante mencionar que un escaneo que aparenta ser normal no elimina por completo la posibilidad de tener demencia con cuerpos de Lewy.

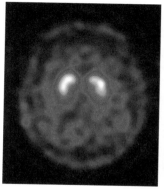 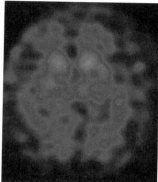 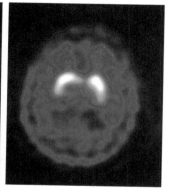

La gente con demencia por la enfermedad con cuerpos de Lewy y sus cuidadores desempeñan papeles importantes en la identificación de los síntomas que requieren mayor atención a medida que cambian con el tiempo.

MANEJAR LOS SÍNTOMAS

Algunos síntomas de la demencia por la enfermedad con cuerpos de Lewy responden bien al tratamiento durante un tiempo.

Los medicamentos, la fisioterapia y otro tipo de terapias, así como la asesoría psicológica suelen ser de ayuda. Los cambios en el entorno (hogar) también pueden reducir los síntomas y facilitar la vida cotidiana. Debido a que la demencia por la enfermedad con cuerpos de Lewy causa una amplia gama de síntomas, casi siempre se necesita un equipo de proveedores de salud.

Aprenderás sobre el manejo de los síntomas a partir de adelante.

Medicamentos

Antes de seguir leyendo, vale la pena recordar que primero se requiere un diagnóstico preciso de demencia por la enfermedad con cuerpos de Lewy, de preferencia dado por un médico experimentado en tratar este tipo de demencia. Es importante porque algunos medicamentos para la de-

mencia pueden empeorar los síntomas de la demencia por la enfermedad con cuerpos de Lewy. Además, con algunos medicamentos comúnmente se deben ajustar las dosis y balancear los efectos secundarios para obtener los mejores beneficios.

Dicho esto, por lo regular se requieren medicamentos para manejar los síntomas. Aunque la Administración de Alimentos y Medicamentos (FDA, por sus siglas en inglés) no ha aprobado ningún fármaco específico para la demencia por la enfermedad con cuerpos de Lèwy, los medicamentos ayudan a manejar los síntomas que ocasiona la enfermedad, como trastornos del sueño y presión arterial baja. De esta manera, los medicamentos pueden mejorar la calidad de vida.

A continuación, compartimos un pequeño resumen de los síntomas más preocupantes de la demencia por la enfermedad con cuerpos de Lewy y los medicamentos que se utilizan para aliviarlos.

Problemas de pensamiento (deterioro cognitivo). En la demencia por la enfermedad con cuerpos de Lewy, el deterioro cognitivo puede ocasionar:

- Pensamiento más lento, por ejemplo, que tardes más tiempo en pensar en una palabra o una idea.
- Sensación de distraerse con facilidad o perder el hilo del pensamiento.

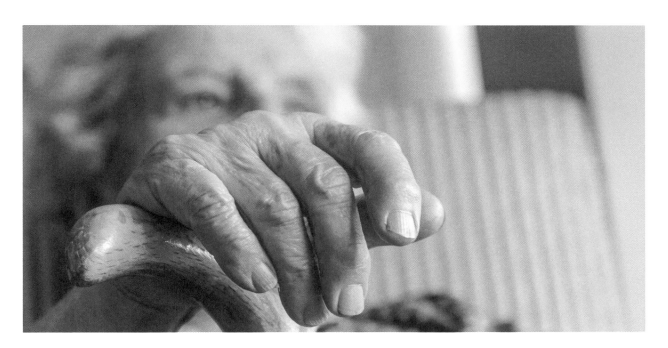

DEMENCIA POR LA ENFERMEDAD CON CUERPOS DE LEWY

FRENTE A LA DEMENCIA POR ALZHÉIMER

La gente con demencia por la enfermedad con cuerpos de Lewy puede experimentar un deterioro en sus habilidades de pensamiento como en la enfermedad de Alzheimer. De hecho, puede ser difícil distinguir entre la demencia por la enfermedad con cuerpos de Lewy y otras demencias. Éstas son algunas de las diferencias clave entre la demencia por la enfermedad con cuerpos de Lewy y la demencia por alzhéimer.

Demencia por alzhéimer	Demencia por la enfermedad con cuerpos de Lewy
Afecta en su mayoría a adultos de 65 años y más.	Suele afectar a adultos de entre 50 y 85 años.
La persona puede vivir más de 10 años después de ser diagnosticada.	La mayoría de las personas vive entre 5 y 10 años después de ser diagnosticada.
Es la causa más común de demencia.	Es la segunda causa más común de demencia degenerativa.
La pérdida de memoria es común desde el principio.	Los problemas de memoria pueden ocurrir en las etapas más tardías.
Ver u oír cosas que no son reales puede no ocurrir. Si ocurre, por lo general es en las etapas más tardías de la enfermedad.	Las personas ven cosas que no son reales desde el principio.
Las habilidades de pensamiento empeoran cada vez más con el paso del tiempo.	Las habilidades de pensamiento y la atención fluctúan; hay días en los que están mejor, otros días en los que están peor, y pueden mejorar o empeorar a lo largo del día.
Las personas no suelen tener somnolencia diurna.	Es más probable que las personas experimenten somnolencia diurna.

Aunque la demencia por la enfermedad con cuerpos de Lewy y la demencia por alzhéimer son distintas de muchas maneras, tienen características en común. Por ejemplo, las necropsias muestran que algunas personas con demencia por la enfermedad con cuerpos de Lewy pueden tener las mismas placas y ovillos característicos de la enfermedad de Alzheimer. Por otro lado, es posible que alguien con alzhéimer tenga cuerpos de Lewy en el cerebro, pero que no presente ningún síntoma de demencia por la enfermedad con cuerpos de Lewy.

Cerca de la mitad de las personas con demencia por la enfermedad con cuerpos de Lewy también tiene alzhéimer. En aquellos que tienen ambas enfermedades, quienes muestran una menor presencia de ovillos en el cerebro tienen síntomas de demencia por la enfermedad con cuerpos de Lewy casi de forma exclusiva. Quienes tienen más ovillos tienen más síntomas relacionados con la enfermedad de Alzheimer.

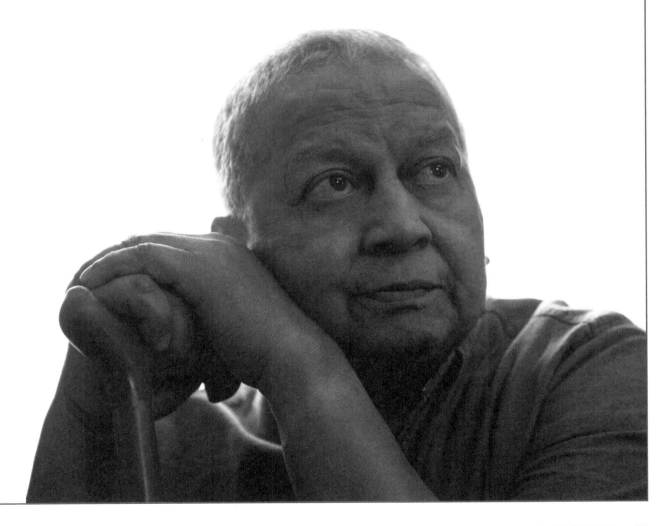

- Problemas con tareas visuales como armar, hacer coincidir o alinear cosas, u organizar cosas visualmente.
- Dificultades para planear y manejar el tiempo.

El primer paso para manejar estos síntomas es suspender los medicamentos que pueden causarlos o empeorarlos. Los medicamentos con efectos secundarios anticolinérgicos son un ejemplo de esto. Estos fármacos pueden empeorar el deterioro cognitivo, la confusión y las alucinaciones.

Como aprendiste antes, la demencia por la enfermedad con cuerpos de Lewy causa una caída dramática en el valor de acetilcolina, una sustancia química del cerebro que es importante para la atención y la concentración, el criterio, el pensamiento y la memoria. Tomar medicamentos con efectos secundarios anticolinérgicos disminuye aún más el nivel de acetilcolina, lo que empeora todavía más los síntomas de deterioro cognitivo.

Los medicamentos con efectos secundarios anticolinérgicos se venden con y sin receta, y se utilizan para curar alergias, úlceras, espasmos musculares, asma, incontinencia y temblores.

Por otro lado, los inhibidores de la colinesterasa *impulsan* la concentración de acetilcolina en el cerebro. Aunque los inhibidores de la colinesterasa fueron desarrollados para tratar la enfermedad de Alzheimer, algunas investigaciones sugieren que son mucho más útiles para tratar la demencia por la enfermedad con cuerpos de Lewy, y las mejorías que ofrecen pueden ser dramáticas.

Los inhibidores de la colinesterasa mejoran la atención y el pensamiento, y pueden hacer que las alucinaciones y otros problemas conductuales como la apatía sean menos severos y frecuentes.

A veces, las personas que toman inhibidores de la colinesterasa experimentan efectos secundarios temporales, incluyendo náuseas, diarrea, micción frecuente y sueños vívidos cuando se toman durante la noche. Algunas personas con ciertos problemas del corazón no deben tomar estos medicamentos porque pueden causar un problema del ritmo cardiaco.

Otros medicamentos que suelen utilizarse para tratar los problemas de pensamiento son la memantina (Namenda) y los antagonistas de los receptores de N-metil-D-aspartato (NMDA). Se cree que estos fármacos ayudan a proteger las células del cerebro y hacer que funcionen durante más tiempo.

Síntomas motrices. La demencia por la enfermedad con cuerpos de Lewy puede causar parkinsonismo. Los síntomas del parkinsonismo incluyen movimientos lentos, músculos rígidos, caminar arrastrando los pies, postura encorvada, reducción de las expresiones faciales, problemas para hablar fuerte y con las habilidades motrices finas. Los temblores a veces también pueden ser un síntoma.

Muchas veces el parkinsonismo es tan leve que no es necesario tratarlo con medicamentos. En vez de eso, hacer ejercicio y otras actividades puede ser suficiente para mantener los músculos fuertes y flexibles. Sin embargo, si

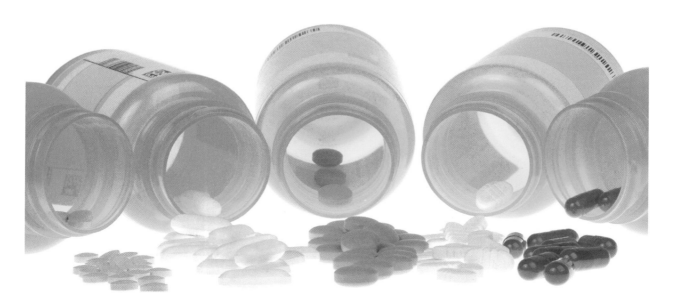

los síntomas interfieren con las actividades cotidianas, los medicamentos pueden resultar de utilidad. Cuando se usan medicamentos para tratar estos síntomas en la demencia por la enfermedad con cuerpos de Lewy, su uso debe ser constantemente monitoreado.

El primer medicamento utilizado para tratar el parkinsonismo se conoce como carbidopa/levodopa. Ayuda con la rigidez muscular y el movimiento lento, con los temblores, y puede hacer más fácil caminar, pararse de la cama o moverse.

La carbidopa/levodopa ha resultado útil para mucha gente con demencia por la enfermedad con cuerpos de Lewy. No provoca efectos secundarios para la mayoría de las personas, pero es importante empezar con una dosis baja y luego incrementarla gradualmente con el tiempo. Algunos efectos secundarios pueden incluir mareo, presión arterial baja y náuseas, y pueden hacer que la orina adopte un color oscuro.

En algunos individuos, este medicamento puede causar o empeorar las alucinaciones, aunque esto suele ocurrir cuando se toman dosis altas. Para reducir este riesgo, los médicos suelen recetar inhibidores de la colinesterasa primero.

Los agonistas de la dopamina no deben utilizarse para tratar la demencia con cuerpos de Lewy. Pueden empeorar los problemas de pensamiento y tienen más probabilidades que la carbidopa/levodopa de provocar alucinaciones y delirios.

Otro medicamento utilizado para tratar los temblores es la amantadina, un fármaco anticolinérgico que puede agravar el deterioro cognitivo y causar confusión, alucinaciones y delirios en la demencia por la enfermedad con cuerpos de Lewy.

Síntomas neuropsiquiátricos. Las creencias falsas que una persona considera reales (delirios), ver cosas que no son reales (alucinaciones visuales), el nerviosismo, la agresividad y el síndrome de Capgras, que hace que una persona crea que alguien ha sido reemplazado por un impostor, son síntomas neuropsiquiátricos de la demencia por la enfermedad con cuerpos de Lewy. La depresión y la ansiedad también entran en esta categoría.

A veces, no es necesario tratar las alucinaciones visuales con medicamentos; sobre todo cuando no provocan angustia. No es necesario convencer a la persona de que lo que está viendo no está ahí. En vez de eso, se necesita aceptar la imagen, validar los sentimientos de la persona, expresar entendimiento, preguntar sobre la imagen y dar una respuesta que tenga sentido para la persona ("muy pronto desaparecerá").

Considera que tu respuesta a las imágenes (y tus esfuerzos por convencer a tu ser querido de que no son reales) pueden provocarle más angustia.

El motivo principal para tratar las alucinaciones visuales es cuando las imágenes son demasiado angustiantes para la persona que las experimenta. Si las alucinaciones interfieren con la vida cotidiana, entonces los medicamentos pueden ser útiles.

Los inhibidores de la colinesterasa son la primera alternativa para manejar las alucinaciones y los delirios. Estos medicamentos pueden disminuir la frecuencia y la intensidad de las alucinaciones.

Rara vez se recetan medicamentos antipsicóticos atípicos, sólo cuando es estrictamente necesario. En estos casos, una dosis baja de quetiapina (Seroquel) puede ser una opción. Conforme aumentan las dosis de este medicamento, puede presentarse cansancio, confusión y caídas. En dosis más altas, este medicamento también puede agravar los síntomas que se supone que debe tratar. Si se decide utilizarlo, después de un análisis cuidadoso de sus riesgos, beneficios y alternativas, debe emplearse la dosis más baja posible, durante el menor tiempo posible.

Actualmente, se está estudiando la pimavanserina, un medicamento antipsicótico aprobado por la FDA para tratar la psicosis a causa de la enfermedad de Parkinson, como tratamiento para la psicosis relacionada con la demencia. Podría ser una opción en el futuro.

Estos medicamentos deben utilizarse con extremo cuidado, ya que pueden provocar efectos secundarios graves en hasta la mitad de las personas que los toman para este tipo de demencia. Los adultos mayores con demencia que toman estos medicamentos tienen un mayor riesgo de embolias y muerte. La FDA requiere que estos medicamentos lleven una etiqueta con una leyenda sobre los riesgos, así como un recordatorio de que no han sido aprobados para tratar los síntomas de la demencia.

Los medicamentos antipsicóticos atípicos como el haloperidol (Haldol) y la tioridazina, y otros fármacos nuevos que bloquean la dopamina, pueden causar reacciones graves que pueden resultar en parkinsonismo severo, movimientos involuntarios, pérdida permanente de algunas habilidades motrices e incluso la muerte.

El riesgo de muerte es mayor con estos medicamentos; nunca deben utilizarse en personas que tienen demencia con cuerpos de Lewy.

En conclusión: nunca deben usarse antipsicóticos y agentes que bloquean la dopamina para tratar los síntomas de la demencia por la enfermedad con cuerpos de Lewy.

MEDICAMENTOS QUE DEBES EVITAR

Antes de empezar a tomar cualquier medicamento, es importante hablar con un médico sobre sus posibles efectos secundarios.

Por ejemplo, estos medicamentos pueden causar somnolencia excesiva, problemas con las habilidades motrices y confusión:

- Benzodiacepinas, como el diazepam (Valium) y el lorazepam (Ativan), que se utilizan para relajar los músculos.
- Anticolinérgicos, que incluyen medicamentos para tratar las náuseas como la cimetidina (Tagamet HB), medicamentos utilizados para tratar úlceras (antiespasmódicos), algunos medicamentos para la vejiga como la oxibutinina (Ditropan XL, Oxytrol), antidepresivos tricíclicos, medicamentos para la acidez estomacal como metoclopramida, medicamentos como la benzatropina (Cogentin) y la amantadina que se utilizan para tratar los temblores, y el glicopirrolato (Cuvposa, otros), que se utiliza para tratar las úlceras y el babeo.
- Ciertos medicamentos sin receta con efectos anticolinérgicos, como el antihistamínico conocido como difenhidramina (Benadryl) y el dimenhidrinato (Dramamine), utilizado para tratar el mareo por movimiento.
- Medicamentos antipsicóticos atípicos como el haloperidol (Haldol) y la tioridazina, así como otros medicamentos nuevos que bloquean la dopamina. Como vimos antes, éstos pueden producir efectos secundarios graves, como problemas de pensamiento agravados, confusión y un aumento en los síntomas de parkinsonismo que puede ser irreversible, e incluso puede causar la muerte.

Siempre es mejor mantener informado a un médico sobre los medicamentos que se están tomando, ya sean con o sin receta, así como cualquier suplemento. También es importante vigilar los efectos secundarios. Toda esta información ayuda a garantizar que se esté utilizando la mejor combinación de medicamentos en las dosis apropiadas.

Los efectos secundarios pueden incluir cambios repentinos en la conciencia, dificultades para tragar, confusión que aparece súbitamente, paranoia, ver cosas que no son reales, somnolencia extrema, desmayo ocasionado por baja presión arterial, parkinsonismo nuevo o agravado, y movimientos involuntarios de las manos, pies y boca.

La depresión y la ansiedad pueden tratarse con inhibidores selectivos de la recaptación de serotonina, los antidepresivos más recetados, o bupropión (Wellbutrin SR, Wellbutrin XL y otros).

Los inhibidores selectivos de la recaptación de serotonina funcionan mejor que los antidepresivos tricíclicos. Como recordarás, la acetilcolina es una sustancia química de suma importancia para el criterio, el pensamiento y la memoria, que de por sí ya es baja en personas con demencia. Los antidepresivos tricíclicos reducen aún más el valor de esta sustancia química, lo cual puede agravar los problemas cognitivos y puede causar confusión, alucinaciones y delirios.

Alteraciones del sueño. El trastorno de la conducta del sueño REM, que provoca que las personas actúen sus sueños mientras duermen, es un problema común del sueño en la demencia por la enfermedad con cuerpos de Lewy. Otros síntomas comunes relacionados con el sueño son: somnolencia diurna excesiva y apnea obstructiva del sueño.

Debido a que la apnea obstructiva del sueño es común en la demencia por la enfermedad con cuerpos de Lewy, suele tratarse primero. De ahí, pueden utilizarse otros medicamentos para tratar otros síntomas relacionados con el sueño.

La melatonina suele ser el primer tratamiento médico utilizado para el trastorno de la conducta del sueño REM si los tratamientos sin medicamentos no ayudan.

Si la melatonina no ayuda, puede recetarse una dosis baja de clonazepam (Klonopin). Este medicamento suele utilizarse para tratar la ansiedad, los ataques de pánico y las convulsiones. El clonazepam es el único fármaco con receta que mejora los síntomas del trastorno de la conducta del sueño REM. Una dosis muy baja reduce los movimientos vigorosos. Este medicamento también sirve para tratar el síndrome de las piernas inquietas. El clonazepam puede producir somnolencia matutina, ya sea por sí solo o porque agrava la apnea del sueño durante la noche. Para algunas personas, también puede aumentar el riesgo de caídas, por lo que debe utilizarse con precaución.

Después de descartar otras posibles causas de somnolencia diurna, pueden utilizarse medicamentos que promuevan la vigilia. El modafinilo (Provigil) y el armodafinilo (Nuvigil) suelen utilizarse primero. A diferencia de los estimulantes más antiguos, no producen altas y bajas extremas, y no causan problemas de insomnio o apetito. Los efectos secundarios son poco comunes, pero pueden incluir dolores de cabeza, náuseas o ansiedad. Algunas personas utilizan estimulantes como metilfenidato (Aptensio XR, Concreta, Ritalin y otros) para ayudar con la alerta diurna. Los efectos secundarios incluyen disminución del apetito, insomnio y un ritmo cardiaco acelerado o palpitaciones.

Disfunción autónoma. La demencia por la enfermedad con cuerpos de Lewy puede causar problemas con los procesos que el cuerpo regula por sí solo (disfunción autónoma), incluyendo la sudoración, el ritmo cardiaco, la presión arterial y la temperatura corporal. Los síntomas pueden incluir presión arterial baja, incontinencia urinaria y estreñimiento. No se suelen utilizar medicamentos para tratar estos síntomas, pero pueden manejarse con varias estrategias.

Algunas personas experimentan una disminución de la presión arterial al levantarse después de estar sentadas o recostadas (hipotensión ortostática). Puede hacer que una persona se sienta mareada o aturdida o incluso a punto de desmayarse. Algunos cambios en el estilo de vida como tomar suficiente agua, no beber alcohol, elevar la cabecera de la cama y levantarse despacio pueden ayudar. Un médico también podría sugerir tomar más sal si la persona no tiene hipertensión. Las medias y otras prendas de compresión, así como las fajas estomacales, también pueden ayudar.

Una disfunción en la parte del cerebro que controla los músculos involucrados en la micción puede resultar en incontinencia urinaria, que es la incapacidad de retener la orina. Evitar los medicamentos que bloquean la acetilcolina mejora este síntoma. El estreñimiento, un síntoma relacionado, puede tratarse aumentando el consumo de fibra. Los suplementos de fibra como el *psyllium* (Metamucil, Konsyl, otros) también ayudan. El polietilenglicol también puede ser efectivo, aunque a veces se requieren terapias más fuertes para reducir el estreñimiento.

Si las alternativas de tratamiento sin medicamentos no funcionan, se puede recurrir a los medicamentos.

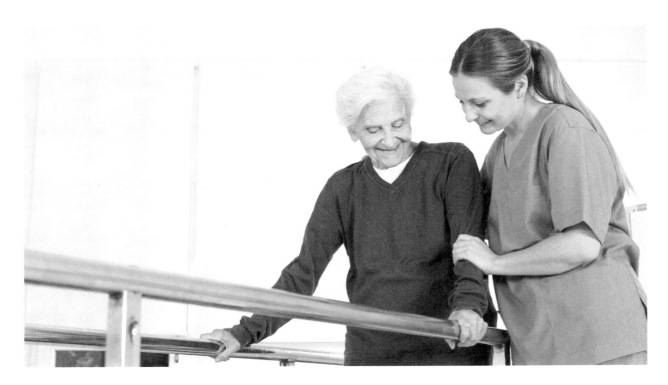

Tratamientos farmacológicos futuros. Actualmente, se están desarrollando muchos medicamentos. Aprende más en la página www.clinicaltrials.gov. Utiliza términos de búsqueda como *Lewy*, *demencia por la enfermedad con cuerpos de Lewy* y *alfa sinucleína*.

Opciones fuera de los medicamentos

Muchas estrategias que no involucran la utilización de medicamentos pueden mejorar la calidad de vida para alguien que vive con demencia por la enfermedad con cuerpos de Lewy. Éstas incluyen varios tipos de terapias y cambios que pueden hacerse en casa, tanto en el entorno físico como en el estilo de vida.

Terapia ocupacional. La terapia ocupacional mejora la calidad de vida al ayudar con las habilidades cotidianas y promover que las personas sean funcionales e independientes. La terapia ocupacional busca maneras más sencillas de llevar a cabo actividades cotidianas, como comer, vestirse, usar el baño y caminar de forma segura. Se recomienda que tanto la gente que vive con demencia como sus cuidadores participen en las sesiones de terapia ocupacional.

Fisioterapia. Un fisioterapeuta aborda los problemas del movimiento a través de ejercicios y entrenamiento. La actividad física aeróbica, el entrenamiento de fuerza y el ejercicio en el agua pueden formar parte de la fisioterapia.

Terapia del habla. Alguien que habla en voz baja o que tiene dificultades para decir palabras puede beneficiarse de la terapia del habla. También puede ayudar con los problemas para tragar.

Medicina integrativa. La práctica de utilizar la medicina convencional junto con tratamientos complementarios basados en evidencias se conoce como medicina integrativa. Se ha demostrado que muchas terapias integrativas ayudan con los síntomas de demencia por la enfermedad con cuerpos de Lewy.

Por ejemplo, la frustración y la ansiedad agravan los síntomas de la demencia. Y se ha demostrado que varias terapias ayudan a promover la relajación. Éstas incluyen: terapia musical, que consiste en escuchar música, así como tocar algún instrumento o cantar. La terapia de arte, la cual se ha demostrado que reduce la ansiedad y mejora el bienestar, ofrece oportunidades para la creatividad a través de múltiples medios.

Interactuar con animales a través de la terapia con mascotas puede mejorar el estado de ánimo y la conducta en personas que viven con demencia. Y la aromaterapia, que

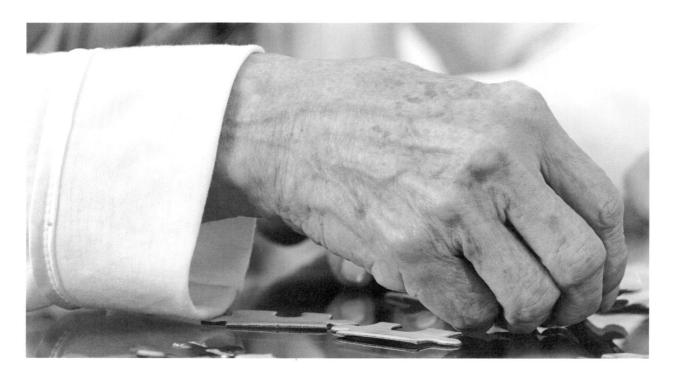

utiliza esencias de aceites vegetales aromáticos, puede reducir la ansiedad y mejorar el estado de ánimo.

Psicoterapia. Cualquier profesional certificado en salud mental ayuda a las personas que viven con demencia por la enfermedad con cuerpos de Lewy y a sus cuidadores a trabajar con emociones difíciles, y a abordar cambios y conductas. También pueden ayudarlos a planear el futuro.

Cuidados paliativos. Este tipo de terapia se enfoca en aliviar el dolor y otros síntomas de una enfermedad grave. Es distinta al cuidado de hospicio, el cual se utiliza al final de la vida y no usa medicamentos que buscan prolongar la vida.

Los cuidados paliativos pueden utilizarse en cualquier momento durante el proceso de la demencia. También pueden utilizarse junto con otros tratamientos y mejorar la calidad de vida de las personas que viven con demencia y sus cuidadores.

Utilizando un enfoque integral de la persona, los cuidados paliativos se centran en aliviar los síntomas, ofrecer apoyo y consejos a los cuidadores, y enseñar técnicas que brindan comodidad.

Transformar el entorno. Las alucinaciones, el estrés, la ansiedad, el miedo y la frustración pueden provocar que alguien con demencia por la enfermedad con cuerpos de Lewy se desquite verbal o físicamente.

Hacer cambios en el entorno donde vive la persona puede ayudar con estos sentimientos y los problemas de conducta que causan. Llevar a cabo tareas sencillas, tener una rutina constante y mantener una iluminación poco estimulante puede ayudar. Reducir el desorden, evitar las multitudes y mantener bajos los niveles de ruido también son estrategias útiles.

Intervenciones en el estilo de vida. Además de hacer cambios en el entorno, los cuidadores pueden ayudar a alguien que vive con demencia por la enfermedad con cuerpos de Lewy al:

Ofrecer seguridad. Corregir e interrogar a alguien con demencia puede empeorar su conducta.

Hablar de forma clara y sencilla. Mantén el contacto visual y habla despacio. Utiliza oraciones cortas al hablar y no presiones a la persona para que dé una respuesta. Ofrece una sola idea o instrucción a la vez. Los gestos y las señales, como apuntar hacia algún objeto, también pueden ayudar.

Fomentar el ejercicio. El ejercicio mejora el funcionamiento físico, así como los síntomas conductuales y de depresión.

Estimular la mente. Los juegos, mantenerse socialmente involucrado y las actividades que fomentan el pensamiento podrían ayudar a retrasar el deterioro cognitivo.

Establecer un ritual para la noche. Un ritual nocturno relajante puede ayudar con los problemas conductuales, que pueden empeorar durante la noche.

Elimina la distracción de la televisión, hacer quehaceres después de la cena y otras actividades. Enciende luces nocturnas para ayudar a que la persona con demencia se sienta menos desorientada. Limita el consumo de cafeína durante el día y evita las siestas matutinas para ayudar con la inquietud nocturna.

También hay formas de abordar algunos de los problemas más específicos que surgen con la demencia por la enfermedad con cuerpos de Lewy.

Por ejemplo, para reducir el riesgo de lesiones vinculadas con problemas nocturnos, como el trastorno de la conducta del sueño REM, considera mover lámparas, burós y otros muebles lejos de la cama y poner algún colchón o cojines en el piso, en caso de caídas.

Si el compañero o compañera de cama está en riesgo, debe considerarse la opción de dormir en recámaras separadas.

Reorganizar los horarios de los medicamentos que producen insomnio, como los inhibidores de la colinesterasa, también mejora la calidad del sueño.

Optimizar el bienestar

Aunque el bienestar significa una cosa distinta para cada individuo, la gente con demencia por la enfermedad con cuerpos de Lewy puede experimentar problemas similares (y, de igual manera, tener oportunidades similares) para el bienestar.

Sin embargo, la gente que vive con demencia por la enfermedad con cuerpos de Lewy no puede lograr ese bienestar sola. El apoyo de familiares, amigos, profesionales de la salud y la sociedad juegan un rol importante.

Aunque las personas con demencia por la enfermedad con cuerpos de Lewy reconocen que en algún momento requerirán más ayuda y apoyo de otros, las encuestas realizadas a individuos con este tipo de demencia destacan la necesidad de recibir un apoyo respetuoso y en un nivel que les permita ser funcionales y mantener el sentido de sí mismos.

"SE PUEDE HACER MUCHO PARA EVITAR QUE PROGRESE
EL DETERIORO COGNITIVO, PERO SOBRE TODO PARA EVITAR
QUE SE ORIGINE."

CAPÍTULO 11

Deterioro cognitivo vascular

E l deterioro cognitivo vascular se distingue de muchas otras enfermedades asociadas a la demencia, como la enfermedad de Alzheimer, porque sabemos relativamente bien qué lo causa. Esta afección es provocada por un daño crónico en la compleja red de vasos sanguíneos que suministran al cerebro los nutrientes que requiere para su funcionamiento. Cuando se interrumpe o bloquea el flujo sanguíneo al cerebro, las células cerebrales no reciben suficientes nutrientes, como oxígeno y glucosa, lo que causa daños en las células o hasta muerte celular.

Después de eso, en las regiones con células dañadas o muertas (es decir, que están infartadas), se forma tejido cicatricial permanente en el que no se reemplazan las células afectadas por células nuevas. Estos infartos pueden alterar el razonamiento, el juicio, la memoria, la personalidad, las emociones y otras funciones cognitivas, dependiendo de la ubicación y extensión del daño.

Con anterioridad, a este tipo de deterioro cognitivo se le denominaba demencia vascular, pero este cambio terminológico refleja que las enfermedades vasculares son capaces de provocar deterioros cognitivos leves que no necesariamente encajan con los estrictos criterios de la demencia.

El riesgo de deterioro cognitivo vascular de cada persona está relacionado con la salud de sus vasos sanguíneos, y afecciones como la hipertensión o alteraciones a los vasos sanguíneos como la aterosclerosis lo incrementan. En términos generales, los factores que aumentan el riesgo de cardiopatías y embolias (como la diabetes mellitus o el tabaquismo) también incrementan el riesgo de desarrollar deterioro cognitivo vascular.

Por fortuna, hay cosas que puedes hacer para reducir todos esos riesgos y prevenir que el daño se extienda una vez que empiezan a aparecer los síntomas de deterioro cognitivo vascular.

TU SISTEMA VASCULAR CEREBRAL

Puesto que el cerebro es el centro de control operativo del cuerpo, requiere una gran cantidad de sangre (casi una cuarta parte de la sangre que el corazón bombea). Dos de nuestras arterias principales (las carótidas) y dos arterias más pequeñas que están pegadas a las vértebras del cuello (las arterias vertebrales) se unen en la base del cerebro, donde una red de vasos sanguíneos aún más pequeños irriga las profundidades del tejido cerebral. Por lo tanto, cualquier interrupción del flujo sanguíneo priva a las células del cerebro de nutrientes esenciales (como el oxígeno y la glucosa) y, sin ellos, estas células no tardan en dañarse o morir.

Si hay una interrupción o bloqueo del flujo de sangre al cerebro, lo más común es que se produzca una embolia. Las embolias ocurren cuando un coágulo impide que la sangre pase por una arteria o cuando hay alguna filtración o desgarre en la arteria que provoca un derrame hacia el tejido circundante. Esta afectación del flujo sanguíneo normal (aun si dura apenas unos segundos) puede alterar de forma sustancial el funcionamiento del cerebro.

La mayoría de la gente considera que los accidentes cerebrovasculares (ACV) son episodios graves que de inmediato causan problemas serios vinculados a la movilidad y el

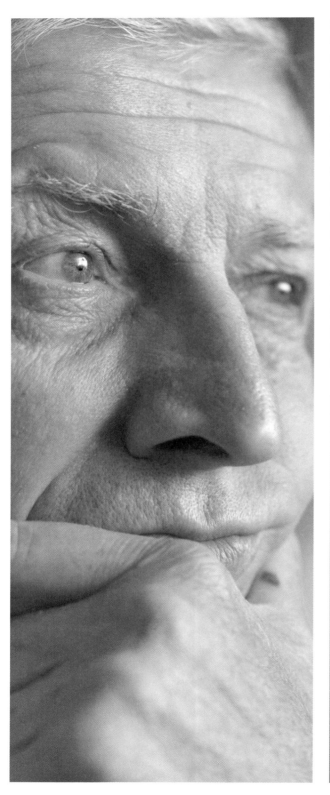

habla. Y ese tipo de ACV sin duda representa una emergencia médica porque puede dañar de forma permanente estructuras cerebrales indispensables para la cognición y otras funciones. En ese tipo de casos, hay un rango de tiempo muy limitado para brindar el tratamiento médico adecuado.

Sin embargo, también hay ACV más leves o silenciosos. Este tipo de ACV provocan síntomas mínimos o pueden incluso ser asintomáticos. Pero, con el tiempo, tener varios de esos pequeños ACV puede dañar lo suficiente las células cerebrales como para provocar deterioro cognitivo. Asimismo, si los trastornos vasculares provocan que los pequeños vasos sanguíneos del cerebro se debiliten y estrechen, eso puede reducir el flujo sanguíneo. Esa reducción en el suministro de sangre puede, a su vez, dañar o destruir los tejidos, aun si los vasos sanguíneos no están del todo dañados ni desgarrados.

Hace años los médicos creían que la demencia era causada por arterias deterioradas en el cerebro. No obstante, hoy en día los investigadores ven las cosas desde otra perspectiva. Los estudios más recientes indican que trastornos neurodegenerativos como el alzhéimer son los principales causantes de la demencia y son producto de una conjunción de factores, no sólo de problemas vasculares.

ACCIDENTES CEREBROVASCULARES

Y DETERIORO COGNITIVO VASCULAR

Las personas que viven con deterioro cognitivo vascular por lo regular tuvieron un ACV grave. Se estima que entre 20 y 30 por ciento de las personas que han tenido ACV desarrolla deterioro cognitivo más adelante, por lo regular en los meses posteriores al episodio. Además, según un estudio al respecto, sufrir un ACV duplica el riesgo de desarrollar demencia.

No obstante, no todos los ACV provocan deterioro cognitivo vascular. Aunque el episodio cause confusión, pérdida de la memoria y problemas de lenguaje y percepción, estos efectos suelen ser más graves inmediatamente después del ACV y van mejorando con el paso del tiempo. Este deterioro temporal no es igual al deterioro cognitivo vascular, en el que los indicios y síntomas de demencia sólo empeoran con el tiempo.

HIPERTENSIÓN Y DEMENCIA: LOS ENSAYOS SPRINT

La hipertensión incrementa el riesgo de sufrir un acv, y los acv incrementan el riesgo de desarrollar demencia. Por esa razón, para tratar (y prevenir) la demencia vascular, es importante reducir la presión arterial y controlarla. Ahora bien, la verdadera pregunta es: ¿a qué niveles de presión arterial debemos aspirar?

En 2010, un grupo de investigación se dio a la tarea de encontrar la respuesta a esta pregunta y emprendieron el ensayo clínico SPRINT (intervención de la presión arterial sistólica, por sus siglas en inglés). El objetivo era determinar qué tanto servía bajar la presión arterial sistólica a 120 milímetros de mercurio (mm Hg) para prevenir afecciones cardiacas y renales, así como el deterioro de la cognición. La presión arterial sistólica está representada por el número más alto de la lectura.

Más de 9,000 adultos de 50 años en adelante participaron en este ensayo clínico; al comienzo del estudio, los participantes tenían una presión arterial sistólica de 130 mm Hg o más, así como algún otro factor de riesgo de cardiopatías. Los participantes tomaron medicamentos para reducir la presión arterial hasta una de dos posibles metas, determinada al azar. Los investigadores observaron que reducir la presión arterial hasta alcanzar la meta deseada disminuye en una tercera parte el riesgo de cardiopatías, incluyendo acv. También reducía casi 25 por ciento el riesgo de muerte por cardiopatías. En pocas palabras, esta investigación demostró que tener una menor presión arterial puede salvarte la vida.

Un estudio derivado de éste, denominado SPRINT MIND, se enfocó en determinar qué tanto esta nueva meta de presión arterial servía para reducir el riesgo de deterioro cognitivo leve y demencia. Los resultados de este estudio evidenciaron que reducir la presión arterial hasta la meta inferior fue útil, pues entre los participantes que alcanzaron esa meta hubo menos casos de deterioro cognitivo leve.

Cuando estos estudios se llevaron a cabo, se consideraba aceptable una lectura de presión arterial sistólica de menos de 140 mm Hg. Sin embargo, las recomendaciones nacionales han sido revisadas y ajustadas a partir de lo que los investigadores aprendieron en estos dos estudios. En la actualidad, una presión arterial sistólica de 140 mm Hg o más se considera hipertensión fase 2, mientras que la meta deseable es de 120 mm Hg o menos.

Por varias razones es complicado determinar la incidencia del deterioro cognitivo vascular porque el concepto mismo incluye la demencia vascular y formas más leves de deterioro cognitivo. Además, los síntomas de este tipo de deterioro cognitivo suelen coincidir con los de otras causas de demencia, en particular el alzhéimer.

Por si fuera poco, el deterioro cognitivo vascular y la enfermedad de Alzheimer con frecuencia son concomitantes, de modo que diagnosticar una no descarta la presencia de la otra.

Por todos estos motivos, no es sencillo saber cuántas personas viven con deterioro cognitivo vascular, aunque se estima que podría afectar al menos a 1 de cada 5 personas con demencia.

CAUSAS

El deterioro cognitivo vascular puede tener diversas causas, las cuales se detallan a continuación.

Un único ACV

Cuando un accidente cerebrovascular bloquea una arteria cerebral, puede provocar una serie de síntomas, entre ellos la demencia, la cual puede surgir de forma repentina si el bloqueo afecta una parte del cerebro esencial para la cognición, como un centro de la memoria.

Por ejemplo, un pequeño ACV que afecte el tálamo (un centro de procesamiento de información del cerebro) puede interrumpir la red de recuerdos del cerebro y provocar problemas de memoria repentinos. Muchos estudios han mostrado vínculos entre los ACV y el desarrollo de demencia. De hecho, una persona que tuvo un ACV es nueve veces más propensa a desarrollar demencia, en comparación con personas que no han sufrido ACV.

ACV silenciosos y microembolias

Algunos ACV no van acompañados de síntomas notorios; estos ACV silenciosos (o infartos silenciosos), que se pueden observar a través de estudios de imagen, también incrementan el riesgo de desarrollar demencia. Además, contribuyen al surgimiento de problemas cognitivos antes de que sea posible diagnosticar demencia.

Las infames microembolias, conocidas como accidentes isquémicos transitorios (o TIA, por sus siglas en inglés),

también aumentan el riesgo de demencia vascular. Este tipo de ACV se resuelve solo sin producir síntomas ni problemas. No obstante, alrededor de un tercio de las personas que experimentan TIA más adelante tienen un ACV grave. De hecho, el riesgo de sufrir un ACV es particularmente alto en las 48 horas posteriores al TIA, por lo que es importante tratar estas microembolias como si fueran ACV; es decir, como una emergencia médica.

Múltiples ACV

El riesgo de desarrollar demencia vascular aumenta con cada ACV que se sufra a lo largo de la vida. Un tipo de deterioro cognitivo vascular que involucra varios ACV se conoce como demencia por múltiples infartos. Como recordarás, al principio de este capítulo mencionamos que un infarto es

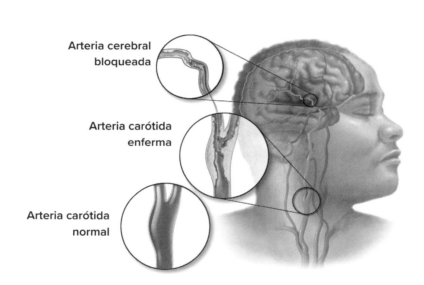

Arteria cerebral bloqueada

Arteria carótida enferma

Arteria carótida normal

DE CÓMO UN COÁGULO PUEDE PROVOCAR UN ACV

La formación de un coágulo en una de las arterias carótidas del cuello puede preparar el terreno para un accidente cerebrovascular. Si el coágulo se libera, empieza a viajar por el sistema vascular y puede atorarse en una arteria del cerebro, bloquear el flujo sanguíneo y causar un ACV.

El sangrado en el cerebro (derrame cerebral) también puede provocar demencia. Este tipo de ACV es provocado por la rotura de un vaso sanguíneo en la superficie cerebral y el posterior sangrado que se extiende a los tejidos circundantes.

¿SIRVE DE ALGO CAMBIAR DE HÁBITOS Y DE ESTILO DE VIDA?

Hemos ahondado en cómo el estilo de vida y los hábitos saludables ayudan a manejar los síntomas de demencia, pero al parecer no es lo único que pueden lograr estos buenos hábitos. Más adelante explicaremos cómo ayudan al cerebro a envejecer mejor y quizás incluso hasta a prevenir la demencia. Pero por el momento echaremos un vistazo a lo que se sabe sobre el potencial del estilo de vida para prevenir el deterioro cognitivo, sobre todo en lo relativo a los factores de riesgo de demencia vascular.

Durante dos años, un grupo de investigación dio seguimiento a más de 600 personas de entre 60 y 77 años con alto riesgo de desarrollar demencia como parte del estudio FINGER (un estudio geriátrico finlandés diseñado para prevenir la discapacidad y el deterioro cognitivo). A los participantes los dividieron al azar en dos grupos; el primero recibió consejos generales en materia de salud, mientras que el segundo siguió un régimen alimenticio y de ejercicio físico, acompañado de ejercicios cognitivos y monitoreo de la presión arterial y de otros factores de riesgo de cardiopatías. La gente del segundo grupo también asistió a unas 200 citas con profesionales de la salud y entrenadores durante los dos años que duró el estudio.

El segundo grupo observó mejorías en términos de la velocidad de procesamiento de la información y de la función ejecutiva (es decir, la capacidad para organizar tareas, pensar de forma abstracta, administrar el tiempo y resolver problemas). La gente del primer grupo que sólo recibió consejos generales en materia de salud no tuvo ninguna de esas mejorías.

Los científicos creen que estos hábitos tienen la capacidad de mejorar la capacidad cognitiva en gente con riesgo de desarrollar demencia, mantener la agudeza mental e incluso prevenir el desarrollo de la demencia.

Se están haciendo más investigaciones para determinar qué tanto funcionan los hábitos cotidianos para protegernos de la demencia, como por ejemplo el estudio U.S. POINTER (un estudio estadunidense para proteger la salud cerebral por medio de intervenciones relacionadas con el estilo de vida orientadas a reducir los riesgos). Esta investigación se enfoca en determinar si ciertos cambios al estilo de vida (como hacer ejercicio, mejorar la alimentación y realizar actividades que estimulen la cognición) pueden proteger la memoria y la cognición de adultos de entre 60 y 79 años que tienen un mayor riesgo de sufrir una pérdida de memoria significativa. Otra iniciativa, conocida como World Wide FINGERS, se encarga de reunir a los grupos de investigación del mundo entero que buscan prevenir la demencia.

una región de células dañadas o muertas, en la cual no hay crecimiento de nuevas células. Además, los infartos causan diversos problemas, dependiendo de la región cerebral en la que hayan ocurrido.

Tener varios ACV menores afecta los capilares, que son los vasos sanguíneos más pequeños. Estos ACV menores también causan dificultades a nivel cognitivo que al principio son leves, pero que van empeorando conforme ocurren más ACV u otras afecciones causan daños a los vasos sanguíneos del cerebro.

Vasos sanguíneos estrechos o dañados

Como ya se mencionó, el daño a los vasos sanguíneos puede ocasionar demencia vascular.

Y el daño generalizado, causado por la reducción del flujo sanguíneo que es consecuencia del estrechamiento de los vasos sanguíneos, se traduce en una aparición lenta y sutil del deterioro cognitivo.

Este daño aumenta con el paso del tiempo y empeora en presencia de otras afecciones, como hipertensión y diabetes.

Combinación de alzhéimer y deterioro cognitivo vascular

Mucha de la gente que tiene demencia por alzhéimer también tiene una enfermedad que afecta los vasos sanguíneos del cerebro (es decir, una afección cerebrovascular). De hecho, las investigaciones han evidenciado que la mayoría de las demencias tienen más de una causa y que la combinación más común es alzhéimer y vasculopatías. Un estudio basado en necropsias a personas que tuvieron demencia reveló que más de un tercio tenía alzhéimer *y también* una enfermedad vascular.

INDICIOS Y SÍNTOMAS

Los síntomas de deterioro cognitivo vascular varían en gran medida de persona a persona, pues la causa, la gravedad y las partes del cerebro afectadas influyen en los síntomas que se presentan.

Entre los indicios y síntomas de deterioro cognitivo vascular están:

- Confusión
- Dificultad para prestar atención y concentrarse
- Menor capacidad para organizar los pensamientos y las acciones
- Deterioro en la capacidad para analizar una situación, desarrollar un plan eficaz y comunicarles dicho plan a otras personas
- Dificultad para decidir qué hacer después
- Problemas de memoria
- Inquietud y agitación
- Inestabilidad al andar
- Ansias repentinas o frecuentes de orinar, o incapacidad para controlar la micción
- Depresión o apatía

Puede ser más sencillo detectar el deterioro cognitivo vascular justo después de un ACV, y los cambios en la cognición y el razonamiento que parecen vincularse con los ACV y que son lo suficientemente graves como para causar demencia se suelen describir como "demencia post-ACV".

En ocasiones, después de una serie de varios ACV o microembolias se observa un patrón de deterioro. Después de un solo ACV, las habilidades cognitivas disminuyen y se mantienen en cierto nivel hasta que ocurre otro ACV, tras el cual vuelven a deteriorarse las capacidades cognitivas. En este sentido, este tipo de deterioro es distinto al deterioro progresivo que se observa en personas con alzhéimer.

Puesto que los síntomas y su gravedad dependen de las partes del cerebro afectadas, algunas capacidades cognitivas pueden tener afectaciones, mientras que otras no. Por ejemplo, quizá se te dificulte seguir instrucciones o hacer cálculos, y eres consciente de ello. Estar al tanto de esa incapacidad puede ser frustrante y causar depresión, una comorbilidad común en personas con deterioro cognitivo vascular. A su vez, la depresión puede empeorar el deterioro cognitivo vascular.

En comparación con gente en las primeras etapas del alzhéimer, quienes están en las primeras etapas del deterioro cognitivo vascular pueden experimentar una discapacidad física más notoria y problemas motrices. En términos generales, la gente con alzhéimer vive más que la gente con deterioro cognitivo vascular, pues estos últimos son más propensos a fallecer a causa de una cardiopatía o un ACV.

En ocasiones, el deterioro cognitivo vascular avanza de forma similar al deterioro cognitivo propio del alzhéimer; es decir, de forma lenta y progresiva; es decir la cognición y las funciones físicas se deterioran con el tiempo y no de golpe.

DIAGNÓSTICO

El deterioro cognitivo vascular se diagnostica de forma muy similar a otras formas de demencia. Es probable que el médico:

- Revise tu historial clínico, sobre todo en lo relativo a cualquier antecedente de ACV o de problemas cardiacos o vasculares
- Te mida la presión arterial y los valores de colesterol y azúcar en sangre
- Solicite estudios para identificar problemas tiroideos o deficiencias vitamínicas
- Evalúe tu salud neurológica, incluyendo pruebas de reflejos, tono y fuerza musculares, capacidad para cruzar una habitación a pie, coordinación y equilibrio
- Solicite estudios de imagen del cerebro para identificar zonas dañadas por ACV, afecciones vasculares, tumores o traumatismos
- Evalúe tu capacidad para hablar, escribir y entender el lenguaje, así como para hacer cuentas, aprender y retener información, y resolver problemas
- Examine tus arterias carótidas (las que llevan sangre al cerebro por los costados del cuello) por medio de un ultrasonido

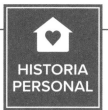
LA HISTORIA DE JEAN

Jean, una mujer razonable de 80 años que vivía sola, padeció un ACV. Con base en la ubicación del daño causado por el ACV, el cual se observó en una tomografía computarizada, se vio afectado el lóbulo occipital del cerebro de Jean, el cual es responsable en gran medida de la visión. Aunque los síntomas de Jean mejoraron justo después del ACV, su hijo se dio cuenta de que ella no podía pensar con claridad ni cuidar de sí misma.

Un año después del ACV, Jean ya era capaz de vestirse y alimentarse sola, pero necesitaba ayuda con casi todas las otras actividades cotidianas, incluyendo ducharse. Ya no podía conducir, pagar sus cuentas ni realizar labores domésticas. Además, se volvió cada vez más retraída y silenciosa. Aunque podía escribir y nombrar algunos objetos, perdió la capacidad para leer.

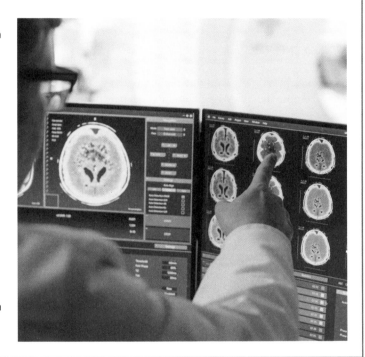

Según otra prueba de imagen (una resonancia magnética que brindó una imagen más detallada), el ACV no sólo había dañado el lóbulo occipital de Jean, sino también el hipocampo y el tálamo. Estas son partes del cerebro esenciales para la memoria y el procesamiento de información, lo cual explica los síntomas de demencia de Jean. Su médico no pudo afirmar a ciencia cierta si Jean ya tenía un deterioro cognitivo que pudiera contribuir a la demencia o si lo empeoró el ACV.

Aunque los médicos puedan usar criterios diferentes para diagnosticar los síntomas del deterioro vascular cognitivo, por lo regular se fijan en:

- Problemas cognitivos que empiezan o empeoran en los tres meses posteriores a un ACV
- Evidencia de uno o más ACV, o de daño a los capilares del cerebro (enfermedad cerebral de pequeños vasos) en estudios de imagen

Determinar la diferencia entre el deterioro cognitivo vascular y el alzhéimer no siempre es sencillo. Por ejemplo, puede no haber una conexión clara entre los síntomas y un ACV, y los síntomas del deterioro cognitivo vascular pueden ser similares a los del alzhéimer; además de que puede ser casi imposible determinar si la demencia es de origen vascular. Estos desafíos hacen que los estudios de imagen (ya sean tomografías computarizadas o resonancias magnéticas) sean esenciales para diagnosticar el deterioro cognitivo vascular, ya que muestran si hubo un ACV, incluso si el paciente no presentó indicios ni síntomas.

El deterioro cognitivo vascular puede ser consecuencia de la muerte de tejidos (infartos) tan pequeños que ni siquiera se ven en los estudios de imagen. Por lo regular, en estos casos, a la persona se le diagnostica alzhéimer, y el deterioro cognitivo vascular no se identifica sino hasta que se realiza una necropsia. Puesto que es posible tener ambas afecciones de forma simultánea, la presencia de un diagnóstico no necesariamente anula el otro.

Como ocurre con otros tipos de demencia, la demencia vascular reduce la esperanza de vida. No obstante, el deterioro cognitivo puede mejorar, en especial a medida que se establecen nuevos patrones de flujo sanguíneo, y las células cerebrales no dañadas adoptan nuevas funciones para compensar la pérdida de las células dañadas o muertas. A continuación, hablaremos un poco sobre estrategias útiles para sobrellevar la demencia vascular.

TRATAR LA ENFERMEDAD

Si bien no es posible revertir el daño al tejido cerebral, sí podemos emprender pasos para reducir el riesgo de un mayor daño. En este caso, el tratamiento consiste en prevenir: atajar los factores de riesgo que están bajo nuestro control, como reducir la presión arterial y el colesterol, y manejar nuestra diabetes, ayuda a prevenir que ocurran más ACV.

Además, estas intervenciones ayudan a limitar la gravedad del deterioro cognitivo vascular, ralentizan su avance y previenen un mayor deterioro.

Aunque los científicos no están del todo seguros sobre cuál es la relación entre los factores de riesgo vasculares y el desarrollo de alzhéimer, parece haber un vínculo entre ellos.

Las investigaciones actuales sugieren que ambos problemas contribuyen al deterioro cerebral por separado, aunque algunos investigadores creen que los factores de riesgo vascular y las vasculopatías influyen en el desarrollo de alzhéimer.

CÓMO ES EL DAÑO CAUSADO POR UN ACV

En una resonancia magnética, las secciones de tejido infartado en el cerebro se muestran de color blanco y nebuloso, y la zona del cerebro infartada puede, a su vez, correlacionarse con los síntomas e indicios de demencia en la persona afectada.

La imagen de la izquierda muestra el daño al lóbulo parietal causado por un acv (flecha roja); el lóbulo parietal se encarga de procesar información relacionada al tacto y el movimiento. La imagen central muestra grandes zonas dañadas por vasculopatía, lo que causa deterioro cognitivo vascular. La imagen de la derecha muestra los efectos de la enfermedad cerebral de vasos pequeños (enfermedad de Binswanger), un tipo de demencia causada por el daño de múltiples regiones diminutas en las capas de materia blanca del cerebro; estos cambios se relacionan con el daño cerebral causado por aterosclerosis y una reducción del flujo sanguíneo en los capilares de las partes más profundas del cerebro.

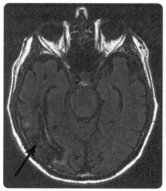 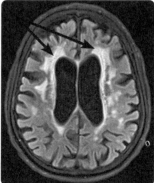 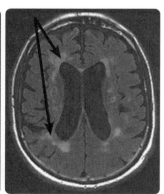

"LA FDA NO HA APROBADO NINGÚN MEDICAMENTO ESPECÍFICO PARA EL TRATAMIENTO DE LA DEMENCIA VASCULAR."

MANEJO DE LOS SÍNTOMAS

Para ayudar a manejar los síntomas del deterioro cognitivo vascular, algunos medicamentos y cambios al estilo de vida resultan útiles.

Medicamentos

La Administración de Alimentos y Medicamentos (FDA) no ha aprobado ningún medicamento específico para el tratamiento de la demencia vascular. No obstante, los inhibidores de la colinesterasa y la memantina pueden ser de ayuda. Anteriormente explicamos que esos medicamentos se usan para tratar el alzhéimer. Los inhibidores de la colinesterasa aumentan los valores de una sustancia química cerebral que interviene en la memoria y el juicio, mientras que la memantina regula los niveles de otra sustancia química cerebral involucrada en la memoria y el aprendizaje.

Los expertos recomiendan estos fármacos a personas con demencia vascular que va acompañada de alzhéimer o de demencia con cuerpos de Lewy. Ahora bien, quienes sólo tienen demencia vascular también se pueden beneficiar de ellos. Por ejemplo, algunos estudios han demostrado que los inhibidores de la colinesterasa son capaces de minimizar los síntomas del deterioro cognitivo vascular y mejorar el razonamiento y la memoria, mientras que la memantina ayuda a atenuar la apatía.

En algunos casos de demencia vascular se observan breves episodios de risas o llanto incontrolables (labilidad emocional), los cuales se pueden tratar con una combinación de hidrobromuro de dextrometorfano y sulfato de quinidina. Puesto que el deterioro cognitivo vascular suele ir acompañado de ansiedad y depresión, en ocasiones también se recetan ansiolíticos y antidepresivos. Por último, para prevenir otros ACV, se puede recetar aspirina.

Cambios al estilo de vida

Más allá de los medicamentos, otras terapias (como fisioterapia, terapia ocupacional, del lenguaje, entre otras) ayudan a la gente a lidiar con los síntomas del deterioro cognitivo vascular. También es útil hacer cambios en el estilo de vida. Algunas opciones son: realizar actividad física de forma regular, llevar una alimentación balanceada, alcanzar y mantener un peso saludable, socializar y participar en actividades que contribuyan a estimular el cerebro.

Los expertos también recomiendan manejar la presión arterial y los valores de azúcar y de colesterol en sangre. Estas acciones ayudan a prevenir ACV y a impedir que se formen regiones de tejido dañado o muerto (infartos).

Hay mucho por hacer no sólo para evitar el progreso del deterioro cognitivo vascular, sino también para prevenir que ocurra. Las investigaciones confirman de manera contundente que algunos de los componentes más comunes de un estilo de vida saludable (como reducir la presión arterial, prevenir o tratar la diabetes, reducir las concentraciones de colesterol, adoptar una dieta saludable y hacer ejercicio de forma regular) impiden que el deterioro cognitivo empeore o que se presente.

A su vez, las intervenciones relacionadas con un estilo de vida saludable también ayudan a prevenir otras demencias, como explicaremos más adelante.

Dado que la salud vascular parece estar vinculada con el riesgo de desarrollar distintos tipos de demencia, cuidar la salud vascular no sólo ayuda a prevenir el deterioro cognitivo vascular en particular, sino también la demencia en general.

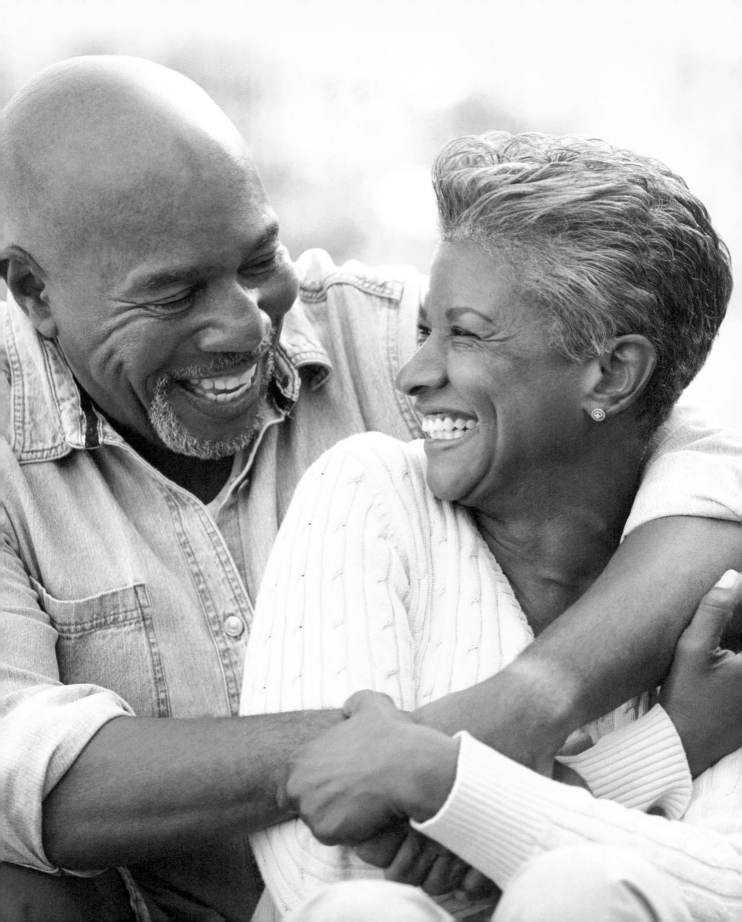

PARTE 4

Llevar una vida plena con demencia

LA HISTORIA DE MIKE: "EMPÉÑATE EN VIVIR O EMPÉÑATE EN MORIR"

Nota del editor: al comienzo del libro te presentamos a Mike, a quien le diagnosticaron demencia. En esta sección, Mike nos habla de cómo lleva una vida plena, a pesar de la demencia.

Cuando recibí el diagnóstico, fue un gran sobresalto que nos confundió mucho a mi esposa, Cheryl, y a mí. Escuchamos al médico explicarnos los diversos resultados de los estudios y darnos el diagnóstico.

Me recetó un medicamento que debía empezar a tomar desde ese momento y me dijo: "Lo veré en seis meses". Cheryl y yo salimos de ese consultorio como zombis, sin saber qué decirnos. Lo que más habría deseado que me dijeran en ese momento era que, a pesar del diagnóstico, podía seguir teniendo una vida significativa, un propósito por el cual vivir.

Creo firmemente que sigo aquí gracias a las cosas que hemos hecho para mantenerme socialmente activo, las cuales me permiten darle a la vida y a sentirme satisfecho; después de haber creído que ya no servía para nada, en especial cuando tuve que dejar de trabajar.

Ya no puedo conducir ni hacer algunas de las cosas, y lo que antes hacía en cuestión de minutos ahora me toma horas o hasta días. El olvido y la frustración son el pan de cada día. Pero verán: no me enfoco en lo que ya no puedo hacer, sino en aquello que sigo haciendo.

Una de mis películas favoritas es *Sueño de fuga*, en donde el personaje de Tim Robbins le dice al de Morgan Freeman: "Empéñate en vivir o empéñate en morir". En lo personal, yo elegí empeñarme en vivir.

"EL TÉRMINO *ESTIGMA* DESCRIBE LA CONJUNCIÓN DE ETIQUETAS, ESTEREOTIPOS, SEGREGACIÓN, PÉRDIDA DE ESTATUS Y DISCRIMINACIÓN."

CAPÍTULO 12

Lidiar con los estigmas

Imagina que conoces a alguien por primera vez. Esa persona se presenta de la siguiente manera: "Me llamo Fiona y vivo en Stockton, a unos cuantos kilómetros de aquí. Tengo 67 años. Y tengo alzhéimer".

¿En qué aspectos te fijas? ¿A qué clase de persona ves? ¿Qué piensas de ella?

Al observarla, ¿te enfocas en el hecho de que tiene alzhéimer? ¿Asumes de inmediato que sus capacidades cognitivas son limitadas? ¿Evitas conversar con ella porque te hace sentir incómodo o porque crees que no te entenderá? ¿O te desconcierta que no encaje con la imagen mental que tienes de una persona con demencia?

Nuestras creencias y actitudes en torno a la demencia, así como las imágenes mentales que tenemos están determinadas por diversos factores, como nuestras propias experiencias y nivel de conocimiento en torno a la demencia. Es probable que tu conocimiento sobre la demencia esté influenciado por amistades, familiares, profesionales de la salud y por la forma en que se representa en los libros, los medios de comunicación y el cine.

Puesto que la demencia suele asociarse con ciertos síntomas, en su mayoría pérdidas, el principal estereotipo en torno a la gente con demencia es que tiene déficits, y no sólo en las últimas fases en las que ciertos déficits son más comunes, sino a lo largo de toda la enfermedad. Además, solemos pasar por alto lo que aún pueden hacer las personas con demencia y no reconocemos que son iguales a los demás porque nos enfocamos en las imágenes estereotípicas, negativas y perturbadoras de la demencia que refuerzan los estigmas.

¿QUÉ SON LOS ESTIGMAS?

Los *estigmas* surgen cuando se conjugan etiquetas, estereotipos, segregación, pérdida de estatus y discriminación. Y en la actualidad la gente con demencia ha empezado a alzar la voz sobre sus propias experiencias sobre estos estigmas.

Por ejemplo, se suele decir que una persona con demencia "sufre" o es "víctima de" esta afección. Aunque la gente con demencia afirme que hay días en los que, en efecto, sufre, describirla como "sufriente" es una generalización. En pocas palabras, ese verbo da a entender que la gente con demencia sufre *todo* el tiempo, lo cual es erróneo.

Estas etiquetas y expresiones refuerzan los estereotipos y las nociones que influyen en nuestras actitudes y nuestro comportamiento. Además, devalúan y restringen a la gente con demencia, al tiempo que desvían la atención de quien está detrás del diagnóstico, que es un ser humano con necesidades, deseos, valores, preferencias, fortalezas y debilidades. Es decir, es una persona igual a cualquier otra. Y, al igual que cualquiera, quien tiene demencia merece ser tratado con dignidad y respeto en todo momento.

Los estigmas son dañinos por varias razones. Por un lado, hacen que la gente tema buscar atención médica e impiden que se obtenga un diagnóstico oportuno; o que se diagnostique siquiera. Los estigmas también dañan la autoestima, aíslan a la gente, deterioran la salud mental y afectan la calidad de vida de quienes viven con demencia y de quienes los rodean.

Por lo regular, las personas con demencia ocultan el diagnóstico, lo cual dificulta que se beneficien de los tratamientos

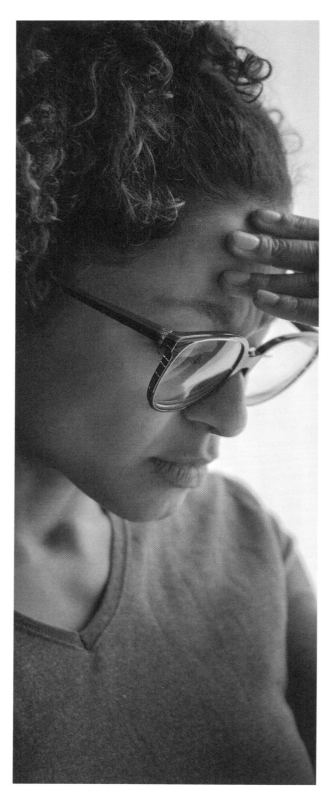

disponibles, que hagan previsiones para el futuro, que desarrollen un sistema de apoyo o que participen en ensayos clínicos. Los estigmas impiden que la gente con demencia obtenga el apoyo necesario, lo cual puede traducirse también en que la ingresen a instituciones de atención geriátrica o asilos mucho antes de lo necesario.

Los estigmas también afectan a los cuidadores y les impiden obtener la ayuda y el apoyo que necesitan. Esto, a su vez, aumenta las cargas, el estrés, la depresión y la incidencia de otras enfermedades. De hecho, mucha gente que vive con demencia y quienes la rodean afirman que su principal preocupación es el estigma vinculado a la demencia.

Aunque en las últimas dos décadas ha habido más investigaciones y más conciencia en torno a estos estigmas relacionados, aún falta que se hagan estudios sobre estrategias efectivas para reducirlos y combatirlos.

Mientras tanto, hay cosas que podemos hacer para sobreponernos a ellos. En primer lugar, debemos educarnos e informar a los familiares y amigos acerca de la enfermedad. Debemos ser francos y directos, y estar conscientes de los mitos más comunes sobre la demencia para desmentirlos.

CINCO PREJUICIOS COMUNES

He aquí algunos de los mitos y estereotipos más comunes en torno a la demencia que refutamos a continuación.

Mito 1: Los olvidos son sinónimo de demencia
Verdad: Todos olvidamos cosas de cuando en cuando. Ahora bien, los problemas de memoria causados por la demencia son más que un lapsus ocasional. Cuando la pérdida de memoria afecta la vida cotidiana, es importante ir al médico para que determine la causa. También es importante señalar que, en muchos tipos de demencia, la pérdida de memoria no es el primer síntoma. Por lo tanto, debemos consultar con el médico siempre que haya cualquier cambio inexplicable en el estado de ánimo, el comportamiento o las capacidades.

Mito 2: Sólo a los viejos les da demencia
Verdad: Como has visto en este libro, hay muchos tipos de demencia que pueden afectar a gente que no ha llegado a la tercera edad. Por ejemplo, el alzhéimer puede afectar a la gente de 50 años en adelante, pero hay casos de gente de más de 40 o hasta de 30 años que llega a desarrollarlo. Como se mencionó antes, esto se conoce como alzhéimer precoz. La degeneración de los lóbulos frontal y temporal (demencia

frontotemporal) es otro tipo de demencia que afecta a la gente a una edad más temprana.

Mito 3: La gente con demencia se vuelve inquieta, violenta y agresiva

Verdad: No toda la gente con demencia se vuelve inquieta, violenta o agresiva. Esta enfermedad afecta a cada individuo de forma distinta, además de que cada tipo de demencia avanza de forma distinta en cada persona. Los cambios neurológicos contribuyen a generar confusión y miedo pero, por lo regular, estas expresiones de inquietud son resultado de una necesidad que no ha sido cubierta.

Al informarnos sobre la demencia, los cuidadores y otras personas cercanas pueden aprender estrategias para reducir o eliminar la inquietud de una persona con demencia. Por ejemplo, se pueden implementar estrategias de comunicación, identificación de las necesidades que no han sido cubiertas y la creación de un entorno adecuado para lidiar con los comportamientos asociados a la demencia. En el capítulo 17 encontrarás más información al respecto.

Mito 4: Las personas con demencia no disfrutan realizar actividades nuevas ni aprender, no funcionan bien ni tienen una buena calidad de vida

Verdad: La gente con demencia puede seguir llevando una vida activa y significativa. No se trata de que dejen de hacer aquellas cosas que disfrutan; por el contrario, es esencial que sigan disfrutando sus actividades cotidianas aunque quizá sea necesario hacer algunos ajustes o buscar ayuda ajena en algún momento.

Tampoco hay que descartar la posibilidad de aprender cosas nuevas. Mucha gente en las fases iniciales de la demencia (e incluso en fases intermedias) es capaz de adquirir habilidades, rutinas y hábitos nuevos.

A lo largo de las distintas fases de la enfermedad, las personas continúan siendo capaces de amar y ser amados. Y todavía pueden participar en actividades significativas, y compartir momentos de alegría y diversión.

Mito 5: Somos impotentes frente a la demencia

Verdad: Es indispensable superar la creencia de que no somos impotentes frente a la demencia para que podamos ayudar a la gente a hablar del tema en lugar de ocultarlo. Entre más pronto se tenga un diagnóstico, más oportunidades habrá de implementar tratamientos que ralenticen el avance de la enfermedad.

Si bien los diagnósticos también permiten la implementación de tratamientos y terapias que ayuden a aliviar los síntomas, eso no es todo. La gente que vive con demencia y sus familiares necesitan convencerse de que sigue habiendo vida después del diagnóstico.

Las conversaciones con familiares y amigos no deben enfocarse únicamente en las pérdidas y el deterioro, sino también incluir discusiones sobre aquello que le brinda alegría a la persona que tiene demencia. ¿Qué cosas puede seguir haciendo? ¿Cómo puede contribuir de forma significativa?

HISTORIA PERSONAL

LA HISTORIA DE GARY: "NO ME AVERGÜENZA TENER ALZHÉIMER"

Cuando la gente habla de "demencia" o de "alzhéimer", todo el mundo cree que te vas a morir mañana porque son enfermedades muy estigmatizadas. A mucha gente le preocupa compartir abiertamente que la tiene precisamente por esos estigmas negativos.

El otro día oí a alguien susurrar: "Mi padre tiene alzhéimer". En ese momento lo abracé y le dije: "No tienes que ser discreto. ¡Grítalo al mundo!".

A mí no me avergüenza tener alzhéimer. Todos mis vecinos saben que tengo un problema y que no es motivo de ridiculización ni de estigmatización, así que me gustaría que nos sacáramos de la cabeza la idea de que hicimos algo malo, de que tenemos que escondernos debajo de una mesa para que nadie nos vea.

¿Qué cosas le importan a la persona con demencia y cómo pueden seguir formando parte de su vida cotidiana? A algunas personas con demencia les resulta útil ajustar sus rutinas, buscar nuevos pasatiempos e intereses y simplificar su vida.

ACABAR CON LOS ESTIGMAS

Mientras siga habiendo mitos y creencias falsas en torno a la demencia, seguirá estando estigmatizada. Eso significa que la gente que vive con demencia seguirá ocultándolo y sintiéndose avergonzada y atemorizada.

Para romper los estereotipos y acabar con los estigmas, es indispensable la participación de todos: de la persona que vive con demencia, de sus cuidadores y seres queridos, y hasta de la gente que no resulta directamente afectada por la demencia.

El primer paso para cambiar la percepción y acabar con los estereotipos y los estigmas consiste en entender qué es la demencia (y qué no es) y hablar de la enfermedad abiertamente. De hecho, al leer este libro, ya estás contribuyendo de forma sustancial.

Consejos para personas que viven con demencia

Si vives con demencia o cuidas a alguien que tiene demencia, ésta es una oportunidad extraordinaria para modificar la forma en que la gente concibe y visualiza la demencia. Las sugerencias que te presentamos a continuación pueden frenar los estigmas por el bien de todas las personas que se ven afectadas por esta enfermedad.

Comparte tu historia. Si vives con demencia, habla del diagnóstico de la forma más abierta y franca posible. Menciona el tipo de demencia con el que vives y comparte tus sentimientos y experiencias. Tener demencia no es motivo de vergüenza.

Piénsalo así: a la mayoría de la gente no le avergüenza romperse una pierna ni tener cáncer. Sigues siendo la misma persona que eras antes, y compartir tu diagnóstico y los síntomas que tienes ayudará mucho a reducir los estigmas en torno a la demencia; incluso puede resultar liberador.

Brinda información a otros. La falta de conocimiento favorece los estigmas. Por lo tanto, comparte la información que te brinde tu equipo de cuidados médicos o información que hayas encontrado y que creas que es importante que

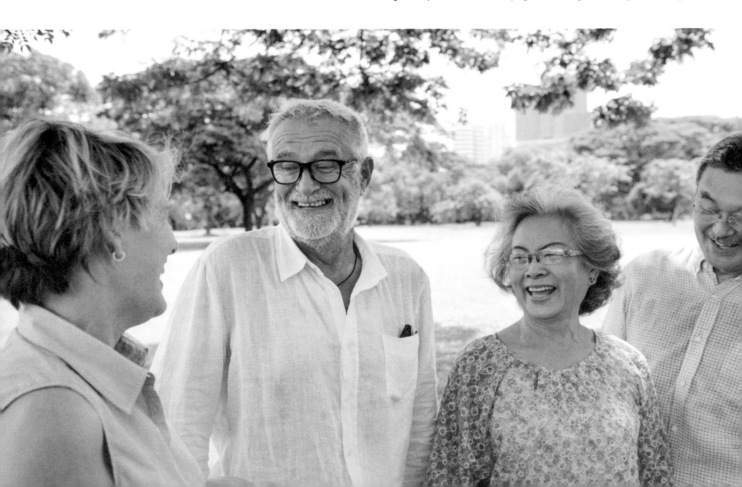

otras personas sepan. Esto les ayudará a entender mejor el tipo de demencia con el que vives y los síntomas que conlleva.

Lo más importante es que les hagas saber que el diagnóstico de demencia no significa que hayas cambiado ni que ya no puedas hacer lo mismo que antes, pues en la mayoría de los casos los síntomas de demencia progresan lentamente.

Consejos para todos

Aunque en este momento no estés relacionado directamente por la demencia, puedes contribuir a eliminar los mitos en torno a esta enfermedad. A continuación, encontrarás varios consejos que te ayudarán a crear una comunidad de apoyo para gente que vive con demencia o que se ve afectada por ella.

Conoce los hechos. Comparte tu conocimiento sobre la demencia con otras personas, incluyendo familiares y amigos, en particular si escuchas que alguien dice algo que no es verdad. Difundir información precisa sirve para acabar con los prejuicios en torno a esta enfermedad, y hablar permite aliviar los temores y favorecer la comprensión.

No presupongas cosas. Existe la falsa creencia de que recibir un diagnóstico de demencia implica automáticamente que la persona directamente afectada pierde toda independencia y capacidad de tomar decisiones. ¡Pero no es verdad! La demencia es una enfermedad progresiva que afecta a cada individuo de forma distinta, por lo que un diagnóstico no implica que la persona con demencia deje de lado su rutina diaria ni renuncie a su trabajo de inmediato.

Sé un buen amigo. La gente con demencia no quiere perder a sus amistades ni dejar de hacer las cosas que disfruta. ¡Apóyala! Sigue en contacto con ella, pues la actividad social también ayuda a ralentizar la progresión de la enfermedad y le hace sentir a la persona afectada que le importas. Antes de hacer cosas por ella, haz cosas *con* ella.

Cuida la forma en que te expresas. Expresarse frente a una persona que vive con demencia empleando ciertas palabras o frases que la etiquetan, demeritan o deshumanizan puede tener un impacto sustancial en su imagen personal, su estado de ánimo, su autoestima, sus emociones y sus acciones. Al igual que tú, las personas con demencia reaccionarán de forma positiva o negativa a lo que se les diga o a lo que se diga sobre ellas.

La elección de palabras también influye en la forma en que otras personas conciben la demencia y pueden fomentar los estigmas. Conceptos como *víctima* o *sufrir* refuerzan la falsa creencia de que la gente con demencia es incapaz o impotente, además de ser generalizaciones imprecisas de la vida con demencia.

En vez de eso, usa frases o palabras que no impliquen que la demencia es un aspecto definitorio de la vida de la persona afectada. Por ejemplo, no le llames "paciente", pues este término sólo se debe usar para referirse a una persona que es atendida en un hospital o que está bajo el cuidado de un médico u otro profesional de la salud.

En vez de eso, puedes decir *persona que vive con demencia*; de ese modo, la atención está puesta en la persona y no en la enfermedad. Se trata de que veamos a las personas, no su demencia.

"SE HA DEMOSTRADO QUE HAY VARIAS ESTRATEGIAS QUE AYUDAN A LA GENTE CON DEMENCIA A SER MÁS RESILIENTE FRENTE AL DIAGNÓSTICO."

CAPÍTULO 13

Adaptarse al diagnóstico

Enterarte de que tú o uno de tus seres queridos tiene deterioro cognitivo leve, alzhéimer o algún tipo de demencia relacionada puede ser una gran conmoción. Tal vez esperabas que el diagnóstico fuera distinto: un simple olvido o confusión provocados por el envejecimiento, o síntomas que podrían desaparecer con cambios en la medicación. Incluso es posible que sigas sin creerlo. Es difícil imaginar que algo así te esté ocurriendo o a alguien cercano.

De por sí era difícil reconocer tus inquietudes, por no hablar de compartirlas con el médico. A fin de cuentas, la demencia suele ser gradual, de modo que es fácil asumir que ciertos síntomas son parte del envejecimiento. Además, la palabra *demencia* activa una serie de creencias comunes que, en muchos casos, son falsas Quizá pienses que *no hay nada que se pueda hacer, ya no tengo nada por qué vivir, seré dependiente de otros por el resto de mi vida*. O quizá compartas el tipo de creencias que desmentimos previamente. Son muchas emociones fuertes que debes procesar.

Por eso, en este capítulo encontrarás consejos que te ayuden a aceptar al diagnóstico y a vivir con él, ya sea que seas la persona diagnosticada o que formes parte de la red de apoyo de alguien con demencia.

ACEPTARLO

Un diagnóstico de demencia le cambia la vida a cualquiera, pues implica aceptar cambios que generarán problemas sustanciales que afectarán la memoria, la cognición, el lenguaje, las capacidades físicas y las emociones.

Independientemente de cómo te sientas, es importante que sepas que no estás solo y que no hay sentimientos correctos ni incorrectos.

A algunas personas se les dificulta aceptar la noticia y niegan tener demencia. De hecho, puede resultarles sorpresivo que sus síntomas no sean reflejo del envejecimiento normal. A otras personas se les dificulta entender que

---

ANOSOGNOSIA EN PERSONAS CON DEMENCIA

La anosognosia (la incapacidad de una persona para entender su propio deterioro cognitivo) suele vincularse con el tipo de demencia que se tiene o con la región del cerebro afectada. En algunos tipos de demencia, como la degeneración frontotemporal, la anosognosia es bastante común. En otros tipos de demencia, como la atrofia cortical posterior, es bastante inusual. La anosognosia se relaciona con un encogimiento (atrofia) del hemisferio derecho del cerebro.

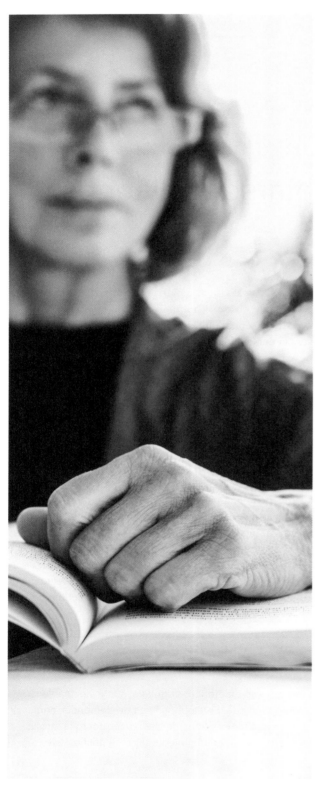

tienen demencia, pues no son capaces de reconocer su propio deterioro; en términos médicos, a esto se le conoce como anosognosia. Cuando la gente no tiene conciencia de las limitaciones a su funcionamiento neurológico, puede incurrir en comportamientos de riesgo, como conducir cuando ya no es seguro que lo haga.

Por último, hay quienes afirman haberse sentido preparados para recibir la noticia, dados sus síntomas. Para algunos de ellos, es un alivio tener un diagnóstico. Y lo más común es que la gente sienta muchas cosas distintas al mismo tiempo.

Quizá te preocupe no poder hacer las cosas que siempre has hecho y volverte dependiente de otros o sentir que eres una carga. Quizá te preocupe lo que los demás piensen de ti. ¿Cómo reaccionarán tus familiares, amigos y conocidos cuando se enteren? ¿Te verán diferente, te tratarán diferente o dejarán de visitarte?

Quizá temas que dejen de valorarte como un ser humano con talentos, fortalezas y capacidades, y que en vez de eso sólo vean a una persona con demencia. Tal vez te dé tristeza y sientas que has perdido algo, y quizá tus esperanzas y planes a futuro se vuelvan inciertos.

Aunque todas estas ideas e inquietudes son comunes y comprensibles, es posible adaptarse al diagnóstico de demencia por medio de la aceptación y las acciones positivas.

Hay varias estrategias probadas que ayudan a la gente con demencia a ser más resiliente frente al diagnóstico. Por ejemplo, en un estudio reciente en el que participaron personas a las que les habían diagnosticado demencia, una tercera parte señaló que enfocarse en lo que sí podían hacer y en los beneficios de tener un diagnóstico certero les permitía mantener una visión positiva del futuro.

En muchos casos, eso requería hacer ajustes. Por ejemplo, las personas entrevistadas para el estudio afirmaron que les resultaba útil aceptar que debían hacer algunas cosas de forma diferente, pero saber que aún podían hacerlas. Por ejemplo, al leer, a algunos les resultaba útil anotar los nombres de los personajes para recordarlos después. También les ayudaba hacer listas de cosas que querían recordar.

Los participantes también señalaron que era esencial aceptar ayuda de otras personas. Recurrir a otros en busca de apoyo contribuye a adaptarse al diagnóstico de demencia, además de que puede ser benéfico hablar de lo que estás sintiendo con alguien de confianza.

Recurrir a otras personas también conlleva beneficios prácticos; por ejemplo, los participantes afirmaron que hacer listas de pendientes diarios y pedirle a alguien más que la revisara les parecía útil.

Después de la conmoción inicial, se atenúan un poco las emociones fuertes y la gente suele considerar que tener un diagnóstico es algo positivo. De ese modo, la persona diagnosticada y sus familiares saben a qué se enfrentan, pueden formular planes y emprender acciones en consecuencia.

Procesar y aceptar el diagnóstico de demencia y todas sus implicaciones toma tiempo. No hay sentimientos correctos ni incorrectos, y el camino hacia la aceptación es diferente para cada persona. A continuación, encontrarás algunas de las posibles emociones que pueden experimentar las personas cercanas a alguien con demencia.

EFECTOS EN LA FAMILIA

Los familiares suelen desempeñar un papel crucial en la identificación de los síntomas que permiten hacer un diagnóstico. Por lo regular son los primeros en darse cuenta de los cambios en la memoria o en la cognición, en indicios de desorientación y en los cambios de ánimo o, en ocasiones, de personalidad. Los familiares suelen ser quienes insisten en concertar una cita médica porque les preocupa

que algo no ande bien. Quizá también tengan que brindarle información sobre el diagnóstico a su ser querido si éste no es capaz de entenderlo o si permanece en un estado de conmoción o negación.

Por lo regular hay un desfase entre el momento en el que los familiares empiezan a notar los síntomas preocupantes y la visita al médico. Este retraso puede deberse a la confusión entre los que suelen ser cambios propios de la vejez y situaciones más graves. Por lo regular, este desfase es parte del proceso de aceptación gradual de que los síntomas no mejoran y podrían incluso empeorar.

La negación puede ser lo primero que experimenten los familiares, y suele ser una emoción poderosa. Es una reacción normal a situaciones difíciles, como irse dando cuenta de que un ser querido podría tener una enfermedad crónica, y las subsecuentes preocupaciones sobre lo que pasará y qué capacidad tendrán para lidiar con ello. La negación es una reacción común a la incertidumbre del futuro.

A veces, incluso antes de que se tenga el diagnóstico de demencia, los familiares experimentan enojo, o una mezcla de emociones como miedo y ansiedad, y piensan cosas como: *si tan sólo mi padre se esforzara más; si tan sólo mi*

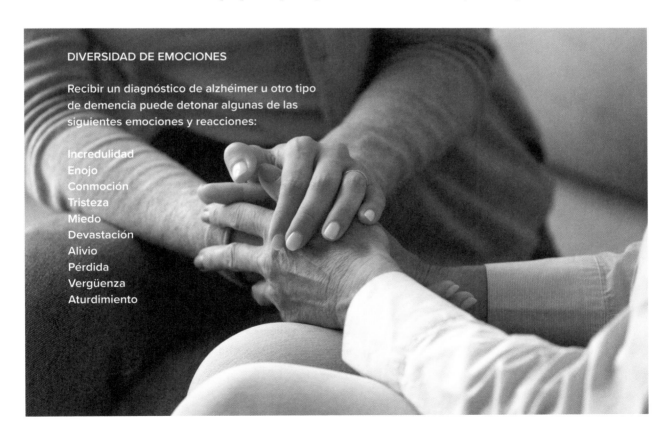

DIVERSIDAD DE EMOCIONES

Recibir un diagnóstico de alzhéimer u otro tipo de demencia puede detonar algunas de las siguientes emociones y reacciones:

Incredulidad
Enojo
Conmoción
Tristeza
Miedo
Devastación
Alivio
Pérdida
Vergüenza
Aturdimiento

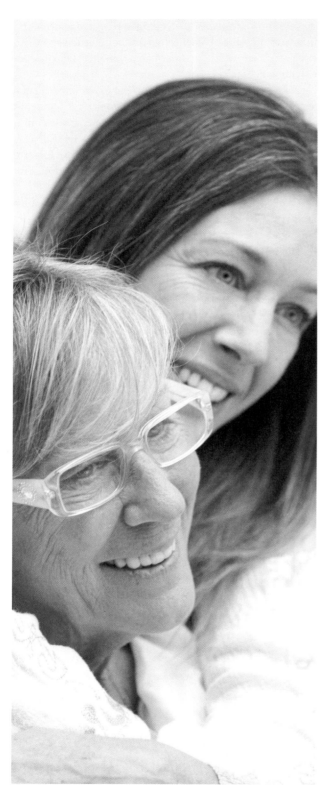

abuela pusiera más atención; ¿por qué mi pareja no hace caso a lo que le digo?

Algunas veces, con el paso del tiempo, el diagnóstico brinda alivio a estas inquietudes, ya que la persona diagnosticada y sus familiares empiezan a entender por qué la memoria de la persona con demencia se ha vuelto poco confiable.

Al mismo tiempo, el diagnóstico puede conllevar sentimientos de culpa cuando los familiares se dan cuenta de que los comportamientos que los hicieron rabiar eran producto de una enfermedad y no de una mala voluntad por parte de su ser querido.

Es importante perdonarnos cuando nos sentimos culpables. Es sensato que nos enojemos o frustremos por cosas que no entendíamos bien en su momento, pero la buena noticia es que, ya con el diagnóstico en mano, podemos seguir adelante con mayor comprensión y empatía.

Ahora bien, aun con el diagnóstico, el trayecto de la negación a la aceptación no es directo. Quien recibe el diagnóstico y sus familiares y amigos pueden pasar por lugares distintos en momentos diferentes, pues cada quien procesa sus emociones y se ajusta al diagnóstico a su propio paso.

Si en algún momento sientes que estás solo en esta situación, recuerda que en el mundo entero hay millones de personas enfrentando el impacto del alzhéimer y otras enfermedades neurodegenerativas. Y millones más están cuidando y apoyando a esas personas. El primer paso, y quizá uno de los más difíciles, es aceptar el diagnóstico y ajustarse a una nueva normalidad.

¿QUÉ SIGUE?

El diagnóstico de demencia no significa que la vida se haya acabado. Por el contrario: el diagnóstico te permitirá obtener información, apoyo, recursos, tratamientos y acceso a servicios y ensayos clínicos que podrán ayudarte. Para quien vive con demencia, uno de los primeros y más importantes pasos después del diagnóstico es enfocarse en disfrutar la vida tanto como sea posible.

Ahondaremos en este tema en el capítulo 14, pero, por ahora, he aquí algunos de los pasos a seguir después de recibir un diagnóstico de demencia.

Seguir viviendo como lo hacías antes del diagnóstico, en la medida de lo posible. Recibir un diagnóstico de demencia no te convierte en una persona distinta a la que eras el día antes del diagnóstico. Una de las mejores cosas que puedes

"RECIBIR UN DIAGNÓSTICO DE DEMENCIA NO TE CONVIERTE EN UNA PERSONA DISTINTA A LA QUE ERAS EL DÍA ANTES DEL DIAGNÓSTICO."

hacer después del diagnóstico es seguir viviendo tan plenamente como te sea posible. Muy pocas personas reciben el diagnóstico en las fases tardías de la enfermedad, así que aún te queda mucha vida por delante. Por ende, es importante que sigas haciendo cosas que te mantengan mental y físicamente activo.

Poner tus asuntos en orden. Sin importar si tenemos demencia o no, siempre es importante tener actualizados y en orden nuestros documentos legales; por ejemplo, el testamento y los documentos de voluntad anticipada. Éstos les permiten a las personas comunicar sus deseos sobre el tipo de cuidados médicos y tratamientos que desean recibir, además de designar a alguien que tome decisiones médicas en su representación cuando ya no sean capaces de hacerlo por su cuenta.

Participar en grupos de apoyo. La gente en fases tempranas de demencia suele distanciarse de las amistades o grupos sociales con quienes disfrutaban estar por temor a cometer errores o ponerse en vergüenza de alguna forma.

No obstante, eso no significa que la socialización y las amistades sean menos importantes que antes. De hecho, la convivencia cómoda y tranquila con otras personas ayuda a reforzar la capacidad individual de adaptarse a los cambios que están ocurriendo. Y no sólo es importante para la persona con demencia, sino también para sus cuidadores.

De ahí la importancia de los grupos de apoyo para personas con demencia y para sus cuidadores. Una vivencia habitual entre participantes de grupos de apoyo es que al estar en compañía de personas con experiencias similares se sienten menos solos y genuinamente comprendidos.

Hay distintos tipos de grupos de apoyo que realizan actividades diversas, así que busca alguno que se ajuste a tus necesidades. Por ejemplo, algunos se reúnen en restaurantes, cafés o museos, que son lugares donde el público en general no sabe quién tiene demencia y quién no. Otros grupos ofrecen programas apropiados para personas con demencia, como caminatas grupales, programas de voluntariado o clases de yoga diseñadas para personas con limitaciones físicas o cognitivas. Lo más importante es encontrar un grupo en el que la persona con demencia se sienta lo suficientemente cómoda como para compartir, aprender y adaptarse.

Contempla la posibilidad de participar en un programa de investigación o ensayo clínico. La única forma de desarrollar nuevos tratamientos y estrategias eficaces de prevención de la demencia es realizar investigaciones y ensayos clínicos con personas voluntarias. Los grupos de investigación siempre necesitan participantes en todas las fases de la demencia, así como gente que represente todos los aspectos de la enfermedad, incluyendo personas con demencia, cuidadores y personas sanas. Aunque los ensayos clínicos conllevan riesgos (es importante estar al tanto de ellos), también traen consigo beneficios.

Al participar en ensayos clínicos desempeñarás un papel activo que ayudará a las generaciones futuras a beneficiarse de sus resultados. En la sección de recursos adicionales encontrarás más información sobre los ensayos clínicos.

Infórmate sobre opciones de tratamiento. Después de recibir el diagnóstico, quizá creas que, dado que no existen curas para la demencia, no tiene caso tomar ningún medicamento. Sin embargo, las enfermedades que causan demencia suelen progresar de forma gradual, de modo que ciertos medicamentos podrían tratar los síntomas y mejorar tu calidad de vida.

Además, alternativas como la terapia ocupacional, la fisioterapia y la terapia del lenguaje contribuyen a sobrellevar mejor la enfermedad.

¿EN QUÉ MOMENTO HAY QUE DEJAR DE CONDUCIR?

Conducir con precaución requiere la capacidad de poner atención, concentrarnos y seguir instrucciones y reglamentos específicos. Asimismo, para manejar es indispensable tomar decisiones rápidas y adecuadas. En el caso de la gente con demencia, estas habilidades van deteriorándose con el paso del tiempo, por lo que llegará el momento en el que ya no sea prudente que conduzcan.

La gente con demencia leve enfrenta muchos más riesgos al volante que personas de la misma edad que no tienen demencia. La Academia Estadunidense de Neurología recomienda que la gente con demencia leve opte por dejar de conducir. Aunque las fortalezas y debilidades variarán entre personas, es importante determinar cuanto antes, con ayuda del médico, si la persona con demencia aún es capaz de conducir con precaución.

Entre los signos de problemas al volante están:

- Perderse de camino a lugares conocidos
- Salirse del carril
- Confundir el freno y el acelerador
- Tomar decisiones lentas o malas
- No obedecer las señales de tránsito
- Subirse accidentalmente a la acera
- Conducir demasiado despacio o a exceso de velocidad
- Enojarse o confundirse mientras se conduce
- Tener accidentes o recibir multas

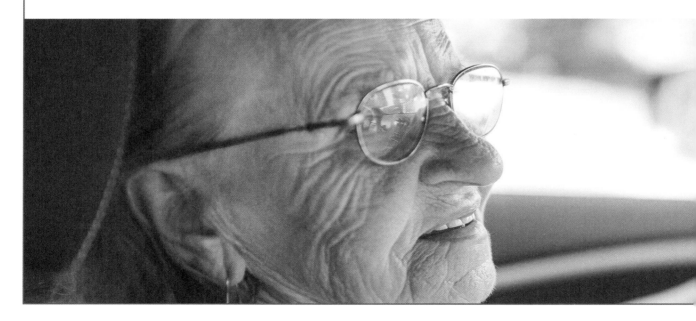

Habrá personas con demencia leve que pueden ser capaces de conducir con precaución durante una época. Si la persona que tiene demencia quiere seguir conduciendo, y sus familiares consideran que es seguro que lo haga, se recomienda realizar una valoración especializada. En este tipo de prueba, un terapeuta ocupacional evaluará el impacto que ha tenido la enfermedad en la capacidad de conducción y brindará estrategias útiles para seguir conduciendo con precaución, así como recomendaciones sobre cuándo y cómo dejar de conducir.

Aunque a muchas personas no les molesta dejar de conducir, para otras representa una decisión más difícil, sobre todo si se trata de gente con anosognosia que no es capaz de reconocer sus limitaciones.

En estos casos, es útil que los cuidadores implementen estrategias que favorezcan la transición, en especial con personas que reaccionan enojándose o resistiéndose.

- Sé paciente, pero también firme. Con algo de comprensión y empatía, reconoce lo difícil que puede ser este cambio, pero también enfatiza que lo más responsable es que la persona con demencia deje de conducir.
- De ser necesario, pídele a alguien que la persona con demencia respete mucho que le enfatice por qué dejar de conducir es la mejor decisión.
- Quizá sea necesario ocultar las llaves o incluso vender el vehículo. Sin embargo, es importante asegurarse de que la persona con demencia tenga a su disposición un medio de transporte seguro y confiable.

Si la discusión no va por buen camino, recuerda que para alguien con demencia puede ser difícil reconocer en qué momento ya no es seguro hacer ciertas cosas, como conducir.

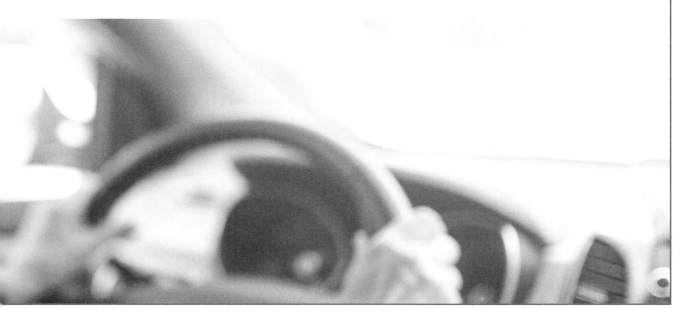

TRANSICIONES LABORALES

Uno de los mensajes que hemos reiterado a lo largo del libro es que la vida no se termina cuando se recibe un diagnóstico de demencia. Aunque será necesario hacer ajustes, mucha gente con demencia seguirá llevando una vida satisfactoria y activa. No obstante, una inquietud de muchas personas a las que se les diagnostica demencia es si pueden seguir trabajando.

La conveniencia de seguir trabajando y los ajustes que pueden requerirse sólo se pueden determinar caso por caso. A veces se requiere un equipo de especialistas, incluyendo un especialista en medicina ocupacional, para que guíe a las personas a sobrellevar estas situaciones. En algunos casos, las personas con demencia podrán seguir trabajando, aunque de forma limitada o supervisada.

El primer paso será hablar con tu médico acerca de los síntomas que tienes y de cómo podrían afectar tu capacidad laboral. De hecho, es necesario tener esta conversación en varias ocasiones, pues los síntomas irán cambiando con el paso del tiempo.

La demencia es progresiva, lo que significa que los síntomas se irán agravando con el tiempo. La mayoría de la gente con demencia tendrá que dejar de trabajar en algún momento, si es que acaso no se han jubilado aún. Quizá tu empleador ofrezca prestaciones útiles, como algún programa de asistencia a empleados que incluya orientación médica, psicoterapia y otros apoyos. Durante esta transición también puedes valerte de prestaciones como la discapacidad a corto y a largo plazo. Es importante que sepas también con qué otras asistencias de salud cuentas, ya sean públicas o privadas.

Dejar de trabajar puede generar sentimientos de incertidumbre en torno a la identidad y el propósito en la vida, por lo que no es inusual que la gente con demencia se cuestione cosas como *¿Ahora qué hago?*, o *¿Quién soy sin mi trabajo?*, al menos durante su búsqueda de un nuevo sentido de la identidad y el propósito. Una forma de enfrentar estas inquietudes es poniendo en práctica habilidades que ya tienes o emprender actividades que te brinden un nuevo propósito en la vida. Quizá quieras buscar oportunidades en las que puedas aprovechar las fortalezas, los intereses y los talentos que aún conservas. Tal vez siempre quisiste probar alguna actividad nueva, y éste es el mejor momento para hacerlo. Otra buena opción es vincularse con otras personas que están pasando por algo similar.

Hablar sobre el diagnóstico

Si te diagnosticaron demencia, quizá te preguntes cuándo y cómo les darás la noticia a otras personas, pues no es un tema sencillo de hablar.

Un factor importante es tu personalidad y qué tan cómodo te sientes hablando de temas íntimos con los demás. Hay quienes sólo compartirán el diagnóstico con familiares y amigos, mientras que otras personas hablarán abiertamente sobre su experiencia con la demencia.

Espera a sentirte preparado para hablarlo con tus familiares y amigos, y recuerda que no es necesario decírselo a todo el mundo al mismo tiempo. Haz una lista de personas que

quieres o necesitas que lo sepan antes que nadie, y una lista breve de puntos a discutir. Si algunos de tus seres queridos te acompañaron durante el proceso del diagnóstico, también pueden ayudarte a hablarlo con otras personas. A medida que te vayas sintiendo cómodo comunicando esta información, podrás determinar si hay otras personas con quien querrías compartirlo. También puedes encomendarle la tarea de hacerlo a unos cuantos familiares o amigos de tu confianza. Lo más importante es que te sientas cómodo y puedas seguir adelante con ayuda del apoyo de tus seres queridos.

Ahora bien, la gente puede tener distintos tipos de reacciones. Algunas personas te brindarán su apoyo de inmediato y se ofrecerán a ayudarte, en especial si son personas empáticas que desean aprender más sobre la enfermedad. A esa gente no le molestará repetir las cosas cuando se te olviden, o se reirán contigo cuando te haga falta una dosis de humor. En ocasiones, los familiares y amigos que menos esperas serán en realidad las personas más solidarias.

Por otro lado, habrá personas que no sepan cómo lidiar con la noticia ni confrontar su miedo a lo que ocurrirá en el futuro. Quizá prefieran evadir cualquier conversación en torno a tu salud o eviten verte. Habrá incluso quienes hagan comentarios o preguntas inapropiados o incómodos.

Es habitual que las relaciones interpersonales cambien cuando hay un diagnóstico grave de por medio. Aceptar estos cambios y apoyarte en las relaciones y amistades más estables aliviará un poco el estrés que sientes. Si vives con demencia, una de las cosas más importantes es hablar acerca de ella e informar a tus familiares, amigos y gente cercana de la comunidad cómo pueden apoyarte. Esto contribuirá también a que los demás se sientan cómodos y te ayuden a mantenerte activo e independiente.

Además, hablar acerca de la demencia ayuda a entenderla mejor y reduce los temores, lo cual, a su vez, ayuda a combatir los estigmas.

Consejos para cuidadores

Los cuidadores suelen preguntarse con quién deben compartir el diagnóstico y en qué momento. Quizá la persona con demencia tema sentirse "bajo escrutinio" si siente que otros la observan con detenimiento en busca de indicios de la enfermedad. Tal vez tengas sentimientos encontrados y debas elegir entre proteger la privacidad de tu ser querido o compartir partes de la montaña rusa emocional en la que te encuentras.

El primer paso es hablar con la persona que recibió el diagnóstico de demencia, pues lo primordial es respetar su privacidad. Si la persona está de acuerdo con que le compartas la noticia de su diagnóstico a otras personas, el siguiente paso será decidir cómo y a quién decírselo.

Al compartir la noticia del diagnóstico con otras personas, explícales también la enfermedad y sus efectos. Puede

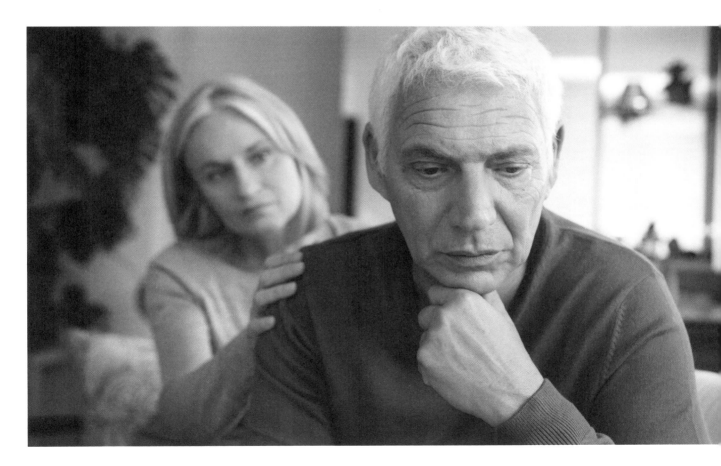

ser útil señalar que la demencia involucra una enfermedad que provoca que las células del cerebro se degeneren y mueran, y que esa muerte celular causa deterioros en la memoria y la función neurológica. También podrías contarles cuáles son los síntomas más comunes y cómo la enfermedad suele progresar. En estas circunstancias resulta muy útil consultar el material educativo provisto por organizaciones como la Asociación de Alzhéimer. Estos materiales ayudan a explicar la enfermedad, sus efectos y sus síntomas. En la sección de recursos adicionales encontrarás los datos de organizaciones que ofrecen este tipo de materiales.

Quizá lo más importante sea enfatizar que haber recibido un diagnóstico de demencia no implica que la persona haya perdido sus habilidades, hábitos, pasiones, gustos y deseos de participar en la vida y de vincularse con otras personas. Hazles saber a los demás que la persona con demencia puede hacer la mayoría de las cosas que solía hacer, aunque a veces necesite algo de apoyo o ciertos ajustes. Es conveniente explicar que las interacciones sociales son muy benéficas para el cerebro y que es esencial para la persona con demencia mantener sus vínculos sociales.

En cuanto a las necesidades prácticas, brinda ejemplos específicos de cómo pueden contribuir. Cuanto más específico seas, mejor. En vez de insinuar que se te dificulta conducir hasta el otro lado de la ciudad, por ejemplo, podrías decir algo como: "Estamos buscando quien nos ayude a llevarlo al médico. Estos son los horarios de sus citas". Si la gente sabe exactamente cómo puede contribuir, estará mejor preparada para acceder.

Quizá quieras compartir actualizaciones sobre el estado de tu ser querido. Organizaciones como la Asociación de Alzhéimer pueden darte ideas sobre el tipo de información que resulta útil incluir en ese tipo de avisos.

Por último, además de tomar en cuenta las necesidades de la persona que vive con demencia, no olvides tus propias necesidades. Tener amistades con las que puedas conversar, te brinden apoyo emocional y respaldo es invaluable.

Explicarles la demencia a los niños

Hay adultos que prefieren ocultar a los niños más pequeños que alguien en la familia tiene demencia. Sin embargo, los niños suelen ser capaces de identificar que algo anda mal. Por ejemplo, puede ser que el comportamiento de tu ser querido les resulte confuso, sobre todo si no lo entienden.

He aquí algunas respuestas sencillas y francas a las preguntas más comunes que los niños suelen hacer.

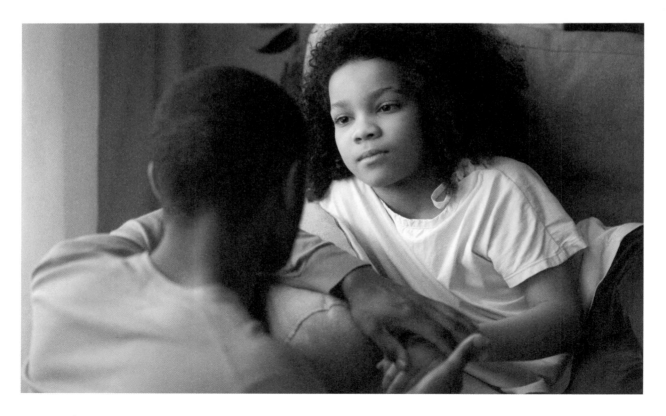

Pregunta: ¿Qué le pasa a la abuela?

Explícales que, así como los niños a veces se enferman, a los adultos puede darles una enfermedad que los hace actuar de forma distinta y olvidar las cosas. Puedes agregar que, aunque por fuera se vean igual que siempre, por dentro su cerebro está cambiando.

Pregunta: ¿El abuelo ya no me quiere?

Los niños podrían sentirse rechazados si la persona con demencia ya no los reconoce. Recuérdales que la enfermedad hace que sea difícil recordar cosas, pero que esa persona sigue apreciando el amor que le brindan.

Pregunta: ¿Es mi culpa?

Si la persona con demencia acusa a un niño de hacer algo mal (por ejemplo, de robarle alguna pertenencia) es posible que eso afecte al niño. Explícale que la persona con demencia está confundida, y quizá incluso que es mejor no llevarle la contraria a esa persona porque podría alterarse o frustrarse más.

Pregunta: ¿Le dará alzhéimer a alguien más de la familia?

Enfatiza que la demencia no es contagiosa. Dependiendo de su edad, tal vez puedas explicarle que si un familiar tiene demencia no significa que todos los demás la desarrollarán.

Pregunta: ¿Qué pasará después?

Si estás a cargo de cuidar a la persona con demencia en tu hogar, habla con tus hijos sobre cómo cambiarán las rutinas familiares y explícales que la persona con demencia tendrá días buenos y malos. Si tus hijos tienen dificultad para hablar de la situación o se distancian de la persona con demencia, aborda el tema y pregúntales qué cambios han notado, pues esto los ayudará a hablar sobre sus emociones e inquietudes.

Recuérdales que está bien sentirse nerviosos, tristes o molestos, y que incluso tú también te sientes así en ocasiones. Para fomentar su comprensión, busquen juntos páginas web, libros o videos explicativos sobre la enfermedad.

Los niños pueden expresar sus emociones de formas indirectas, como quejándose de dolores de cabeza o de otros problemas físicos. Quizá se sientan incómodos en presencia de la persona con demencia. Si cuidas a esa persona en tu casa, quizá a tus hijos les incomode invitar amigos a casa o busquen formas de pasar menos tiempo en casa. Si observas ese tipo de comportamientos, señálalo discretamente, respalda y reconforta a tus hijos. Sobre todo, escucha sus inquietudes.

Después de adaptarse al diagnóstico, el siguiente paso es encontrar estrategias para optimizar el bienestar, esencial tanto para las personas con demencia como para sus cuidadores. En los siguientes capítulos encontrarás información valiosa al respecto.

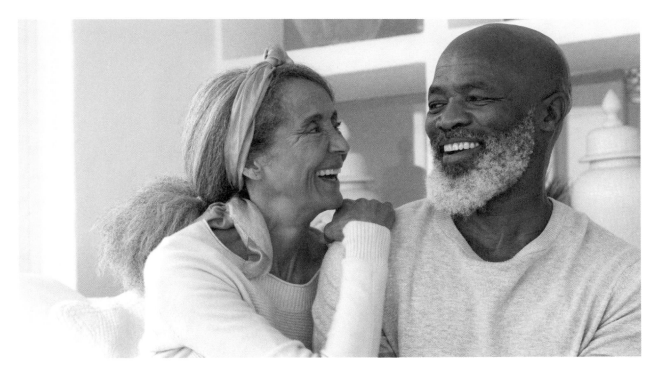

"LA GENTE QUE VIVE CON DEMENCIA ES CAPAZ DE PERCIBIR EL AMOR DE OTROS, DE EXPERIMENTAR ALEGRÍA Y DE INVOLUCRARSE EN LO QUE OCURRE MOMENTO A MOMENTO."

CAPÍTULO 14

Mapa hacia el bienestar

"**M**antener un estilo de vida satisfactorio a nivel sentimental y físico e involucrarme en aquello que me brinde alegría me hace sentir agradecido por el regalo de la vida que tengo hoy." Así es como Sandy (padre, abuelo, dentista y profesor asociado en Harvard a quien le diagnosticaron alzhéimer a los sesenta años) describe lo que muchas personas con demencia desean. Esta frase nos brinda una forma distinta de concebir el bienestar.

El bienestar tiene muchas definiciones. En el sentido médico, se puede definir a partir de los resultados de un tratamiento, ya sea que logre tratar o curar con éxito una enfermedad. En otro contexto, el bienestar puede referirse a una serie de factores, como tener comida en la mesa, una vivienda adecuada y seguridad.

Para quienes viven con demencia, estas definiciones no necesariamente coincidirán con su experiencia, además de que dejan fuera muchos otros aspectos.

La definición de bienestar depende de cada persona, aunque la mayoría coincide en que el bienestar incluye la presencia de emociones positivas como la alegría y cierta satisfacción, como lo describe Sandy. Además, quizá sea necesario que el bienestar para alguien que vive con demencia incluya abordar cada día con una visión positiva.

Cada persona es única, y qué tan bien viva alguien con demencia dependerá de su personalidad y de las partes del cerebro que se vean afectadas por la enfermedad, así como de sus circunstancias, sus relaciones interpersonales y su red de apoyo.

Tener demencia no define a la gente ni predice su futuro. No obstante, sí implica que algunas cosas cambiarán y que su expectativa de vida posiblemente sea menor. No obstante, la gente que vive con demencia es igual al resto del mundo y aspira a vivir tan bien como pueda en el presente y durante el tiempo que sea posible.

Aunque la demencia afecta a cada persona de forma distinta, mucha gente es capaz de vivir bien. En el mundo entero hay mucha gente con demencia esforzándose por visibilizar el hecho de que el diagnóstico no significa que la vida se termine. Aunque es una afección debilitante, aún siguen viviendo y disfrutando la vida.

En este capítulo encontrarás puntos de vista de personas con demencia y consejos prácticos que ayudarán a quienes tienen demencia a alcanzar un mayor bienestar. Dado que cada individuo con demencia es único y tiene necesidades diferentes, no todo lo que encontrarás aquí servirá para todos los casos Lo más importante es recordar que la demencia no es incompatible con una vida satisfactoria.

AFRONTAR LOS ESTIGMAS

Para quienes viven con demencia, uno de los más grandes desafíos es el de lidiar con los prejuicios que tienen otras personas sobre lo que la demencia les permite o les impide hacer. Mucha gente que tiene demencia siente que otras personas, incluyendo sus familiares, creen que la demencia los volverá dependientes, incapaces o inútiles a partir de que reciben el diagnóstico.

"Las relaciones con familiares (y amigos) puede cambiar", afirma Brian, quien vive con alzhéimer precoz y es integrante del consejo consultivo de la Dementia Action Alliance. "Es posible que algunos familiares (y amigos) no quieran hablar sobre la enfermedad, que consideren que no tienes una buena calidad de vida o que eviten incluso interactuar contigo."

Las reacciones y mensajes negativos de otros afectan también la confianza personal, la autoestima y el amor propio.

El primer paso para vivir bien con demencia es ignorar estos mitos, como los que desmentimos en el capítulo 12.

Un mensaje persistente de parte de quienes viven con demencia es que la enfermedad no los define. No quieren sentirse marginados ni que los consideren incompetentes por culpa de un simple diagnóstico. En vez de eso, quieren que los vean como personas integrales que, si bien necesitarán apoyo con el paso del tiempo, quieren lo mismo que el resto de la gente: sentirse necesitados, valiosos y respetados como individuos con fortalezas y potencial.

Mike, cuya historia presentamos previamente, describe la forma en que desestima los estereotipos y adopta una mentalidad proactiva frente a la vida con demencia: "No me enfoco en las cosas que ya no puedo hacer; en vez de eso, me enfoco en lo que aún soy capaz de hacer". En sus propias palabras: "La gente que recibe este diagnóstico todavía puede contribuir, aprender y llevar una vida significativa y llena de propósito. También siguen teniendo voz, aun si no pueden expresarse como lo hacían antes".

Eso no significa que la vida seguirá igual que antes ni que no habrá pérdidas ni aflicción. Dale, quien vive con alzhéimer, lo explica en estos términos: "No trato de minimizarlo. Estoy consciente de que es una enfermedad terminal. Sé que hasta la fecha nadie ha derrotado el alzhéimer, pero he cambiado mi forma de pensar. He tenido que aceptar mi diagnóstico, ir más despacio y jubilarme antes de lo planeado".

Pero eso no es todo: "También soy capaz de ver lo maravillosa que es la vida en este instante. Gracias a Dios tengo gente maravillosa en mi vida: mi esposa, mis hijos, mis nietos, mi familia y amigos. Soy capaz de abrir los ojos cada mañana y de ver las maravillas del mundo y escuchar los sonidos de la vida".

Para crear una versión más amplia del bienestar debemos determinar cuál es nuestra gama personal de actitudes y creencias. Puedes empezar con una lista como la siguiente:

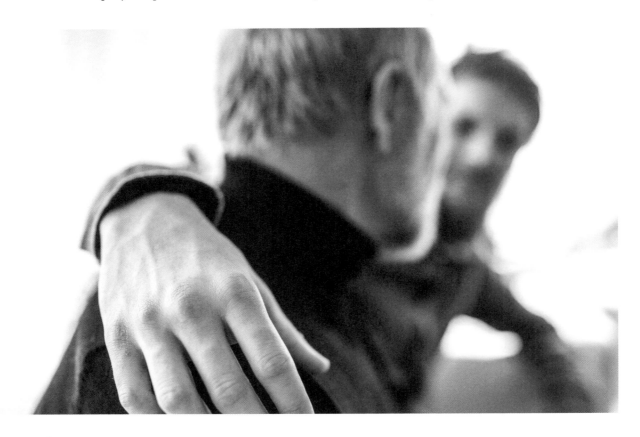

- La demencia sólo es una parte de lo que soy. No me define.
- Puedo disfrutar el día de hoy y lo que tengo en este momento.
- Mantendré una mentalidad enfocada en lo que "puedo hacer".
- Creo en mi capacidad para contribuir, aprender y llevar una vida significativa.
- Aceptaré mi enfermedad y el hecho de que las cosas cambiarán y necesitaré ayuda y apoyo de parte de otras personas.
- Me trataré de forma gentil, a sabiendas de que estoy haciendo lo mejor posible y que eso es más que suficiente.

Tomando estas actitudes como punto de partida, el resto del capítulo brindará información, recomendaciones y estrategias adicionales para vivir bien con demencia.

CONOCE TUS FORTALEZAS

Más adelante detallaremos cuáles son las regiones cerebrales que suelen verse menos afectadas por la demencia para aprovechar esas fortalezas y optimizar la calidad de vida.

Tener demencia no se traduce en indefensión e incapacidad automática para hacer las cosas o para aprender cosas nuevas. En muchos casos, la enfermedad progresa despacio, de modo que la gente con demencia puede seguir haciendo muchas de las cosas que siempre ha acostumbrado hacer.

A medida que la demencia progrese, los huecos en la memoria y la cognición serán más notorios, pero la memoria encargada de rutinas, hábitos y habilidades bien afianzados podrían verse menos afectada o no deteriorarse sino hasta mucho después. Por ejemplo, si llevas décadas podando el césped o tocas un instrumento musical desde que eras adolescente, es muy probable que conserves esas habilidades durante más tiempo. Los hábitos cotidianos, como lavarse

---

VIVIR CON DEMENCIA: UNA GUÍA PARA TODOS

La Dementia Action Alliance ha compilado un listado de formas esenciales en las que todos podemos promover y fomentar la dignidad y el bienestar de la gente que vive con demencia. Las siguientes afirmaciones fueron escritas por personas que viven con esta enfermedad.

- Soy una persona. Conóceme y vincúlate conmigo como una persona que tiene su propia historia, antecedentes, intereses y capacidades. Si me llamas "paciente", "víctima" o "sufriente", siento que me haces menos.
- Comprende que mi autonomía, mis decisiones, mi dignidad, mis relaciones recíprocas, mi privacidad y mi libertad son fundamentales para mi bienestar.
- Apoya de forma integral mis dimensiones emocional, social, física y espiritual.
- Encuentra formas de fomentar mi crecimiento y desarrollo personales que me permitan tener objetivos, significado, relaciones interpersonales y disfrute en la vida diaria.
- Reconoce que mis metas personales, parámetros de éxito e intereses cambiarán con el tiempo y no necesariamente serán como los tuyos.
- Reconoce que las elecciones conllevan riesgos y que eso es parte normal de la vida.
- Hagamos equipo, aprovecha mis fortalezas y bríndame el apoyo y las oportunidades necesarias que requiero para alcanzar mis metas.
- Procuro comunicarme de la mejor manera posible; comprende que mis expresiones físicas y verbales me sirven para comunicarme, pero quizá haga o diga algo de lo que me pueda arrepentir.
- Comprende que mi identidad puede ser menos visible, pero no la he perdido.
- Prioriza mis necesidades por encima de cualquier tarea, y comprende que necesitamos hacer equipo para que yo avance a mi ritmo.
- Ayúdame a seguir conectado con aquello que es importante para mí.

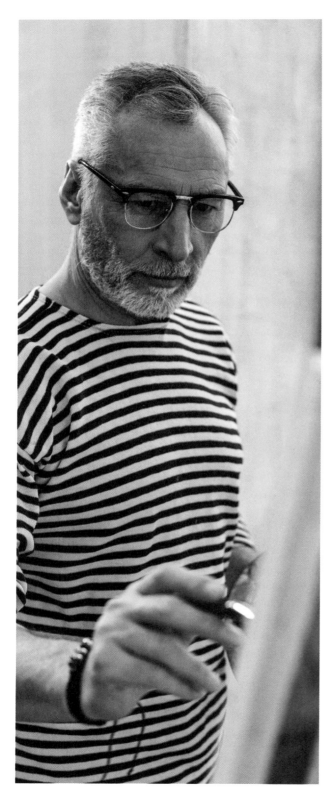

los dientes, ejercitarse en una caminadora o cuidar a una mascota son también el tipo de cosas que hacemos una y otra vez, de modo que esas habilidades podrían no verse afectadas durante una cantidad sustancial de tiempo.

Este tipo de memoria se conoce como memoria procedimental. Como ya mencionamos, es la parte de la memoria a largo plazo que se encarga de que sepamos cómo hacer las cosas.

Puesto que la memoria procedimental suele verse menos afectada en las fases iniciales de la demencia, eso significa que la gente con demencia puede aprender a hacer cosas nuevas a través de la repetición. Por ejemplo, podrías aprender a cantar una canción que no hayas oído antes o aprender a moverte por un barrio o departamento nuevos. La clave es hacer la tarea nueva, repetirla y practicarla muchas veces durante un periodo de tiempo. A través de la práctica, del uso de recordatorios y señales (por ejemplo, notas o listas) y del apoyo de familiares o amigos, mucha gente con demencia es capaz de aprender a hacer cosas nuevas.

También es posible retener otras fortalezas durante un tiempo, dependiendo de las cualidades únicas y las experiencias, habilidades, trabajos e intereses previos de cada persona.

La creatividad y la imaginación también son áreas de oportunidad. La capacidad para apreciar y producir expresiones artísticas no se ve significativamente afectada por la demencia, pues el arte requiere funciones cerebrales que la mayoría de las demencias no afecta durante bastante tiempo, incluyendo la visión, el tacto y la coordinación. Y puesto que el arte usualmente no requiere recuerdos específicos ni un uso del lenguaje tradicional, le brinda a las personas con demencia la oportunidad de expresar emociones que quizá no son capaces de manifestar de forma verbal. En general, el arte brinda una amplia gama de oportunidades.

Además, la creatividad artística pone a trabajar la intuición, la curiosidad y la imaginación, las cuales son otras de las áreas más fuertes de quienes viven con demencia. Además, las artes son actividades disfrutables, independientemente de si la persona se interesó en ellas o las practicó anteriormente.

Las siguientes son algunas opciones para que las personas con demencia participen en actividades artísticas:

- Escuchar música y disfrutarla
- Cantar en coros o grupos de canto
- Ver películas, ir a museos o asistir a eventos culturales
- Pintar
- Dibujar

- Esculpir
- Hacer jardinería
- Bailar
- Escribir poesía
- Contar relatos
- Discutir obras de arte

Tomemos como ejemplo la historia de Mike, a quien conocimos antes. A partir de su diagnóstico, empezó a adquirir nuevos pasatiempos. Aprendió a pintar, y con el tiempo desarrolló una pasión por las acuarelas. Gracias a su nuevo pasatiempo, Mike hace obras de arte para sus nietos y sus amigos. Su historia ilustra que la capacidad para retener ciertas habilidades y aprender nuevas no tiene por qué cambiar con la demencia.

A medida que la enfermedad progrese, las habilidades y fortalezas conservadas cambiarán. No obstante, la persona seguirá estando presente. La gente que vive con demencia sigue percibiendo el amor de otros, experimentando alegría y vinculándose con lo que ocurre en el presente.

AJUSTARSE A LAS CAPACIDADES CAMBIANTES

Aunque tener demencia no significa que ya no puedas hacer las cosas que acostumbrabas, en algunos casos sí requerirá que las hagas de forma distinta.

He aquí varias formas de ajustarse a los cambios en las capacidades que irán ocurriendo con el paso del tiempo.

Establecer una rutina
Las rutinas son benéficas para todo el mundo, pues nos reconfortan, son predecibles y nos permiten tener control. Para quienes viven con amnesia, estas ventajas son esenciales. La rutina permite reducir la ansiedad y el estrés, además de que contribuye a retener el funcionamiento y promueve la independencia.

Hacer un cronograma de actividades diarias es un buen comienzo. Debe incluir una lista de actividades que se repitan a lo largo de la semana, como horarios para comer, tomar medicamentos, ejercitarse e irse a dormir. Coloca el cronograma en un lugar donde sea fácil de ver; por ejemplo, en la cocina; y lleva una versión física o electrónica contigo. Los cuidadores pueden contribuir haciendo el cronograma y brindando recordatorios de que hay que consultarlo a lo largo del día.

Las rutinas también se refieren al orden en el que se realizan las tareas. Por ejemplo, en las noches, la rutina podría incluir tomar un pequeño refrigerio, ver un capítulo de una serie de televisión, ir al baño, lavarse las manos, lavarse los dientes. Después de eso podría venir un ritual de meditación, y luego irse a la cama.

Ve haciendo cambios conforme sea necesario
Después de vivir con demencia durante tres años, Sean se dio cuenta de que ya no podía seguir haciendo las cosas igual que antes. No obstante, descubrió que, si hacía pequeños ajustes, podía seguir disfrutándolas.

Por ejemplo, a Sean siempre le había gustado construir cosas, pero había empezado a confundirse al usar la cinta métrica. Ahora, para tomar medidas, usa cordones. También le encanta la jardinería, pero por lo regular se le olvida qué plantó y dónde, así que toma fotos para llevar un registro.

Además, ha empezado a usar goggles de natación cuando se ducha para mantener los ojos abiertos y no marearse.

Las estrategias de Sean ilustran cómo este tipo de adaptaciones sencillas pueden marcar una diferencia sustancial para que las personas con demencia puedan mantener su independencia y su calidad de vida.

Evalúa el uso de tecnología de asistencia
Para cocinar, Mike usa videos que encuentra en internet, de modo que básicamente es como si tuviera un compañero virtual en la cocina. Los videos le permiten ver cada paso, pausar las instrucciones cuando lo necesita, regresarlas y repetirlas. Mike se apoya en la tecnología para hacer lo que le gusta. En el caso de personas con demencia, la tecnología puede brindar nuevas formas de hacer las cosas que les gustan para aprovechar las habilidades que ya tienen; y ofrece la oportunidad de aprender nuevas.

El uso de tecnologías para ayudar a gente con demencia no es nuevo; de hecho, se concibió por primera vez hace unos veinte años. Desde entonces se han inventado y mejorado diversos dispositivos que ayuden a la gente con demencia a cubrir sus necesidades.

Estos dispositivos ayudan a la gente con demencia de la misma forma que ayudan a cualquier otra persona en su vida diaria. No obstante, en el caso de la gente que vive con demencia, estos dispositivos sirven para compensar aquello que ya no pueden hacer con la misma facilidad o seguridad que antes.

También hay dispositivos de asistencia que no son de alta tecnología, pero brindan apoyo a las personas con demencia. Por ejemplo, el cordón que usa Sean para tomar medidas. Otro ejemplo es poner etiquetas en las gavetas y los cajones para ayudar a la gente con demencia a recordar dónde están las cosas.

Los dispositivos de asistencia ayudan a la gente a interactuar de forma significativa con el mundo a su alrededor y pueden mejorar la calidad de vida de quienes viven con demencia. Su objetivo es ayudar a enfrentar varios de los desafíos que la demencia conlleva. Algunos de ellos, como los calendarios, no son de alta tecnología; pero otros, como la iluminación automática, sí lo son.

Los dispositivos de asistencia pueden ser útiles para:

- Encontrar objetos, como las llaves de la casa
- Evitar problemas de memoria: por ejemplo, alarmas y listas de pendientes que ayuden a recordar citas u horarios para tomar medicamentos
- Mejorar la seguridad: por ejemplo, timbres, sensores y alarmas en el hogar; sensores de temperatura; sistemas de apagado automático de estufas; sistemas de monitoreo de caídas
- Mostrar la fecha exacta y la hora
- Promover los cuidados personales, como la ducha
- Establecer y mantener una rutina
- Encontrar información, incluyendo consejos y mecanismos de apoyo
- Preparar la comida
- Hacer jardinería
- Hacer compras
- Gestionar los traslados y la movilidad
- Comunicarse con otras personas
- Realizar y recibir llamadas
- Resolver dudas; de hecho, los dispositivos inteligentes están diseñados para esto

Configura tu entorno para el éxito

El entorno en el que vivimos también contribuye a nuestro bienestar general. Por lo tanto, puede ser necesario hacer modificaciones para reforzar la seguridad y el bienestar de las personas que viven con demencia. Los terapeutas ocupacionales especializados en demencia pueden hacer valoraciones domésticas y recomendar modificaciones al entorno donde vive la persona con demencia. Algunas de las modificaciones más básicas, pero esenciales, son:

- Eliminar objetos potencialmente peligrosos
- Reducir la acumulación de cosas que contribuyan a la desorientación
- Asegurarse de que la iluminación sea lo suficientemente buena
- Disminuir los estímulos. Por ejemplo, el ruido excesivo de la televisión puede causar frustración o confusión.
- Colocar señalamientos y etiquetas para identificar dónde están guardados los objetos de uso común, como la ropa interior, los calcetines, el cepillo de dientes, las tazas, los cubiertos, el papel y los bolígrafos, entre otros.
- Instalar pasamanos en las escaleras y pasillos y sillas en las regaderas y baños para reducir el riesgo de caídas.
- Usar apoyos visuales que sirvan como recordatorios para acciones como usar el microondas o la cafetera, por ejemplo.
- Usar recordatorios como pizarras de mensajes que incluyan el cronograma diario de la persona con demencia y el de su cuidador, así como contactos importantes y teléfonos de emergencia.

HISTORIA PERSONAL

LA HISTORIA DE MAGGIE

Maggie tiene demencia y ha aprendido a apoyarse en su vecina de al lado cuando necesita ayuda. Su forma de pensar puede inspirarte a pedir ayuda cuando lo necesites:

"Mi vecina de al lado me ayuda mucho", dice Maggie. "Viene todas las semanas a saludar y siempre me trae algunas cosas de comida. Si mi marido está trabajando y yo necesito ayuda con algo, puedo pedirle apoyo. Es una maravilla tener alguien cercano con quien contar."

FORMAS DE MANTENERTE INVOLUCRADO

Hay muchas formas en las que la gente con demencia puede seguir involucrada a nivel social. En primer lugar, intenta preservar tus vínculos actuales. Esto implica explicarles a algunas personas los cambios que podrían ocurrir y decirles de qué formas pueden ayudarte. Además, contempla algunas de las siguientes ideas para mantenerte socialmente activo. En la sección de recursos adicionales del libro encontrarás más ideas, incluyendo información de contacto de organizaciones.

- Acepta invitaciones. O invita a tus amistades a tomar un café, a almorzar, a ver una película o a pasear por tu parque favorito.
- Conviértelo en rutina. Incorpora la socialización a tu rutina varios días de la semana. Visita a tus hijos, nietos, amigos y vecinos.
- Haz trabajo de voluntariado. Esto brinda la oportunidad de conocer personas que tienen los mismos intereses y valores que tú. Hay varias opciones, como escuelas, hospitales y organizaciones sin fines de lucro, incluyendo algunas especializadas en alzhéimer y demencia.
- Toma una clase. Tomar un curso en la universidad o el centro comunitario local te permitirá vincularte con personas que tienen pasatiempos e intereses como los tuyos. También te dará la oportunidad de aprender cosas nuevas.
- Únete a un grupo. Una buena forma de vincularte con personas que tienen intereses similares a los tuyos es uniéndote a un club social. También podrías unirte a un grupo de apoyo para personas con demencia, hay muchos, tanto virtuales como presenciales. En internet encontrarás información sobre grupos de apoyo para personas con alzhéimer en tu localidad, así como recursos para personas con otros tipos de demencia. También coros de personas con demencia, los cuales fomentan la vinculación social.
- Busca en internet. Las redes sociales en internet pueden fomentar la socialización. En internet encontrarás grupos de gente con demencia que se ajusten a tus necesidades e intereses, los cuales te permitirán relacionarte con gente que tenga experiencias similares a la tuya. Usa sitios web de confianza y toma precauciones si vas a encontrarte en persona con alguien que conociste por ese medio.
- Participa en tu comunidad. Tu comunidad puede ofrecer diversos servicios, eventos sociales y actividades religiosas. O quizá encuentres viajes auspiciados por centros comunitarios locales que te resulten atractivos.

Pide y acepta ayuda

Si necesitas ayuda, pídela. Este consejo no es sólo para las personas que viven con demencia, sino también para sus cuidadores. Necesitar ayuda no es motivo de vergüenza.

La gente con demencia puede beneficiarse del apoyo de amistades y familiares para cubrir necesidades prácticas y seguir haciendo las cosas que siempre han hecho.

Si vives con demencia, puedes hablar de tu diagnóstico abiertamente, pero también debes recordarle a la gente que eres la misma persona que has sido siempre. Es necesario alcanzar un equilibrio cuando se trata de recibir ayuda ajena. Si te la ofrecen, procura aceptarla. Eso le da a la gente la oportunidad de demostrarte que le importas. Pero, evita que otros se encarguen por completo de las tareas si no es estrictamente necesario. Quizá debas hacerles saber que aún eres capaz de hacerlas, aunque tardes más que antes.

EVITA AISLARTE

El aislamiento social implica que la gente no tenga un sentido de pertenencia, que no interactúe con otros, que no tenga oportunidades para socializar o no tenga muchos contactos o relaciones interpersonales de calidad.

Las investigaciones señalan que el aislamiento social es una epidemia de salud creciente, y los riesgos que conlleva son equiparables a fumar 15 cigarros al día. Según los especialistas, el aislamiento social es tan dañino para la salud como la obesidad, la hipertensión y la hipercolesterolemia.

Entre adultos mayores, el aislamiento social aumenta el riesgo de:

- Malas prácticas de higiene
- Aflicción mental y emocional
- Descuido
- Abuso
- Deterioro de la salud y el bienestar
- Depresión

Entre personas con demencia, tener menos contacto social se ha vinculado con un deterioro cognitivo y de la memoria más acelerado. Seguir interactuando con otros y encontrar un sentido del propósito son dos formas útiles de evitar el aislamiento, las cuales detallamos a continuación.

Seguir interactuando con otros

Mantenerse socialmente activo es esencial para la gente con demencia. Cada vez más investigaciones confirman que participar en actividades sociales refuerza la autoestima y la confianza en las capacidades personales. Además, mejora los vínculos interpersonales, disminuye los sentimientos de soledad e incluso puede reducir la necesidad de ciertos medicamentos.

Las evidencias también indican que la salud social ayuda de forma significativa a la gente con demencia a hacerse cargo de sí misma. Se ha demostrado que la interacción social ayuda a realizar tareas cotidianas, a tener menos deterioro cognitivo y a sentirse menos deprimida.

Antes, Mike compartió que una de las principales razones por las cuales vive bien con demencia es porque se ha mantenido socialmente activo. Mike tiene la convicción de que todas las personas a las que les diagnostican demencia deben salir del consultorio médico con una receta para socializar.

Una última acotación sobre la importancia de la interacción social: durante una investigación reciente se entrevistó

VIVIR BIEN CON DEMENCIA

Muchos de los hábitos de salud básicos que favorecen nuestro bienestar general son especialmente útiles para la gente con demencia. A continuación, encontrarás varias formas en las que la gente con demencia puede cuidar su salud en general.

- *Haz equipo con tu equipo de cuidados.* Colabora con tu médico y los otros especialistas en salud que forman parte de tu equipo de cuidado para que monitoreen y reaccionen a los cambios que vayan ocurriendo.
- *Escucha a tu cuerpo.* Descansa siempre que lo requieras y conserva tu energía para cuando más la necesites.
- *Ejercítate.* Realizar actividad física de forma regular mejora la salud cardiovascular y aumenta la cantidad de sustancias químicas que protegen el cerebro de forma natural. En el capítulo 19 encontrarás más información sobre los beneficios de la actividad física.
- *Lleva una dieta saludable.* Elegir alimentos saludables, como los que forman parte de la dieta Mediterránea (rica en frutas, verduras, aceite de oliva, legumbres, cereales enteros y pescados), puede contribuir a ralentizar el avance de la enfermedad y ayudar a la gente con alzhéimer a vivir más tiempo. En el capítulo 19 encontrarás más información al respecto.
- *Duerme bien.* Dormir suficientes horas y tener un sueño de buena calidad es benéfico tanto para el cuerpo como para la mente. El descanso adecuado te ayudará a enfrentar los desafíos de la demencia con empatía y una perspectiva más amplia. En el capítulo 19 aprenderás más sobre los beneficios de dormir bien y encontrarás consejos para mejorar la calidad de tu sueño.

a 1,500 personas con demencia leve a moderada y se les pidió que evaluaran su calidad de vida, satisfacción y bienestar. Luego, los investigadores reunieron esas evaluaciones para producir una "puntuación de vida", un reflejo de su salud global y calidad de vida. En el primer lugar de la lista estaba la interacción social.

Encontrar un sentido del propósito

Vincularse con otros está estrechamente ligado con tener un propósito en la vida. Así es como un grupo de hombres que viven con demencia describió la intersección entre su necesidad de tener un propósito y de tener vínculos sociales:

Un grupo de hombres se reúne cada mes en el mismo restaurante para almorzar. Todos viven con demencia. Cuando se les preguntó cómo calificarían su calidad de vida, siendo 1 "muy mala" y 10 "excepcional", ninguno de ellos quiso asignarle un número específico; en vez de eso, prefirieron por asignarle un rango.

Uno de ellos dijo que su calidad de vida suele estar entre el 3 y el 7. Otro afirmó que la suya variaba entre 2 y 9. Cuando se les preguntó qué implicaba que un día fuera 2 y otro 8 o 9, uno de ellos contestó que un día bueno era aquel en que podía contribuir en algo o ayudar a alguien de forma significativa.

Mucha gente con demencia afirma que su calidad de vida no tiene tanto que ver con recordar los detalles de un suceso que ocurrió días antes o con recordar el nombre de un amigo. Sino que se vincula con tener relaciones sólidas que les brinden apoyo y los hagan sentir respetados, valiosos y necesarios. Y este ejemplo ilustra justo eso.

Las investigaciones en torno a la ciencia del bienestar demuestran que la gente que tiene un sólido sentido del propósito está mejor capacitada para lidiar con los altibajos de la vida. En pocas palabras, quien tiene un sólido sentido del propósito sigue viendo la vida con optimismo, a pesar de las adversidades. Alimentar nuestro sentido del propósito puede implicar actividades que ejerciten las habilidades que ya tenemos o participar en actividades nuevas.

Si necesitas encontrar tu propósito después de recibir un diagnóstico de demencia, hazte las siguientes preguntas:

- ¿Qué tipo de cosas le dieron significado y propósito a mi vida en otras épocas?
- ¿Qué disfruto hacer?
- ¿Qué puedo hacer en casa o en mi comunidad que requiera aprovechar mis fortalezas y alimentar mis intereses?
- ¿Hay nuevas actividades en mi comunidad que me interese probar?

Las respuestas que des a estas preguntas representarán un paso importante para reencontrar tu propósito después del diagnóstico de demencia.

En la página 229 encontrarás más ideas para mantenerte involucrado. También podrías encontrar tu propósito en la vida fungiendo como mentor de otros, recordando la historia de tu vida o escribiendo cuentos, poemas o tu biografía.

SÉ GENTIL CONTIGO MISMO

Si vives con demencia, experimentarás pérdidas, te sentirás afligido por momentos, cometerás errores y te frustrarás. De ahí la importancia de la autocompasión. Ser compasivo contigo mismo implica reconocer que enfrentas dificultades y mantener una perspectiva equilibrada.

La gente con demencia puede ser maravillosa con sus nietos y adorarlos, aunque no pueda recordar sus nombres. Pueden estar con personas a las que quieren y disfrutar el tiempo que pasan con ellas, aunque no sean capaces de seguir el hilo de la conversación todo el tiempo. La gente con demencia sigue amando a su pareja, aunque se le olvide su cumpleaños o no pueda brindarle el mismo tipo de atención que antes.

La clave está en no culparte por los deslices y ser tan comprensivo y gentil contigo mismo como lo serías con un amigo cercano. Todos enfrentamos dificultades, pues son parte de la vida.

Sé especialmente autocompasivo y gentil cuando las cosas se pongan complicadas.

"HAY MUCHAS ESTRATEGIAS QUE AYUDAN A LA GENTE
CON DEMENCIA A TENER UNA MUERTE DIGNA."

CAPÍTULO 15

Planear el fin de la vida

Para mucha gente es difícil hablar sobre la muerte. Sin embargo, tener conversaciones sobre estos temas es crucial, y no sólo para las personas con enfermedades terminales, sino para cualquiera. Cuando a alguien le diagnostican una afección con un pronóstico incierto, es de suma importancia prepararse para el final de la vida de formas que honren los valores, las preferencias y los deseos de la persona implicada. Es difícil saber cuál es la última voluntad de las personas si no se discute el tema previamente.

Hablar sobre la muerte desde el principio les da a las personas la oportunidad de tener más control sobre los cuidados que recibirán, ayuda a los familiares a tomar decisiones importantes, y facilita un poco la transición para todos los involucrados. La demencia hace que estas conversaciones sean aún más críticas, pero también más complicadas.

En las últimas fases de la demencia, es posible que la capacidad cognitiva y de compartir los pensamientos propios se vea mermada. Esto dificulta que la persona con demencia exprese sus deseos. Por ende, no saber las preferencias de la persona hace que la situación sea más desafiante y estresante para sus seres queridos.

Por estos motivos, es crucial planear la mejor posible experiencia para el final de la vida tan pronto como se pueda. Estas conversaciones deben incluir a la persona diagnosticada, a sus cuidadores y a sus seres queridos.

Las investigaciones demuestran que las conversaciones en torno al fin de la vida y la planeación de los cuidados en fases avanzadas que se tienen poco después de recibir el diagnóstico de demencia son positivas y empoderadoras, tanto para la persona con demencia como para sus

cuidadores. En este capítulo te mostraremos cómo tener estas conversaciones tan importantes.

INICIAR LA CONVERSACIÓN

Si estás apoyando a alguien con demencia, quizá te sientas inseguro de dar pie a una conversación sobre los cuidados paliativos y terminales. O quizá te preocupe cómo reaccionará tu ser querido si sacas el tema.

Ten la seguridad de que iniciar esta conversación será una forma importante de demostrarle a la persona con demencia cuánto te importa. De hecho, las encuestas indican que la mayoría de la gente quiere *hablar* sobre sus preferencias para el final de su vida y desea que sean sus seres queridos quienes inicien la conversación.

Iniciar esta conversación demuestra que compartes las inquietudes y preocupaciones de tu ser querido, y que honrarás y respetarás sus deseos tanto como sea posible, en especial si tu ser querido ya no puede tomar decisiones por sí mismo.

Aunque las encuestas muestran que para la mayoría de la gente es importante hablar sobre los cuidados terminales y sus últimos deseos, estas conversaciones no siempre fluyen bien. Antes de iniciar la conversación, puede resultar útil que te asegures de que tu ser querido se siente cómodo hablando contigo sobre esos temas tan importantes y delicados.

Por ejemplo, el momento en el que alguien con demencia expresa temor, tristeza o aflicción por no poder hacer ciertas cosas puede ser una oportunidad natural para ahondar en esas emociones. Hablar sobre sus sentimientos desde el principio refuerza la confianza y el vínculo que contribuirá a discutir sus últimos deseos más adelante. Si recientemente se ha deteriorado la salud de otro familiar o alguien cercano ha fallecido, también puede ser una oportunidad para reflexionar sobre los cuidados suministrados o sobre las circunstancias en las que ocurrió el fallecimiento. Esto, a su vez, puede llevar la conversación hacia el tipo de cuidados que la persona con demencia podría querer (o no) cuando se acerque el final.

Aun con estos antecedentes, no siempre es sencillo saber cuándo y cómo hablar sobre el final de la vida. También puede resultar útil ajustar tu estilo de conversación y el contenido.

Por ejemplo, dependiendo de la persona y del tipo de demencia que tiene, hacer preguntas abiertas puede resultar demasiado ambiguo. En vez de eso, haz una pregunta y después ofrece alternativas u opciones. Quizá también quieras iniciar la conversación en un momento en el que la persona con demencia logre recordar cosas distantes. De ese modo, podrían empezar reflexionando sobre la muerte de un familiar o amigo cercano.

Trata de entender a la persona lo mejor posible por medio de conversaciones que giren en torno a sus valores, creencias y preferencias. Conocer los valores de la persona podría resultarte útil para tomar decisiones en el futuro, en caso de que más adelante no esté claro cuáles son exactamente sus deseos.

También puede funcionar tener varias conversaciones breves y sencillas a lo largo del tiempo.

Ante todo, deja en claro que hablar sobre su última voluntad es benéfico tanto para ti como para tu ser querido. Eso ayudará en gran medida a forjar un vínculo amoroso que les permita tener esta conversación tan importante.

Preguntas a considerar

La planeación de los cuidados es un proceso dinámico que implica discutir y documentar los deseos, valores y preferencias del individuo en torno a los cuidados y tratamientos que desea recibir. Estas discusiones se llevan a cabo entre el individuo diagnosticado y sus familiares y cuidadores. De hecho, hasta la gente sana puede (y debe) documentar su voluntad de forma anticipada. Nunca es demasiado pronto para hacerlo.

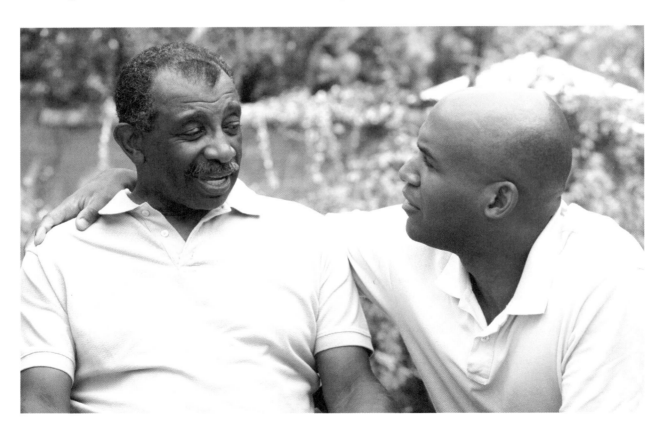

La voluntad anticipada implica:

- Compartir los valores de la persona diagnosticada con sus seres queridos y cuidadores
- Obtener información sobre distintos tipos de tratamientos para prolongar la vida
- Decidir qué tipo de tratamientos querrá o no la persona después de que le diagnostiquen una enfermedad que limite su vida o al acercarse al final de su vida
- Llenar documentos útiles que sirvan como registro del tipo de cuidados que querrá en caso de que para entonces la persona no pueda decidir por sí misma

La planeación anticipada de los cuidados también requiere que las conversaciones incluyan preguntas como las siguientes:

- ¿Qué hace que la vida valga la pena?
- ¿Qué es más importante: la calidad de vida o la cantidad de vida?
- ¿Qué significa para ti tener calidad de vida? ¿Significa ser capaz de cuidar de ti mismo? ¿Significa ser capaz de reconocer a otros?
- ¿Quién quieres que tome decisiones en tu nombre si no puedes hacerlo tú? Por ejemplo, puede ser tu pareja, un hijo adulto o un amigo de confianza.
- ¿Quieres recibir tratamientos para prolongar tu vida durante las últimas fases de la demencia o antes de morir? Por ejemplo, ¿querrías que intentaran resucitarte en caso de que tengas un paro cardiaco?

- ¿Dónde querrías pasar tus últimos días en caso de enfermedad? ¿En tu casa? ¿En una residencia? ¿En un hospital?
- Si supieras que tu vida está por terminar, ¿qué te reconfortaría y te haría sentir seguro en tus últimos momentos? ¿Quién querrías que te acompañara?
- ¿Cuáles son tus creencias sobre el final de la vida? ¿Cómo te gustaría que fueran respetadas y honradas?

También puede ser una buena oportunidad para contemplar planes funerarios y otros temas relevantes, como preguntarle a la persona si quiere ser cremada o enterrada, dónde quiere que yazcan sus restos y qué cosas quiere para su funeral o velorio.

Otra parte del proceso puede implicar la decisión de que le hagan una necropsia cerebral o de donar su cerebro; estas decisiones podrían afectar el tipo de arreglos que se harán después del fallecimiento de la persona.

Poner las preferencias por escrito

Después de tener esas conversaciones, es importante documentar las respuestas. Aquí es donde resultan útiles los formatos de voluntad anticipada.

Los documentos de voluntad anticipada contienen instrucciones legales por escrito que detallan las preferencias de cuidados médicos que recibirás en caso de que ya no puedas expresarlo por ti mismo. Estos documentos ayudan a la gente con demencia y a sus cuidadores a tomar decisiones en torno a los cuidados que recibirá al final de su vida. Tanto los documentos como las conversaciones en torno a

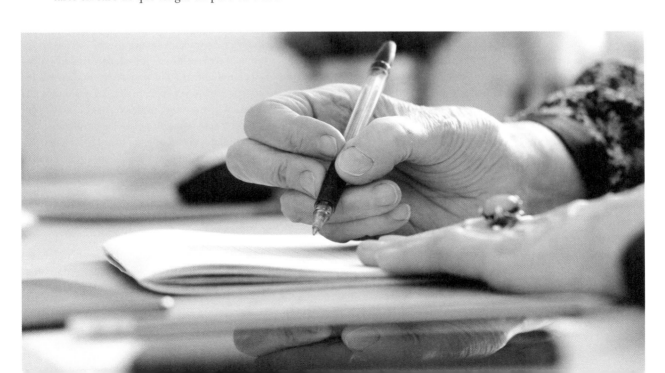

ellos ayudan a detallar y honrar los últimos deseos de las personas.

En Estados Unidos, cada estado tiene formatos y requisitos específicos para la creación de la voluntad anticipada, la cual debe quedar asentada por escrito. Es posible que sea necesaria la firma de testigos o de un notario. En las páginas web de varias organizaciones podrás encontrar información específica para tu localidad, así como en la sección de recursos adicionales.

Una vez que hayas llenado estos documentos, compártelos con tus familiares y otras personas de confianza, así como con tu equipo de cuidados médicos. Manténlos en un lugar accesible y asegúrate de que tus médicos y otras personas involucradas en la toma de decisiones en torno a tus cuidados tengan una copia. A continuación, detallamos en qué consisten estos documentos.

Voluntad anticipada. Este documento legal detalla el tipo de tratamientos médicos que deseas recibir o no para prolongar tu vida. También puede incluir preferencias con respecto a otro tipo de decisiones médicas, como manejo del dolor y donación de órganos. La voluntad anticipada sólo entra en vigor si estás llegando al final de tu vida.

Algunas de las decisiones que podrías dejar por escrito en tu voluntad anticipada son si deseas reanimación artificial en caso de que tengas un paro cardiaco, si quieres que te intuben para que sigas respirando o que te suministren alimentación parenteral en caso de que pierdas la capacidad de comer. Si quisieras que tu cuerpo fuera donado a la ciencia para la realización de estudios, también lo puedes especificar en tu voluntad anticipada.

Poder notarial. Este documento legal le otorga a alguien de tu elección la facultad de tomar decisiones en tu nombre, en caso de que no puedas decidir por ti mismo.

La voluntad anticipada y el poder notarial son documentos que garantizarán que se respeten tus deseos. No obstante, el poder notarial es más flexible porque la persona designada como apoderada puede tomar decisiones en torno a cuidados que no estén contemplados dentro de la voluntad anticipada.

Este apoderado puede ser tu pareja, otro familiar, un amigo o un miembro de tu iglesia. También puede ser útil elegir apoderados suplentes en caso de que el apoderado principal no pueda cumplir con su función.

La persona elegida para cumplir con esta función debe ser alguien confiable que se sienta cómodo hablando sobre cuidados médicos y cuestiones relativas a la muerte.

Es importante elegir a alguien capaz de comunicarles tus preferencias a tu equipo de cuidados médicos y a tus seres queridos. Por ende, no debe ser tu médico ni ningún otro integrante de tu equipo de cuidados médicos.

CUIDADOS PALIATIVOS Y TERMINALES

El tema de los cuidados paliativos y terminales es recurrente en conversaciones sobre los cuidados en el final de la vida. Por lo tanto, es importante que la gente que vive con demencia y sus familiares y cuidadores entiendan estos conceptos.

Cuidados paliativos

Los cuidados paliativos se especializan en aliviar el dolor y otros síntomas de enfermedades graves. Los equipos interdisciplinarios de cuidado de la salud colaboran para proveer apoyo médico y emocional que le permita a la persona con demencia vivir de forma óptima con la enfermedad.

Estos tipos de cuidado no son sólo para personas que están acercándose al final de su vida, sino que también se les ofrece a personas de cualquier edad que tengan enfermedades graves o potencialmente mortales, sin importar el diagnóstico o la fase de la enfermedad en la que estén.

Mejorar la calidad de vida de quienes tienen demencia y sus familias es uno de los objetivos de los cuidados paliativos, los cuales se ofrecen junto con otros tratamientos como una capa de apoyo adicional.

Cuidados terminales

Los cuidados terminales son para la gente que está cerca del final de su vida, en los que un equipo de profesionales de la salud provee servicios para hacer sentir lo más cómoda posible a la persona que está en fase terminal. Este tipo de cuidados se enfocan en reducir su dolor y abordar sus necesidades físicas, psicológicas, sociales y espirituales. Los cuidados terminales también incluyen servicios de consejería, relevo del cuidador principal y apoyo práctico para las familias.

El eje de los cuidados terminales es brindar la mayor calidad de vida posible durante el tiempo de vida que le quede a la persona. Los cuidados terminales son para personas con enfermedades en fase terminal a quienes les quedan seis o menos meses de vida, aunque pueden brindarse durante todo el tiempo que el médico y el equipo de cuidados terminales determinen.

Casi siempre los cuidados terminales se brindan en casa, donde uno de los familiares suele fungir como cuidador principal. No obstante, también se pueden brindar en hospitales, residencias de vivienda asistida y lugares especializados en cuidados terminales.

EFECTOS DE LA DEMENCIA CERCA DEL FINAL DE LA VIDA

Como ya mencionamos previamente, la demencia es un síndrome que provoca el deterioro gradual de la memoria, la cognición, el comportamiento y la capacidad de realizar actividades cotidianas. Puesto que la gente suele vivir varios años con alzhéimer y otros tipos de demencia, es difícil concebirlas como enfermedades terminales, aunque en última instancia provocan la muerte.

Es imposible predecir qué tan rápido progresará la demencia, además de que la experiencia del final de la vida es distinta para cada persona. Por eso puede ser difícil saber cuando alguien está experimentando los síntomas de la fase terminal de la demencia. He aquí algunos indicios y síntomas comunes que presentan las personas con demencia cuando están cerca del final de su vida:

- Pérdida grave de la memoria, así como la incapacidad para identificar a la familia u objetos comunes, o pérdida de la conciencia de actividades recientes
- Incapacidad para moverse, caminar o sentarse
- Incapacidad para hablar o darse a entender
- Incapacidad para realizar la mayoría de las actividades cotidianas sin ayuda, incluyendo asearse e ir al baño
- Pérdida del apetito, dificultad para deglutir y otros problemas alimenticios
- Cambios en la respiración, en especial muy cerca del final de la vida, incluyendo falta de aire (disnea)
- Exceso de sueño
- Convulsiones e infecciones frecuentes, en especial neumonías
- Inquietud

TOMAR DECISIONES EN NOMBRE DE LA PERSONA CON DEMENCIA

Puede ser un desafío muy abrumador tomar decisiones médicas en nombre de alguien que ya no puede tomarlas por su propia cuenta. En el mejor de los casos, tendrás documentos en donde estén asentados los deseos de la persona. No obstante, incluso cuando se tienen estos documentos, no siempre es claro qué decisión tomar.

En estos casos, es útil ponernos en los zapatos de la persona que está muriendo e imaginar lo que haría. Otra opción es decidir qué es lo más conveniente para quien está muriendo, dadas las circunstancias y lo que sabemos sobre esa persona. En esas circunstancias, aunque haya un familiar designado como tomador de decisiones, es buena idea incluir a otros miembros de la familia y personas de confianza en el proceso.

He aquí algunas de las decisiones médicas que podrías tener que tomar al cuidar a alguien con demencia avanzada.

Alimentación parenteral

En ocasiones se recomienda recurrir a la alimentación parenteral cuando a la persona se le dificulta deglutir (por ejemplo, después de un accidente cerebrovascular). La alimentación parenteral no suele recomendarse en casos de personas con demencia, a pesar de que en las últimas fases de la enfermedad es común que desarrollen problemas de deglución. No se ha demostrado que la alimentación parenteral beneficie a la persona con demencia o que extienda su vida, pero sí puede causar incomodidad y hasta infecciones. Antes de tomar una decisión en torno a la alimentación parenteral, es mejor discutirlo con el equipo de cuidados médicos.

Antibióticos

Se pueden recetar antibióticos para infecciones comunes, pero eso no mejorará la condición de la persona. De nueva cuenta, es cuestión de evaluar junto con el personal médico las ventajas y desventajas del uso de antibióticos, en caso de que se necesiten.

Hidratación intravenosa

La hidratación intravenosa se usa para suministrar líquidos a la persona a través de una aguja que va en la vena. La deshidratación es parte normal del fallecimiento y permite que la muerte sea un proceso más cómodo a lo largo de los días. La hidratación intravenosa puede provocar hinchazón y retención de fluidos, además de retrasar el proceso de la muerte durante varias semanas, lo cual puede ser oneroso para quien está muriendo. Si están pensando suministrar hidratación intravenosa, es preferible hacerlo por un periodo de tiempo limitado y para cumplir alguna meta específica, y sólo si los familiares y el equipo de cuidados médicos acuerdan que es lo mejor para la persona con demencia.

Reanimación cardiorrespiratoria (CPR, por sus siglas en inglés)

La reanimación cardiorrespiratoria se usa para restablecer los latidos del corazón o la respiración. Muchos expertos están en contra de usar CPR en personas terminalmente enfermas, y las personas que padecen esa enfermedad y aún son capaces de hablar por sí mismas con frecuencia prefieren que no se les reanime en caso de que dejen de respirar o su corazón deje de latir. Las órdenes de "no reanimar" o "no intentar la reanimación" le indican al equipo de cuidados médicos que no deben hacerle CPR a la persona cuyo corazón o respiración se detuvieron.

Independientemente de las opciones elegidas, es importante preservar la dignidad y privacidad de la persona enferma y tomar en cuenta las recomendaciones de médicos, especialistas e integrantes del equipo de cuidados paliativos y terminales.

BRINDAR CUIDADOS CENTRADOS EN LA PERSONA

Tanto para la gente con demencia como para sus cuidadores, los cuidados al final de la vida implican cubrir una serie de necesidades físicas, emocionales, sociales, espirituales y prácticas. En el caso de la gente con demencia, las investigaciones sugieren que los aspectos más importantes de una buena experiencia al final de la vida tienen que ver con la comodidad física y la ausencia de dolor, así como con el bienestar emocional y espiritual de la persona, la participación de su familia y un entorno apacible.

Por ejemplo, el apoyo emocional puede brindarse con algo tan simple como una caricia dulce y reconfortante. Pero también implica sentirse respetado, la necesidad de compañía, la necesidad de sentirse comprendido y reconfortado, y la necesidad de sentirse amado. Es crucial que la persona no se sienta tratada como un objeto, sino como una persona que sigue consciente del mundo.

La vinculación social es esencial, pues la persona con demencia aún es capaz de vincularse, aunque esté al final de su vida. Tus cuidados, atenciones y presencia son algunas de las cosas más importantes que puedes brindarle a alguien que está muriendo.

Sigue comunicándote con la persona, aunque te dé la impresión de que no te entiende, pues la comunicación provee estimulación y hace sentir a la persona con demencia reconfortada e incluida. Tu tono de voz, lenguaje corporal y expresiones faciales son formas de comunicación no verbal que la persona con demencia seguirá comprendiendo y que te permitirán vincularte con ella, incluso si ya perdió la capacidad de entender palabras.

Las investigaciones indican que, al final de la vida, las personas siguen vinculándose con el mundo, sobre todo a partir de los sentidos. Esto significa que el tacto, el oído, la vista, el gusto y el olfato son formas poderosas de vincularte con alguien que está llegando al final de su vida y de reconfortarlo al mismo tiempo. Llévale a la persona un objeto que aprecie mucho, pon su música favorita, ponle en la piel una crema con su olor favorito, péinala o léele en voz alta algo que para ella tenga significado, como pasajes religiosos, por ejemplo.

Aprovecha todo lo que sepas sobre la persona, incluyendo sus antiguos pasatiempos e intereses. Fotos, objetos preciados, recorditos… todo puede ayudar.

Reconfortar de cara a la muerte

Hay muchas estrategias para ayudar a las personas con demencia a tener una muerte digna. Para alguien que ya no puede comer o beber nada, puede ser útil mantener sus labios húmedos con ayuda de hielos o una esponja. También viene bien ponerle un bálsamo o vaselina en los labios.

HISTORIA PERSONAL

LOS ÚLTIMOS DÍAS DE JIM

A Jim le encantaba la jardinería y disfrutaba mucho podar el césped. En los días previos a su muerte, Jim había tenido las manos en la tierra donde crecían las flores que había plantado. El personal del centro de vivienda asistida le llevó un trozo de césped para que pudiera sentirlo y olerlo, lo cual le resultó reconfortante. Jim falleció rodeado de su familia, mientras sus nietos jugaban a un lado de su cama.

Otras formas de reconfortar a alguien que está próximo a morir son ponerle almohadas bajo su cabeza para ayudarle a respirar mejor, ponerle pañales o un catéter para evitar que la persona se moje con su orina, o encender la calefacción y ponerle cobijas encima si tiene las manos y los pies fríos.

Aunque no todo el mundo siente dolor al morir, sí es el caso de mucha gente. En el caso de la demencia, a mucha gente no se le receta suficientes medicamentos para el dolor por el simple hecho de que son incapaces de comunicar que sienten dolor. Por ende, los analgésicos representan otra alternativa para mejorar la experiencia de la muerte para las personas con demencia. Los especialistas creen que el cuidado de la gente moribunda debe enfocarse en el alivio del dolor; es importante tomar en cuenta que es más fácil prevenir que aliviar el dolor, y que el dolor intenso es difícil de manejar. En el caso de personas que no pueden comunicarse verbalmente, la observación directa permite identificar la presencia de dolor o de comportamientos relacionados.

Las personas con demencia que están al final de su vida pueden dar diversos indicios de incomodidad, entre los cuales están:

- Agitación
- Aumento de confusión o falta de reactividad
- Gritar
- Hacer muecas o rechinar los dientes
- Rascarse o pellizcarse la piel u otras partes del cuerpo
- Sudoración excesiva
- Babeo
- Lanzar golpes o hacer otros gestos físicos que denoten desesperación

Quizá te preguntes si tu ser querido es consciente de lo que le está ocurriendo en la fase terminal de la enfermedad. Aunque el cuerpo y el cerebro se estén apagando, la persona con demencia puede ser receptiva a tu presencia, tus cuidados y tu afecto.

LIDIAR CON LA MUERTE

Cuando una persona con demencia fallece, es normal que los cuidadores experimenten diversas emociones, como aflicción, depresión, ansiedad, culpa, frustración y desesperanza. Muchas de ellas pueden aparecer incluso antes del fallecimiento, y suelen ser emociones intensas, incluso si los cuidadores ya se habían anticipado y preparado para la muerte de su ser querido.

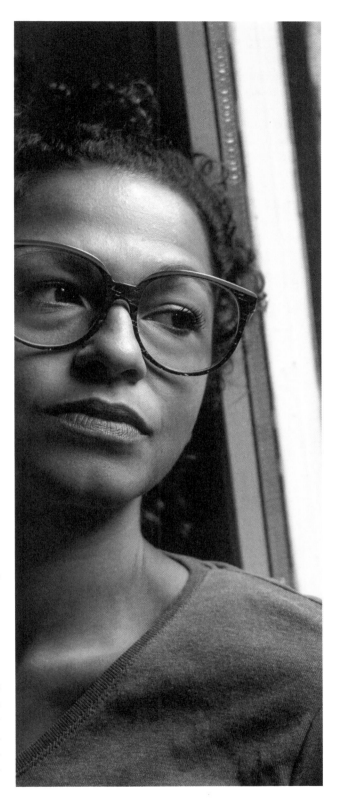

En los siguientes capítulos ahondamos en la experiencia del cuidador y damos más detalles sobre las emociones vinculadas al cuidado de alguien con demencia. Por lo pronto te compartimos algunas experiencias que las familias enfrentan tras la muerte de su ser querido.

Aflicción

Aunque la aflicción del duelo es habitual tras la muerte, también es común que ocurra durante la progresión de la demencia (encontrarás más información al respecto en el capítulo 18).

La aflicción del duelo se define como el proceso de ajustarse a la pérdida. Aunque es gradual, la aflicción trae consigo emociones intensas y poderosas.

Experimentar el duelo conlleva la sanación emocional y te ayudará a ajustarte a tu nueva situación de vida. He aquí algunas recomendaciones que pueden ayudarte a sobrellevar la aflicción:

- No trates de apresurarlo. Mucha gente dice haber necesitado al menos dos años después de la muerte de su ser querido para empezar a sentirse "normal" otra vez. Ten paciencia contigo mismo durante este periodo.
- Emprende buenas prácticas de autocuidado. Enfócate en tu nutrición, hacer actividad física y dormir bien.
- Habla abiertamente sobre lo que estás viviendo. Quizá tengas familiares y amigos que evadan el tema, así

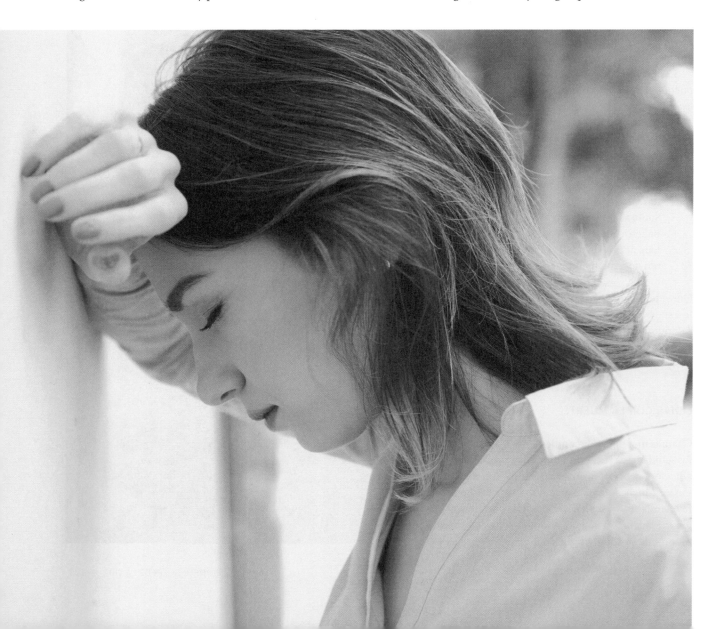

que darles espacio para que hablen directamente sobre la pérdida contigo puede resultarles útil.

- Evita tomar decisiones cruciales durante al menos un año, pues en ese periodo de tiempo puedes seguir conmocionado y sentirte inestable.
- Sigue tu rutina habitual tanto como sea posible, pero permíteles a otros ayudarte con tareas cotidianas. La gente querrá apoyarte, aunque quizá no sepan cómo hacerlo.
- Reconoce tus emociones. Lo importante es no ahogarte en las emociones negativas o desagradables, sino reconocer que lo que estás sintiendo es normal. Aceptar las emociones ayuda a reducir su intensidad y brutalidad.
- Para aliviar un poco la culpa, trata de mantener una perspectiva realista de tus acciones pasadas y emociones actuales. No te enfoques en lo que desearías haber hecho mejor o en lo que podrías haber hecho distinto. Confía en que hiciste lo mejor que pudiste, y que eso es más que suficiente.
- Acepta que el miedo es parte normal del duelo. En lugar de aislarte, procura mantenerte socialmente activo, pues eso ayudará a aliviar el miedo.

Durante la última etapa del duelo, por lo regular se difuminan las ansias de enfocarse en el pasado y de buscar una explicación para la muerte. En ese momento podrás empezar a concentrarte en vivir de la mejor forma posible y en encontrar formas de aprovechar esta experiencia para tu crecimiento personal.

Alivio

Algunas familias y cuidadores experimentan cierto alivio, lo cual suele ser incómodo. Puede ser inesperado y abrumador, e incluso suscitar culpa por esa sensación de alivio.

Es importante saber que ese alivio es una reacción normal y natural. De hecho, según un estudio, casi tres cuartas partes de los cuidadores entrevistados afirmaron haber sentido alivio cuando falleció su familiar con demencia.

Este alivio no es sinónimo de que no te haya importado la persona con demencia. En realidad, es la reacción natural que tenemos cuando sabemos que la persona con demencia ya no está sufriendo y de que ya no es indispensable que seamos testigos de cómo alguien que queremos va perdiendo sus capacidades. Quizá también sea un alivio dejar de cargar con el intenso peso de los cuidados. La capacidad de volver a ser quien eras antes de convertirte en cuidador también trae consigo cierto alivio.

El alivio no sólo es normal, sino que también puede ser útil. Algunas investigaciones revelan que el alivio ayuda a los cuidadores a sobrellevar mejor su aflicción y a ajustarse mejor a la vida después del fallecimiento de la persona con demencia. Esto ocurre sobre todo cuando los cuidadores se sienten relativamente preparados para la muerte de su ser querido desde antes de que ocurra.

Pérdida de la identidad

En muchos casos, la función del cuidador se desempeña durante varios años o mucho más, de modo que, cuando al fin fallece nuestro ser querido, la vida cambia de forma muy drástica.

Podemos experimentar una profunda aflicción por haber perdido a nuestro ser querido y sentir perdida una parte de la persona en la que nos habíamos convertido como cuidadores.

Los excuidadores no sólo sufren la pérdida de alguien querido, sino también del papel que desempeñaron durante mucho tiempo. Los cuidadores pueden entonces cuestionar su identidad y preguntarse cosas como: *¿Quién soy ahora? ¿Qué sigue después de esto? ¿Qué haré ahora con mi tiempo? ¿Cuál será mi propósito?*

En un estudio, los cuidadores describieron la fase posterior a los cuidados como un proceso para aprender a vivir de nuevo.

Tras estar acostumbrados a pasar el día cumpliendo con responsabilidades relacionadas con los cuidados, los excuidadores aseguran no saber cómo retomar la vida y usar el tiempo recién liberado.

Algunos incluso afirman padecer dificultad para renunciar al papel de cuidador, después de años de identificarse de esa manera.

Es importante que los cuidadores se den el espacio, el tiempo y los recursos necesarios para ajustarse a otra nueva normalidad. Es útil que otros reconozcan este cambio en su vida y las emociones que podría evocar.

De hecho, podría resultar terapéutico escribir un diario o compartir sus emociones con otras personas en un grupo de apoyo.

La demencia conlleva cambios sustanciales para quienes la viven de cerca; después de haber cuidado a alguien con demencia, la vida no vuelve a ser la misma. Y reconocer esos cambios puede brindarles cierta paz y sanación a los cuidadores y otros familiares.

Aunque no sea fácil seguir adelante, la gente que ha perdido a un ser querido a causa de la demencia es capaz de decidir enfocarse en el futuro y aprender a vivir de nuevo.

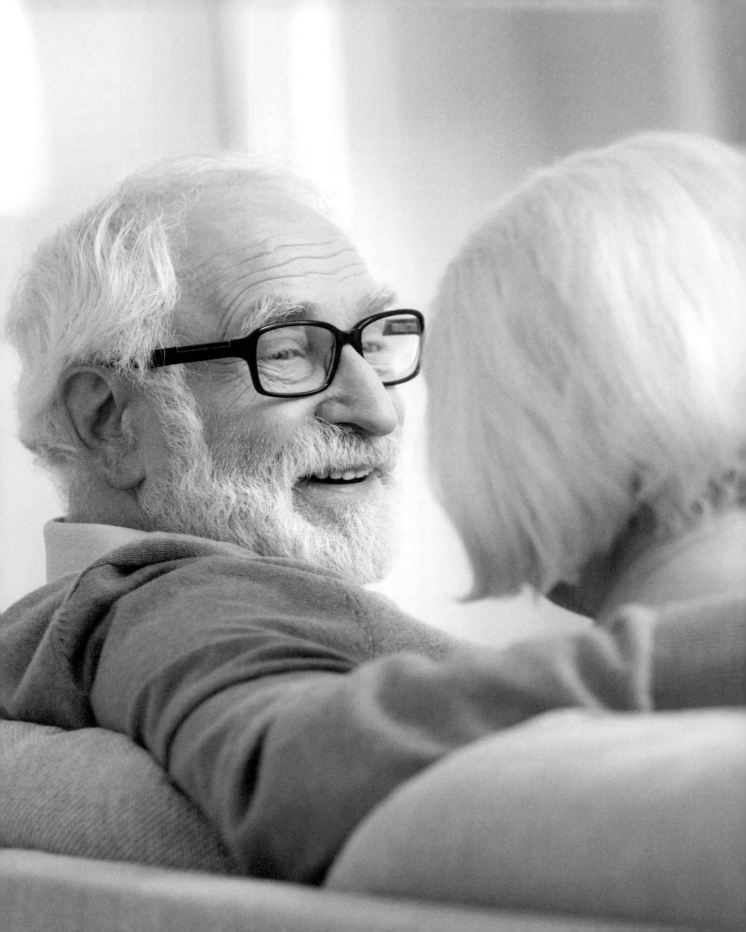

PARTE 5

La vida
como cuidador

Yo tenía 55 años; John, 57. El primer indicio de que algo no andaba bien fue que John empezó a tener problemas para manejar. Antes de que se popularizaran los GPS, él se orientaba muy bien y llegaba a su destino, aún sin un mapa. Pero luego empezó a confundirse mientras conducía hacia lugares conocidos, o no se detenía cuando el semáforo se ponía en rojo... o se detenía media cuadra antes. También empezó a tener sueños muy extraños y se retorcía, gritaba, giraba y daba manotazos en la cama. Con frecuencia decía que era porque en sus sueños estaba peleando contra un oso.

Finalmente hicimos una cita con el médico de John. Después de realizarle pruebas durante varios días, le diagnosticaron deterioro cognitivo leve y trastorno del sueño REM. Nos sentimos abrumados por la incredulidad y el miedo.

Cuando llegamos a casa, llamamos a nuestros hijos. Yo estaba hecha un manojo de nervios. No podía comer ni dormir. Imaginaba que el diagnóstico de deterioro cognitivo leve significaba que John estaba en la fase terminal de la demencia. John y yo hemos sido felices durante muchos años. No es que todos los días de nuestra vida hayan sido alegres, pero nos encanta estar juntos. John me hace reír. Yo lo hago reír. ¿Volveríamos a disfrutar de la vida juntos? Sentía que estaba en arenas movedizas y no había escapatoria.

Aunque esta breve reflexión de Rosalie es una vivencia personal, representa el remolino de emociones e incertidumbre que experimentan muchos cuidadores cuando un ser querido recibe un diagnóstico de demencia. Lo que muchos cuidadores no saben cuando llega el diagnóstico es que el camino que falta por recorrer puede ser una oportunidad para crecer y desarrollar la empatía, la paciencia y la aceptación.

Los siguientes capítulos están dirigidos directamente a los cuidadores. En ellos ofrecemos directrices y esperanzas en las que pueden apoyarse mientras ven por su propia salud y bienestar.

"TU NUEVO PAPEL EN LA VIDA DE TU SER QUERIDO PUEDE DARTE LA OPORTUNIDAD DE FORJAR UNA RELACIÓN NUEVA O INCLUSO MEJOR."

CAPÍTULO 16

¿Quiénes son los cuidadores?

Cuando a Nick le diagnosticaron alzhéimer, el médico miró a su esposa, Marie, y se refirió a ella como su cuidadora. Para ella fue una conmoción. "Pero si soy la esposa de Nick", dijo. "¿En qué momento cambiaron las cosas?"

¿En qué momento la etiqueta de *cuidadora* reemplaza a la de *esposa*? Si a tu esposo o esposa le diagnostican demencia, ¿significa que sales del consultorio médico con una nueva etiqueta, un título, un papel a desempeñar? ¿En qué momento los cónyuges se denominan cuidadores?

Las personas dependemos en gran medida de las etiquetas para definirnos, pues hablan de nuestra identidad y valía: esposo, esposa, padre, hija, artista, vegetariano.

Por lo regular, estas etiquetas no son propiamente un reflejo de lo que la gente es, sino de lo que hace y de su estatus social o de la función que cumple en la vida. En sociedades que ponen tanto énfasis en el deseo de convertirnos en *algo*, las personas se rompen la cabeza tratando de descifrar exactamente quiénes son con respecto al mundo. Y, sobre todo, el lenguaje o palabras que usan para describirse a sí mismas influyen en su forma de pensar, sus emociones, sus expectativas y sus comportamientos.

En el caso de Marie, en lugar de *ser* una cuidadora, podría elegir concebirse a sí misma como la esposa que desempeña un papel de apoyo o cuidados, la compañera de cuidados. Al igual que Marie, la mayoría de la gente no quiere que los cuidados definan lo que son. Sin embargo, identificarse como cuidador puede ser algo bueno en realidad.

Al identificarte de este modo, empiezas a prestar atención a información, recursos y servicios que puedan ayudarte. Sobre todo te vuelves parte de un grupo amplio de personas con problemas, necesidades e inquietudes en común. Empiezas a reconocer aquello que haces, no lo que eres. Cuando eres capaz de nombrar y portar el papel que desempeñas, validas también tus experiencias y sentimientos en torno a esa nueva labor.

Al nombrarte cuidador, le anuncias al mundo tu presencia: "Heme aquí: reconózcanme, escúchenme, apóyenme; soy importante".

DESAFÍOS Y EFECTOS POSITIVOS

La mayoría de la gente que cuida a personas que viven con demencia son cónyuges, hijos adultos y otros familiares o amigos. A esta gente se le conoce como cuidadores familiares o informales.

En todo Estados Unidos, los familiares, amigos y otros cuidadores no remunerados aportan miles de millones de horas al cuidado de seres queridos que viven con alzhéimer y otras demencias.

Entre estos cuidadores, dos terceras partes son mujeres, y una tercera parte tienen de 65 años en adelante. Más o menos la mitad de los cuidadores se encargan de atender a su padre o su madre. Y 1 de cada 4 pertenecen a la generación sándwich; es decir, al mismo tiempo que atienden a un adulto mayor, tienen la responsabilidad de procurar a menores de 18 años.

Los cuidadores brindan apoyo de múltiples formas. Por ejemplo, ayudan a la persona con demencia a realizar sus actividades diarias domésticas, preparación de alimentos,

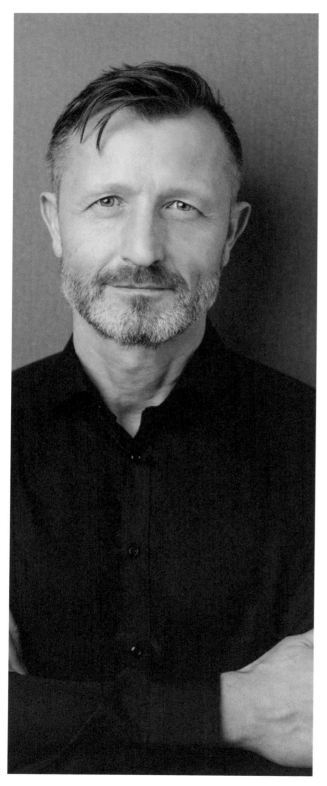

traslados y actividades de higiene personal. También deben asegurarse de que la persona a la que cuidan tome sus medicamentos de forma correcta y siga al pie de la letra otros regímenes de tratamiento. Además, brindan apoyo emocional y en ocasiones se enfrentan a cambios de comportamiento como los momentos de confusión y las alteraciones nocturnas. Los cuidadores podrían contratar cuidadores remunerados que velen por sus seres queridos en el hogar o en otro tipo de comunidades o residencias.

Estas tareas de apoyo pueden pasarle factura al cuidador, sobre todo conforme la enfermedad progresa. En comparación con quienes cuidan a gente que vive con otras enfermedades y trastornos, los cuidadores de gente con demencia son más propensos a experimentar estrés emocional, ansiedad y depresión, en particular cuando la persona cuidada es el cónyuge.

Puesto que cuidar a una persona con demencia puede provocar estrés crónico, las parejas de cuidados están en riesgo de tener diversos problemas de salud; por ejemplo, falta de sueño, debilitamiento del sistema inmunológico, hipertensión y cardiopatías. Los compañeros de cuidado también son más propensos a desarrollar problemas cognitivos, incluyendo el deterioro de la memoria. Por otro lado, hay mucha gente que cuida a personas con demencia que afirma que su propia salud es extraordinaria o muy buena.

A pesar de los desafíos que conlleva, ser cuidador tiene también efectos positivos, ya que desempeñar un papel tan crucial en la vida de un ser querido puede ser sumamente gratificante.

Muchos cuidadores se sienten realizados o sienten que tienen un propósito y afirman experimentar un crecimiento personal positivo. En dos encuestas recientes, la mayoría de los cuidadores afirmaron que, aunque cuidar a alguien con alzhéimer u otros tipos de demencia es algo muy demandante, también conlleva recompensas, satisfacción y significado. Muchas parejas de cuidados afirman que la experiencia las ha acercado a la persona con demencia y a otros de sus familiares.

UN PAPEL NO SOLICITADO

Cuando un padre o cónyuge desarrolla demencia, es natural que empiece a cambiar la dinámica de tu relación con esa persona.

Quizá te de miedo, experimentes resentimiento o no sepas qué esperar. Quizá sientas que te encasillaron en un rol que no pediste y para el cual no te sientes preparado.

¿CUIDADOR O PAREJA DE CUIDADOS?

Quizá hayas notado que, a lo largo del libro, usamos los términos cuidador y pareja de cuidados. El segundo reconoce la relación recíproca que puede seguir existiendo entre la persona con demencia y su cónyuge o pareja.

Aprender a concebir el apoyo y los cuidados como una relación de compañerismo implica ver a la persona con demencia como un ser humano íntegro, en lugar de hacer suposiciones con base en su diagnóstico u otras etiquetas. También implica hacer adaptaciones para que la persona que vive con demencia siga disfrutando la vida al máximo de sus capacidades.

El término cuidador describe un papel en el que la responsabilidad de los cuidados no tiene tanto que ver con el compañerismo como con los cuidados mismos. En esta relación, la persona con demencia sigue siendo la misma, pero se ha vuelto más dependiente del cuidado ajeno.

APOYO A LARGA DISTANCIA

Aunque vivas lejos de tu ser querido, tu apoyo puede ser esencial para el cuidador primario y su capacidad para funcionar y enfrentar las dificultades. Mantente en contacto frecuente con el cuidador, ya sea por teléfono, mensaje de texto, correo electrónico o videollamada. Envíale tarjetas o cartas de apoyo. Procura visitarlo para darle un respiro, si eso le resulta práctico. Pregúntale cómo puedes ayudarle. La mejor forma de apoyar a los compañeros de cuidado no es cuestionando sus decisiones, sino escuchándolos con atención, preguntándoles acerca de la situación y evitando dar por hecho que sabemos todo lo que está ocurriendo. El apoyo emocional y el aliento que puedas brindarle son muy valiosos.

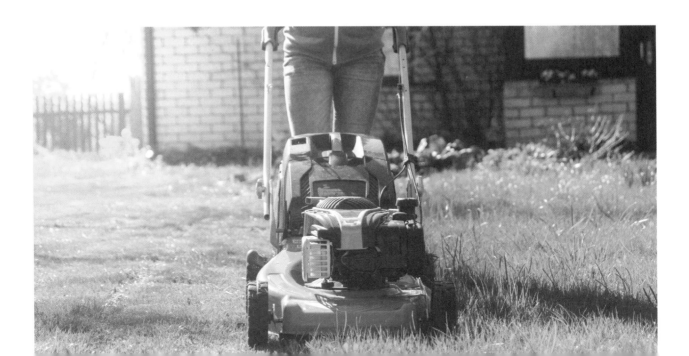

Es muy probable que tu ser querido con demencia también esté teniendo que lidiar con estos cambios en la interacción y el impacto que tendrá en su relación contigo.

Adaptarse al papel de cuidador implica muchas dimensiones, dependiendo de cómo haya sido previamente tu relación con la persona diagnosticada. Con el tiempo, es posible que debas asumir responsabilidades que antes le correspondían a tu ser querido. Por ejemplo, quizá te toque empezar a pagar las cuentas, podar el césped o hacer las compras. Si nunca fue tu responsabilidad realizar estas tareas, quizá sea desafiante hacerlas.

Es posible que debas hacerte cargo de tareas que tu ser querido considera personales y privadas. Los hijos adultos suelen titubear al momento de tomar decisiones en nombre de sus padres, incluyendo trasladarlos de su casa, a una comunidad de asistencia o residencia para adultos mayores.

Emprender este nuevo papel como cuidador no significa que la relación se terminará, sino que cambiará, como ocurre con todas las relaciones a lo largo del tiempo. Adaptarse a esos cambios requiere hacer ajustes emocionales, y quizá sirva de consuelo saber que algunos cuidadores no sólo logran adaptarse a este papel, sino que también descubren que tienen una fortaleza interior, paciencia y resiliencia que desconocían.

Ahora bien, ¿qué pasa si la relación previa entre el cuidador y la persona con demencia era ríspida? Sin duda alguna, las diferencias previas influirán en la forma en que concibes tu papel como cuidador.

Aunque no sea fácil, es importante dejar el pasado atrás y desprenderte de esos sentimientos y pensamientos que ya no te sirven, pues sólo son una carga que te drenará la energía. Cuando tomas la decisión de soltar el pasado negativo y te esfuerzas por aceptar la vida como es en este momento, las cosas pueden mejorar.

Tu nuevo papel en la vida de tu ser querido puede darte la oportunidad de forjar una relación nueva o incluso mejor.

EL TÉRMINO "SER QUERIDO"

Los cuidadores experimentan este papel de formas distintas, dependiendo de varios factores implicados en su relación con la persona que vive con demencia. Cuidar a un cónyuge a quien amas puede ser un ejemplo. Por este motivo, notarás que a veces nos referimos a la gente con demencia como seres queridos. En muchos casos, la persona con demencia es, en efecto, alguien a quien quieres.

Ahora bien, en otros casos el término ser querido no representa del todo la situación única de un cuidador. Hay muchos tipos de relaciones en las que pueden estar involucrados los cuidadores; por ejemplo, quizá tengas que cuidar a alguien con quien tienes una relación problemática o distante.

Por esta razón, encontrarás que usamos los términos ser querido y persona que vive con demencia de forma intercambiable para representar la gama de posibles relaciones que hay entre cuidadores e individuos con demencia.

INTIMIDAD

Las expresiones de afecto, sean o no de índole sexual, son esenciales tanto para tu bienestar como para el de tu ser querido. La necesidad de cercanía no disminuye con la edad ni con el deterioro cognitivo. No obstante, como en cualquier otra relación, la conexión que compartes con tu cónyuge o pareja siempre será compleja y cambiante.

Quizá percibas que los efectos de la enfermedad o del tratamiento provocan que tu ser querido experimente un aumento o disminución de la libido. Al mismo tiempo, es posible que tú también experimentes diversas emociones con respecto a la intimidad sexual.

Si tu ser querido muestra menos interés en el sexo, podrías sentirte rechazado o solo. Por el contrario, quizá te sientas culpable si tu deseo de interactuar sexualmente con tu ser querido disminuye a medida que la enfermedad progrese. Es común que los cuidadores pierdan el deseo sexual por un cónyuge con demencia por múltiples razones, incluyendo las exigencias del trabajo de cuidados y la transición de pareja íntima a cuidador. Pero no tienes por qué sentir culpa si tus niveles de deseo sexual han cambiado.

Si estás experimentando emociones difíciles o conflictivas, puede ser útil compartírselas a tu cónyuge o pareja. Construyan una nueva relación poco a poco, y usen sus instintos para determinar si la experiencia es placentera para ambos. Si aún tienes inquietudes, contempla la posibilidad de conversar con un especialista en salud mental.

Independientemente de la situación, el contacto físico es una herramienta poderosa que puedes usar para preservar la sensación de cercanía y conexión. El contacto físico se puede experimentar de varias formas, como tomándose de las manos o abrazándose.

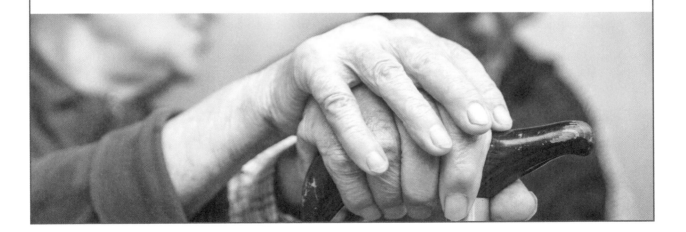

IMPACTO EN LA FAMILIA

Cuando te conviertes en cuidador, podrías caer en cuenta de que estás prestando mucha menos atención a otros aspectos de tu vida. En vez de sentirte culpable o atrapado por estas circunstancias, busca formas de integrar dichos aspectos de tu vida. Por ejemplo, podría ser útil:

- Realizar reuniones familiares regulares para brindar actualizaciones sobre la condición de tu ser querido y los desafíos que ambos están enfrentando.
- Escuchar con atención las dudas de tus familiares; al mismo tiempo, haz oír tu voz.
- Darles a tus familiares la oportunidad de ayudar si están dispuestos a hacerlo. Haz una lista de tus necesidades y de las de tu ser querido. Haz equipo con tus familiares para delegar tareas, siempre y cuando se sientan cómodos haciéndolas.
- Habla abiertamente sobre la enfermedad con los niños y adolescentes de la familia, pues merecen entender de dónde vienen los cambios físicos y conductuales que están observando.

A algunas familias les resulta útil concertar una cita con un trabajador social, psicólogo, enfermero u otro profesional con conocimiento específico sobre la enfermedad. Estos especialistas te ayudarán a hacer planes a futuro, identificar necesidades y tomar decisiones.

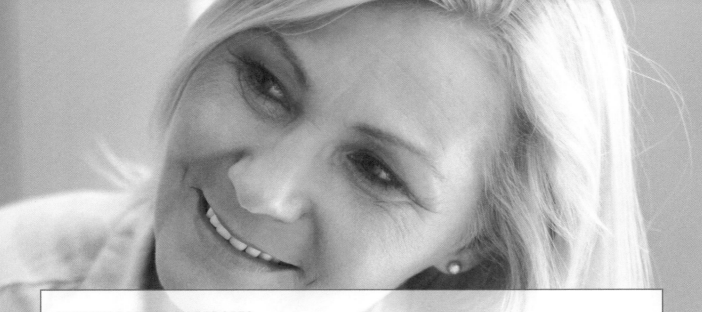

DERECHOS DE LOS CUIDADORES

Ser cuidador conlleva altibajos. Es fácil perderte en las necesidades de tu ser querido e ignorar tus propias necesidades, sentimientos y deseos. Sin embargo, no podrás ser un cuidador eficaz si siempre dejas tus necesidades al último.

Los defensores de los cuidadores y de las personas a las que cuidan han desarrollado una serie de derechos que deberían tener los cuidadores, entre ellos:

- El derecho a mantener tu sentido de la individualidad y a llevar una vida digna.
- El derecho a saber que el autocuidado no es egoísta y que es importante forjar una vida fuera de tu papel como cuidador.
- El derecho a tomar decisiones con respecto a tu ser querido que cubran las necesidades y promuevan el bienestar de ambos.
- El derecho a que se reconozca el papel vital que desempeñas en tu familia y en la vida de tu ser querido.
- El derecho a tratarte a ti mismo con amor y compasión, de modo que puedas desprenderte de la culpa o la duda, y confiar en que estás confiando a tu ser querido de la mejor forma posible.

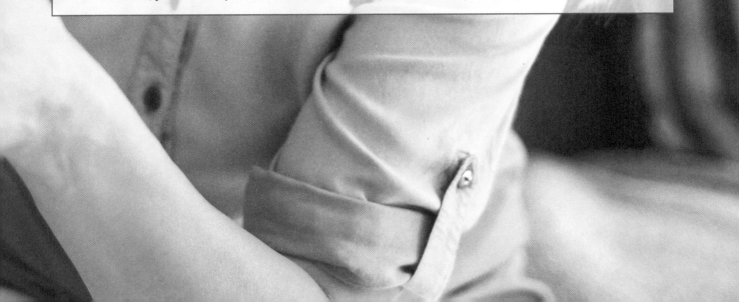

"UNA DE LAS COSAS MÁS IMPORTANTES QUE PUEDES HACER COMO CUIDADOR ES TRATAR DE ENTENDER LAS EXPERIENCIAS Y LA REALIDAD DE TU SER QUERIDO."

CAPÍTULO 17

Sobreponerse a los obstáculos

Me cuesta trabajo ajustarme y adaptarme a tantos obstáculos. Me hace sentir muy enojada y frustrada. Todo es una odisea. Explicar, verificar y repasarlo todo, una vez más. No dejo de decirme que tengo que tomármelo con calma, ir despacio y no perder la paciencia. Creo que no estoy haciendo un muy buen trabajo. Quiero salir corriendo. Siento como si estuviera atrapada en arenas movedizas y no encontrara suelo firme.

Esta reflexión viene de Rosalie, compañera de cuidados de su marido, quien tiene demencia con cuerpos de Lewy, pero bien podría ser la experiencia de muchos cuidadores. El papel de una pareja de cuidados puede ser agotador física y emocionalmente. Existen muchos momentos de frustración, ansiedad y tensión para todos los involucrados.

Es esencial tener en cuenta que, al igual que tú, una persona con demencia es un individuo completo y multifacético que está haciendo su mejor esfuerzo frente a los obstáculos. Hay muchas cosas que, como cuidador, puedes hacer para que la persona a quien estás apoyando viva de la mejor manera posible con su demencia. Este capítulo presenta consejos prácticos para lidiar con situaciones complicadas y sobreponerte a los obstáculos.

APRENDE TODO LO QUE PUEDAS

El primer paso es aprender todo lo que puedas sobre la demencia. Mientras más sepas sobre la enfermedad, mayores serán tus posibilidades de tener un impacto positivo. Los cambios relacionados con la enfermedad resultarán menos misteriosos, y te será más fácil adaptar las responsabilidades de cuidado para que tus días sean más manejables. Saber más sobre la demencia también puede darte la seguridad para tomar decisiones con respecto a cómo vivir tu vida y hacer planes para el futuro.

Este libro te ha brindado ya bastante información sobre distintos tipos de demencia, incluyendo señales y síntomas, los cambios neurológicos, posibles tratamientos y medicamentos, y las futuras líneas de investigación. Mucho de lo que has aprendido sobre la demencia está enfocado en los cambios en el cerebro, las deficiencias y la ruta que la enfermedad sigue; en otras palabras, la información está enfocada en lo que está mal.

Si bien toda esa información es importante, es igualmente crítico pensar más allá de la enfermedad misma y concentrarte en la persona en su totalidad, un enfoque llamado "centrado en la persona".

El psicólogo social Thomas Kitwood acuñó el término *cuidados centrados en la persona* a finales de la década de 1980 para definir una filosofía del cuidado distinta al cuidado médico estándar y el cuidado conductual.

Hoy en día, muchos expertos prefieren los términos *atención individualizada* y *atención personalizada*, pero la idea es la misma: enfocarse en la totalidad de la persona. Esto significa no hacer énfasis en la enfermedad o en el diagnóstico, sino aprender y apreciar los roles pasados o presentes, preferencias, creencias, valores y necesidades del individuo. Un enfoque centrado en la persona provee una perspectiva balanceada que puede ayudar con muchos de los obstáculos de la demencia.

"A PESAR DE SU ENFERMEDAD, LAS PERSONAS CON DEMENCIA PUEDEN TENER BIENESTAR".

Las relaciones tienen una importancia particular en la atención centrada en la persona. Todos los seres humanos nacen para relacionarse, crear lazos y conectar con otros, y estas necesidades perduran toda la vida. Tener demencia no altera este sentido, pero sí hace que sea más difícil mantener relaciones de calidad e interacciones significativas.

En este capítulo aprenderás a incorporar a tu rol como cuidador o pareja de cuidados un enfoque centrado a la persona. Esto creará oportunidades para mejorar la calidad de vida de la persona que vive con demencia, así como la de quien le provee cuidado.

ENFÓCATE EN EL BIENESTAR

La calidad de vida está relacionada con el bienestar general de una persona. Pero ¿qué es el bienestar? *Bienestar* es un término que se utiliza con frecuencia; sin embargo, no existe un consenso en torno a qué significa.

Los investigadores han descrito el bienestar para las personas con demencia en términos de confort, inclusión, identidad, ocupación y apego. Hace poco, Alzheimer's Disease International definió el bienestar como la sensación de satisfacción, felicidad, seguridad, placer y alegría, y tener un sentido de valía personal y propósito. Lo opuesto al bienestar, en contraste, es descrito como sufrimiento, dolor, angustia, miedo, soledad y humillación.

En apoyo al creciente corpus de investigación sobre el tema, el Dr. G. Allen Power, experto internacional en modelos de cuidado para adultos mayores con demencia, tradujo el bienestar en siete ámbitos: la identidad, la conexión, la seguridad, la autonomía, el significado, el crecimiento y la alegría.

Sin importar cómo definas el bienestar, enfocarse en él puede contribuir a la calidad de vida de la persona que vive con demencia más que cualquier medicamento que existe en el mercado hoy en día. A pesar de su enfermedad, las personas con demencia pueden continuar creciendo y aprendiendo. El bienestar está al alcance cuando los cuidadores, las familias y la comunidad tienen un papel activo.

El resto de este capítulo te ofrece estrategias que cualquier persona (ya sean cuidadores, familiares, amigos y miembros de la comunidad) puede utilizar para mejorar el bienestar de quienes viven con demencia:

- Proveer empatía
- Reconocer las fortalezas y el potencial de tu ser querido
- Entender y reducir la angustia de tu ser querido
- Comunicarse con destreza

PROVEER EMPATÍA

Empatizar significa imaginar, de la mejor forma que puedas, cómo es vivir la vida de alguien más e intentar comprender las experiencias y la realidad de otra persona.

Mostrar empatía puede mejorar la vida de alguien con demencia, y también es saludable para el bienestar de quien provee los cuidados. Las investigaciones sugieren que cuando una persona que cuida a alguien con demencia es empática, es menos probable que se sienta deprimida. Una de las cosas más importantes como cuidador es intentar entender la experiencia de tu ser querido.

Para las personas que viven con demencia, la realidad puede estar distorsionada; intentar que se adapte a tu realidad provocará sufrimiento a todos los involucrados. Esto no quiere decir que las personas con demencia están perdidas o demasiado lejos, pero sí implica que la enfermedad tiene un impacto en la capacidad de la persona con demencia para comunicarse con claridad y procesar el mundo de la misma manera que tú.

Ver la vida a través de los ojos de la persona con demencia no quiere decir que compartas su ansiedad, tristeza o desasosiego. Tampoco quiere decir que debas mentir o concordar con su sentido de la realidad (véase la página 263). La empatía saludable conlleva escuchar y observar con los oídos, ojos y el corazón; significa aceptar que tu realidad en el mundo puede ser distinta. Los cuidadores pueden ejercer la empatía estando presentes de manera auténtica. Eso puede significar un contacto o una mirada que demuestre que estás haciendo un esfuerzo sincero por conectar con la persona con demencia y la realidad en la que vive. Como aprenderás en este capítulo, mostrar empatía también ayuda a superar obstáculos.

RECONOCER LAS FORTALEZAS Y EL POTENCIAL DE TU SER QUERIDO

Cualquier persona que vive con demencia la experimentará de forma distinta. Parte de esta experiencia incluye retener ciertas fortalezas y habilidades. Es un mito que un diagnóstico de demencia implica, de forma automática, que una persona no podrá hacer las cosas que solía hacer o que no puede aprender cosas nuevas. Las personas que viven con demencia conservan habilidades y fortalezas a pesar de su enfermedad. Esto es algo que no se aprecia de forma generalizada.

Para ayudar en verdad a una persona con demencia es importante enfocarse en las mejores cualidades de la persona en vez de concentrarse en lo que ha perdido o lo que ya no puede hacer. Aunque cada tipo de demencia tiene un patrón típico de progresión, las personas viven la demencia de formas distintas. Las experiencias, habilidades e intereses de un individuo contribuyen a estas fortalezas conservadas. Aun cuando la enfermedad haya avanzado, las personas con demencia pueden mantener y expresar toda una gama de emociones, incluyendo placer, deleite y afecto. Con frecuencia tienen también un sentido del humor al que pueden acceder.

Reconocer y construir a partir de las fortalezas y habilidades es una forma importante de fomentar el bienestar de las personas que viven con demencia. A continuación, verás algunas áreas de fortaleza clave para muchas personas con demencia.

Fortaleza: memoria procedimental. En el capítulo 1 cubrimos lo básico sobre la memoria, incluyendo cómo se forman y almacenan los recuerdos. La capacidad de almacenar y evocar recuerdos se ve afectada en muchos tipos de demencia.

El alzhéimer afecta la habilidad de formar recuerdos de nuevos conocimientos y eventos. Por ejemplo, con alzhéimer, recordar una conversación de hace poco o qué cenaste anoche puede ser un reto.

Hacer preguntas que dependan de este tipo de memoria sería difícil o imposible para una persona con alzhéimer.

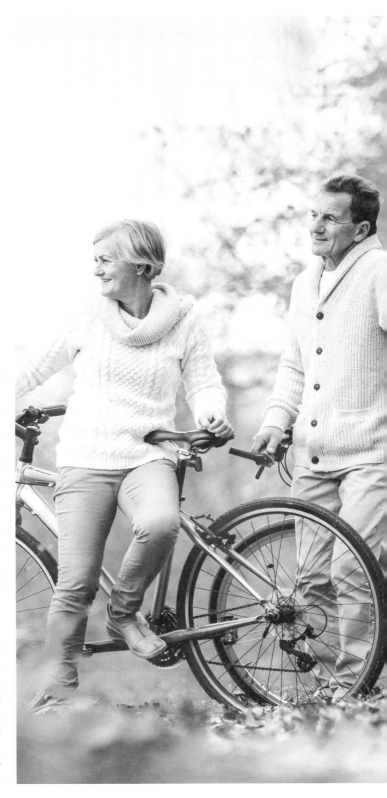

POR QUÉ HACER LAS COSAS DE LA MISMA MANERA PUEDE SER DE AYUDA

Por lo general, aprendemos mediante un proceso de prueba y error. Sin embargo, este proceso no funciona tan bien con las personas con demencia, pues la demencia afecta su capacidad para recordar que cometieron un error. Es aquí donde una técnica llamada *aprendizaje sin error* puede ser útil.

El aprendizaje sin error es lo contrario a aprender mediante prueba y error. Les permite a las personas con demencia aprender de una forma que aprovecha la parte de la memoria que no ha sido afectada: la memoria procedimental. Al utilizar el aprendizaje sin error, una persona con demencia aprende haciendo las cosas de la misma manera, en el mismo ambiente y con las mismas pautas. Esto hace que los errores sean menos frecuentes y puede, incluso, eliminarlos por completo. Este enfoque les permite a las personas con demencia aprender haciendo las cosas y no pensando en cómo se hacen.

Esto podría hacer que la persona con demencia se sienta frustrada o avergonzada.

La buena noticia es que las personas con alzhéimer pueden crear y evocar nuevos recuerdos por medio de la memoria procedimental. La memoria procedimental es un tipo de memoria a largo plazo que le permite a una persona realizar diferentes acciones y utilizar ciertas habilidades. Se crea al repetir una acción o actividad hasta que se vuelva automática y no requiera de un esfuerzo consciente. Atarte los cordones de los zapatos, andar en bicicleta y lavarte los dientes son ejemplos de la memoria procedimental.

En el alzhéimer, la memoria procedimental es más resiliente que otros tipos de memoria. Algunas personas con demencia pueden conservar recuerdos procedimentales durante un largo tiempo y aprender cosas nuevas al acceder a la forma en que esos recuerdos se forman.

Los contadores y maestros de matemáticas, por ejemplo, pueden retener sus habilidades numéricas por más tiempo que otras personas con demencia que éstas representan una habilidad sobredesarrollada, algo que hacían a diario casi sin pensarlo. De igual manera, las personas que jugaron golf o a los bolos durante décadas pueden seguir jugando incluso cuando la enfermedad ha progresado bastante. Las habilidades sobredesarrolladas tienden a mantenerse intactas incluso cuando la persona entra en la etapa media o incluso avanzada de la demencia. Otros ejemplos de operaciones sobredesarrolladas incluyen tender la cama, andar en bicicleta, cuidar a un animal y doblar ropa. Cada individuo tiene su propio conjunto de habilidades procedimentales.

La memoria procedimental no está ligada solamente a habilidades pasadas; puede también al desarrollo de aprendizajes nuevos. Aquí hay un ejemplo de cómo la memoria procedimental ayuda a una persona con demencia a aprender algo nuevo.

Eleanor vivía con alzhéimer. Su familia y ella decidieron que se mudaría de la comunidad de vida asistida en la que había estado durante dos años a una nueva comunidad que estaba a unos cuantos kilómetros de distancia. La mudanza salió tan bien como podía haberse esperado, y Eleanor se asentó en su nuevo hogar. Estaba un poco aprensiva, pero también entusiasmada por participar de las actividades que esta nueva comunidad ofrecía.

Pero había un problema: Eleanor vivía en el tercer piso, y la mayoría de las actividades y oportunidades para socializar se daban en el primer piso. Cuando Eleanor salía de su apartamento para buscar qué hacer, se perdía. Y cuando no lograba bajar por las escaleras, se frustraba e irritaba. Cuando se le ofrecía asistencia, decía que no necesitaba ayuda de nadie.

Tras un par de días, al personal de la comunidad se le ocurrió un plan. Colocaron calcomanías de pisadas que iban desde la puerta del apartamento de Eleanor hasta el elevador. Dentro del elevador, colgaron un letrero a un lado del botón del primer piso que decía, "Para la sala de actividades, presione aquí". Al abrirse el elevador en el primer piso, se encontraban más calcomanías de pisadas que llevaban hasta la sala de actividades. Eleanor logró seguir las pisadas desde y hasta su apartamento todos los días, en ocasiones varias veces al día.

El que Eleanor pudiera encontrar su camino con ayuda de esas sencillas pautas visuales puede no ser sorprendente, pero lo que ocurrió después podría serlo. Tras unas seis semanas, el personal retiró las calcomanías y esperó a ver qué ocurría. A la hora usual, sin dar señales de frustración,

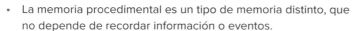
Eleanor llegó a la sala de actividades, tal y como lo había hecho durante seis semanas.

Eleanor pudo llegar a su destino sin la ayuda de las calcomanías gracias a la memoria procedimental. Ir y volver de la sala de actividades de forma repetida y exitosa durante seis semanas le ayudó a aprender la ruta, lo que, en pocas palabras, imprimió un nuevo recuerdo en su cerebro.

La historia de Eleanor evidencia los beneficios generales de la repetición y de establecer una rutina diaria. Estos hábitos promueven nuevos aprendizajes y hacen que alguien con demencia se sienta más independiente, menos frustrado y menos ansioso.

Fortaleza: memoria emocional. Todo el mundo tiene emociones, incluso al recordar qué originó esas emociones. La capacidad de sentir y retener emociones, así como la de percibir las emociones de los demás de manera correcta, se mantiene intacta en muchas personas con demencia a lo largo de las etapas de su enfermedad. Esto es particularmente cierto en las personas que viven con alzhéimer.

En un estudio de la Universidad de Iowa, los investigadores les pidieron a individuos con alzhéimer que vieran clips de películas que tenían la intención de hacerlos sentir felices o tristes. Los investigadores reunieron valoraciones de emociones en tres momentos distintos y luego realizaron una prueba de memoria. Los participantes tuvieron problemas para recordar detalles sobre los clips; algunos no podían recordar un solo detalle sobre la película. Sin embargo, no olvidaron la sensación de felicidad o tristeza que la película evocó.

Este estudio está en línea con otras investigaciones que sugieren que las personas que viven con problemas de memoria considerables pueden verse afectadas por un evento, incluso si no recuerdan el evento en sí. Estas emociones pueden permanecer por mucho tiempo después de que los recuerdos se han desvanecido.

Ésta es una lección importante para cuidadores, amigos y miembros de la comunidad. Las personas con demencia pueden no recordar tu nombre, rostro o de dónde te conocen, pero eso no cambia cuán importantes son tus visitas e interacciones con ellas. Con la comunicación correcta, puedes crear una visita significativa que deje un impacto emocional positivo y duradero (ahondaremos en las habilidades comunicativas a partir de la página 262).

Dicho esto, la memoria emocional también conlleva recuerdos negativos. Si dices o haces algo que le provoque aflicción emocional a la persona con demencia, esas emociones pueden persistir mucho después de que haya olvidado el

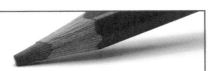

evento que provocó dicha aflicción. Eso explicaría por qué ciertas personas o lugares provocan reacciones negativas en personas con demencia. La persona podría estar respondiendo a algo que ocurrió días, semanas o incluso meses atrás.

Si crees que visitar a una persona con demencia no vale la pena sólo porque la persona no lo recordará, reconsidéralo. Las personas con demencia viven en el momento y disfrutarán del tiempo que pasen juntos. Tu visita puede generar emociones positivas que pueden impactar más allá del tiempo que estés con esa persona.

Fortaleza: arte y creatividad. "Las artes son una forma de estar en una relación que puede garantizar que somos más que nuestro diagnóstico". Esta frase es de la doctora Anne Basting, académica, autora y artista cuyo trabajo se centra en cómo las artes transforman las vidas de quienes viven con demencia. Y sus palabras describen el impacto que el arte tiene en las personas con demencia.

Cada vez hay más evidencia que señala los beneficios del arte para quienes viven con demencia. Ya sea el arte visual, la música, el baile, la narrativa, la poesía o cualquier otra cosa que despierte la creatividad y la imaginación, el arte puede reducir el estrés y mejorar la calidad de vida, tanto de quienes viven con demencia como de sus cuidadores.

Esto tiene varias razones; en primer lugar, la intuición, creatividad e imaginación son áreas de fortaleza para las personas con demencia. La habilidad de apreciar, producir y participar del arte no se ve afectada por la enfermedad. Y ya que la mayoría del arte no requiere de recuerdos específicos ni de un uso tradicional de la lengua, les permite a las personas con demencia expresar sentimientos que quizá no podrían comunicar de forma verbal.

Los estudios muestran que, en las personas que viven con demencia, la terapia artística puede activar la atención, crear una sensación de placer, mejorar la autoestima y el comportamiento social y reducir síntomas como el desasosiego, la agresividad, la depresión y la apatía. La creatividad puede surgir incluso en las personas con demencia. De hecho, dependiendo de cómo y dónde la demencia afecte el cerebro, la habilidad artística puede verse mejorada en personas con cierto tipo de demencia frontotemporal conforme la enfermedad progresa.

La música es otro ejemplo de cómo el arte puede ser benéfico para las personas con demencia. A pesar de una profunda pérdida de la memoria, con frecuencia, los individuos con demencia demuestran una notable memoria para la música. Esto se debe a que las áreas del cerebro que procesan y recuerdan la música suelen verse menos dañadas por la demencia que otras regiones. La música también tiende a despertar emociones e influir en el estado de ánimo. Para muchas personas, la música conserva este poder a lo largo de su enfermedad.

Los estudios sugieren que escuchar o cantar canciones puede proveerles beneficios a las personas con demencia. La música puede aliviar el estrés, reducir la ansiedad y la depresión y aminorar el desasosiego. Ciertos tipos de música pueden ser tranquilizantes, mientras que otros suben el ánimo.

En todo el mundo, organizaciones como Giving Voice Initiative utilizan la música para unir a las personas que viven con alzhéimer y sus cuidadores mediante coros que fomentan la alegría, el bienestar, el sentido de propósito y la comprensión comunitaria. Puedes encontrar grupos y organizaciones dedicadas a las artes en la sección de recursos adicionales de este libro.

ENTENDER Y REDUCIR LA ANGUSTIA

Todos los humanos necesitamos sentirnos respetados, valiosos y conectados. Si bien estas necesidades emocionales son universales, a las personas con demencia les cuesta satisfacerlas.

Imagina cómo te sentirías si un día despertaras y descubrieras que ya no puedes participar en las cosas que le dan significado y sentido a tu vida. O piensa en cómo te sentirías si la gente de pronto comenzara a decirte qué puedes y qué no puedes hacer. ¿Cómo te sentirías si no pudieras tomar decisiones básicas, como cuándo tomar tu café de la mañana o con quién comer?

Estos son ejemplos de cosas a las que muchas personas con demencia se enfrentan a diario, una realidad que, comprensiblemente, lleva a la apatía, rabia y frustración.

Muchos activistas de la demencia trabajan para mejorar la salud social y emocional de las personas que viven con demencia. Tú también puedes hacer tu parte. Usa la lista en la siguiente página para medir qué tan bien estás ayudando a satisfacer las necesidades emocionales de alguien con demencia. La próxima vez que detectes ira, agitación, apatía, frustración o cualquier señal de desasosiego, esta lista podría darte algunas pistas para hallar la causa.

Descifrar la angustia. Para muchas personas, los cambios en el comportamiento son el aspecto más complejo de la demencia; por ejemplo, podemos observar indicios de depresión, apatía, ansiedad, agitación, agresividad, perturbaciones del sueño y poco control de las emociones o acciones

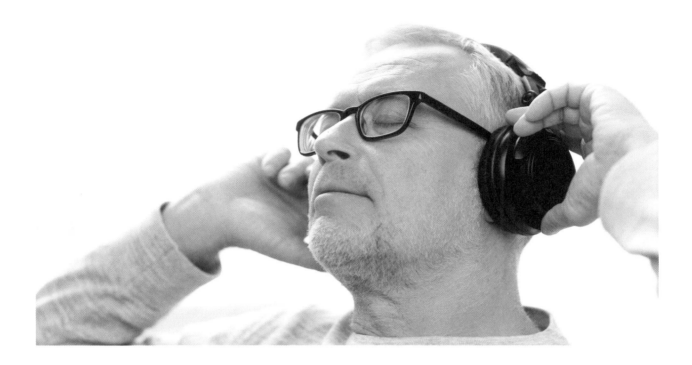

(desinhibición). Entre un tercio y casi la totalidad de las personas con demencia presentarán algunos o la mayoría de estos síntomas.

La causa de estos comportamientos (y cómo lidiar con ellos) no siempre es evidente. Pero parte de la respuesta está en comprender los cambios en el cerebro. Ciertos circuitos cerebrales han sido ligados a una tendencia a ciertos síntomas, como apatía, delirios y agitación. No todas las personas con demencia desarrollan estos síntomas; se requieren más estudios al respecto.

Con el tiempo, la demencia cambia cómo las personas pueden comunicar sus necesidades y la forma de procurarlas. Los comportamientos se convierten en una forma de comunicarse. La ira o el desasosiego, por ejemplo, son expresiones de aflicción y pueden ser una forma en la que las personas con demencia pueden decir que sienten dolor, se sienten incomprendidas, confundidas, ofendidas o aburridas.

Para entender la causa exacta de la aflicción en una persona con demencia, la empatía es esencial. Como ya se dijo, la empatía es la capacidad de imaginar, de la mejor manera posible, cómo sería vivir con demencia. En las páginas anteriores, reflexionaste sobre cómo se sentiría no poder tomar decisiones básicas por ti mismo. Aquí hay otros escenarios hipotéticos para ponerte en los zapatos de alguien que vive con demencia.

Imagina lo siguiente:

- Que alguien a quien no conoces aparezca de pronto y te diga que te dará un baño.
- Te sientes aburrido, pero no eres capaz de hacer las cosas que te proporcionan valía y un propósito.
- Alguien con una mueca desagradable te habla en tono condescendiente y en un idioma que no entiendes.
- Sientes dolor o incomodidad, o la necesidad de ir al baño, y no puedes encontrar las palabras para pedir ayuda.
- Te sientes cansado y estás desesperado por encontrar el camino a casa para descansar. En vez de eso, estás atrapado en un espacio asfixiante, lleno de conversaciones, ruidos y decenas de personas a las que no reconoces.
- Que te traten como si no pudieras hacer algo que, con un poco de tiempo y paciencia, podrías hacer sin problemas.

¿Cómo te sentirías en cualquiera de esos escenarios? ¿Te sentirías agitado, iracundo, ansioso, asustado, desahuciado o triste? Si tu respuesta fue sí, considera que alguien que vive con demencia se sentirá así también.

Descifrar la aflicción significa operar bajo la creencia de que cualquier comportamiento es razonable según las circunstancias. Hay un significado detrás del comportamiento, y éste suele ser detonado por algo o alguien. Empieza por preguntarte, "¿qué podría estar provocando esta aflicción?". En vez de asumir que un cierto comportamiento es un síntoma previsible de la demencia, piensa en él como un intento por expresar malestar o comunicar una necesidad que no ha sido satisfecha. Quizá te sientas como un detective buscando pistas pero, con un poco de esfuerzo, podrás encontrar la causa.

Una vez que logres identificarla, las soluciones se volverán posibles.

La aflicción con frecuencia se explica a partir de problemas físicos, obstáculos causados por el medioambiente, necesidades emocionales no satisfechas y problemas de comunicación. Aquí tienes un poco más información sobre estas causas de aflicción y las maneras de identificarlas.

Necesidades físicas. Un problema físico común es el dolor. Éste puede ser provocado por una infección de vías urinarias, estreñimiento, dolor de articulaciones o un hueso fracturado. Otros problemas físicos pueden incluir:

- La necesidad de ir al baño
- Dificultades para ver u oír

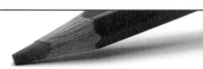

- Cansancio
- Hambre
- Una posición incómoda
- Estreñimiento
- Comezón
- Problemas estomacales
- Problemas dentales
- Sentir demasiado frío o demasiado calor

Durante las primeras etapas de la demencia, es posible que las personas comuniquen su dolor. Más tarde, las personas con demencia aún pueden comunicar su dolor, pero lo hacen a través de comportamientos o expresiones en vez de palabras.

Algunas señales no verbales de dolor pueden ser:

- Muecas de dolor
- Gestos
- Gemidos
- Agitación
- Llanto
- Expresiones de angustia, desasosiego o agresividad

El medioambiente. Las personas que viven con demencia enfrentan una serie de obstáculos que influyen en cómo ven, sienten y responden al mundo que las rodea. El entorno de una persona puede incrementar su agitación u otras reacciones. Por otro lado, el medioambiente puede también promover el confort, la independencia y el bienestar general.

Algunos factores ambientales que pueden provocar aflicciones son:

- Sentir demasiado frío o calor
- La falta de rutina o estructura
- Demasiado ruido o sobreestimulación. Por ejemplo, estar expuestos a demasiados estímulos por mucho tiempo puede causar estrés a una persona con demencia puede sobrecargar sus sentidos, en particular la vista y el oído
- Desorden
- Demasiado silencio
- Un entorno nuevo o confuso
- Mala iluminación

Descifrar la aflicción implica mirar a tu alrededor y ponerte en los zapatos de la persona con demencia y averiguar si el medioambiente podría ser una de las causas.

Necesidades emocionales. Ya leíste sobre varias necesidades emocionales, incluyendo la de sentirse respetado, con valía y conectado.

Todos tenemos estas necesidades, pero las personas con demencia tienen más dificultades para satisfacerlas que quienes no viven con la enfermedad.

Expresiones como la agitación o la apatía pueden provenir de necesidades emocionales que no han sido satisfechas. Una persona con demencia podría sentirse aburrida, poco valorada o desconectada de la gente y las cosas que le dan un sentido de propósito. Cuando estas necesidades no se satisfacen, el bienestar y la calidad de vida de las personas decaen.

En el capítulo 14 describimos las formas en las que las personas con demencia pueden participar de cosas que les son importantes para seguir sintiéndose valoradas y productivas.

La comunicación desempeña un papel central en la satisfacción de las necesidades emocionales. A continuación, aprenderás estrategias de comunicación para cuidadores.

Comunicación. Los cambios neurológicos provocados por la demencia dificultan la comunicación con el paso del tiempo. Sin embargo, la comunicación aún es posible, y puede mejorarse, cuando los cuidadores se valen de las habilidades retenidas de las personas con demencia.

La comunicación puede ser complicada para los cuidadores, pues requiere que se relacionen con algunas de las formas en que se han comunicado en el pasado. Quizá notes que los modos de comunicación anteriores no funcionan como lo hacían antes. Es posible que notes que tu ser querido tiene problemas para encontrar la palabra correcta y que deja ideas incompletas a la mitad de una oración. Éstas suelen ser frustraciones menores que pueden superarse; tú y tu ser querido podrán seguir comunicándose de manera adecuada.

No obstante, durante las etapas más avanzadas de la demencia, puede ser cada vez más complicado entender lo que una persona con demencia está diciendo. Las palabras, oraciones e ideas comienzan a desarticularse. Quizá te resulte problemático comunicarte con tu ser querido de una forma en que pueda entenderte.

Esta situación puede frustrar a tu ser querido y derivar en vergüenza, ira o desasosiego. Conforme la enfermedad progrese hacia sus etapas más avanzadas, la comunicación verbal puede verse reemplazada por la comunicación no verbal, que incluye comportamientos, sonidos, expresiones faciales y gestos.

COMUNICARSE CON DESTREZA

La buena noticia es que puedes desarrollar nuevas formas efectivas de comunicarte con tu ser querido. Quizá puedas aprender algo sobre ti mismo y fortalecer cualidades como la paciencia y la aceptación. La comunicación efectiva es esencial para el bienestar de todos.

Lo básico. Aquí hay algunas estrategias básicas para una buena comunicación.

- Habla con la persona con demencia como si hablaras con un adulto, con un tono de voz firme y con palabras respetuosas.
- Mira de frente a la persona con quien te estás comunicando. Mírala directamente y a los ojos.
- Habla con un volumen normal o sólo un poco más fuerte si las condiciones para escuchar son inadecuadas.
- Baja la velocidad de la conversación. A las personas con demencia les toma más tiempo procesar la información.
- Utiliza palabras que sean familiares y fáciles de visualizar (concretas) en vez de palabras abstractas. Sé claro y conciso; elabora mensajes cortos.
- Haz una pausa después de una frase o pregunta. Permite que haya tiempo suficiente para formular una respuesta.
- Evita preguntas sesgadas que incluyan la respuesta a la misma. Por ejemplo: "Te sientes cómoda, ¿verdad que sí?" Este tipo de preguntas pueden ser degradantes y, en algunos casos, la persona estará de acuerdo con lo que sea que digas.
- Utiliza señales no verbales, como sonrisas o una caricia reconfortante.
- Si das instrucciones, procura que sea una a la vez. Cuando el primer paso esté completado, puedes dar las instrucciones para el siguiente.
- No interrumpas. Las personas con demencia pueden necesitar tiempo adicional para expresarse. Si la persona está teniendo problemas para formular una idea, ofrécele, con delicadeza, una frase o palabra que pueda ser de ayuda.
- Toma nota de las expresiones faciales y los gestos con las manos. Podrían darte una pista sobre cuáles son las palabras olvidadas.
- Usa gestos y muestra el objeto del que estás hablando si la persona no parece entender tus palabras.
- Evita las críticas, confrontaciones o discusiones. Las personas con demencia experimentan el mundo de una forma distinta, así que es poco probable que vean las cosas como tú todo el tiempo.
- No hables de una persona con demencia como si no estuviera ahí cuando lo está.

Más allá de las estrategias básicas de comunicación, te presentamos maneras de comunicarte con alguien que vive con demencia que hacen uso de habilidades que no se han visto afectadas por la enfermedad.

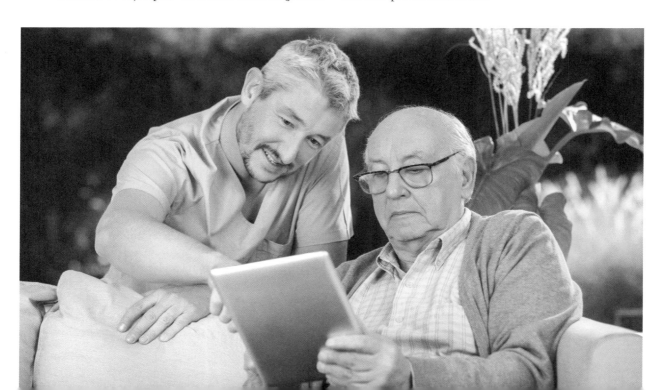

MENTIR O NO MENTIR

Cuando una persona con demencia cree algo que es falso o incorrecto, puede ser muy difícil saber qué hacer o qué decirle.

Supongamos que tu madre tiene demencia y pregunta con cierta frecuencia dónde está su esposo. La verdad es que murió hace un año. ¿Le dices la verdad cada vez que pregunta, a sabiendas de que su reacción será de conmoción, tristeza y miedo una y otra vez? Cada ocasión, será como si recibiera la noticia por primera vez. ¿Qué es peor: mentir o revelar la dolorosa verdad?

Aquí es donde una estrategia conocida como mentira terapéutica puede ser de ayuda. Si bien es una técnica efectiva, también es controversial. Implica seguir la corriente o no corregir el error. El objetivo es disminuir la preocupación, tristeza, agitación o ansiedad de la persona con demencia.

Para la situación descrita aquí, la mentira terapéutica conllevaría una respuesta como "Cuando el clima está lindo como hoy, a tu esposo le gusta quedarse en los campos después de que anochece". Es una oración que no es necesariamente falsa y es algo con lo que la mujer con demencia se puede identificar; en su realidad, es algo que tiene sentido.

La mayoría de los expertos concuerda en que la intención siempre debe ser la verdad. Evitar una reacción desagradable no es una buena razón para mentir. No se puede mentir sólo porque es más práctico. Pero para quienes no tienen un sentido firme de la verdad (especialmente en situaciones en las que ésta puede causar daño o aflicción) una mentira terapéutica puede ser la mejor opción.

Comunicación no verbal. Cómo te presentas es vital. ¿Estás nervioso o con el ceño fruncido? ¿Estás hablando con claridad y utilizando términos sencillos? ¿Tu expresión facial o lenguaje corporal están enviando un mensaje negativo? Las palabras que usas son sólo una parte del mensaje.

El lenguaje corporal, las expresiones faciales, la postura, gestos y tono de voz son también factores que afectan cómo es recibido tu mensaje. Las personas que viven con demencia entienden la comunicación no verbal muy bien. El lenguaje corporal es una forma especialmente poderosa de comunicar un mensaje a una persona con demencia.

Provee opciones y un sentido de control. Tener un sentido de control es importante para todos. Pero las personas con demencia con frecuencia sienten que les dicen qué hacer o que no tienen la capacidad de tomar decisiones por sí mismas. Ésta es otra área en la que la comunicación efectiva puede hacer la diferencia.

Observa los siguientes ejemplos:

A. Es hora de tu medicina.

B. ¿Quieres que te traiga un vaso con agua para tomar tu medicina?

A. Necesito que te quedes aquí mientras voy por el coche.
B. ¿Prefieres esperar de pie o te traigo una silla mientras voy por el coche?

A. Vamos al baño, papá.
B. Papá, ¿te puedo ayudar a ir al baño?

A. No, así no se hace.
B. ¿Por qué no lo intentas de esta manera?

Las oraciones A se contraponen a la necesidad de la persona de elegir o sentirse en control. Cuando la persona las escucha una y otra vez, este tipo de declaraciones pueden hacer que la persona pierda la confianza en sí misma y sienta rabia, agitación e impotencia.

Las oraciones B, por otro lado, presentan una opción, toman en cuenta las preferencias de la persona y preservan su necesidad de sentirse respetada.

Hacer las preguntas correctas. Conforme la pérdida de memoria se hace más evidente, evita hacer preguntas que dependan de la memoria o que tengan sólo una respuesta correcta. Nunca preguntes: "¿Recuerdas…?" En cambio, haz preguntas que conecten con las fortalezas de tu ser querido.

Hacer preguntas sobre las ideas, los pensamientos, sentimientos y las preferencias de una persona te permite aprovechar al máximo las áreas del cerebro que estén menos afectadas. Toma en cuenta que no todo el mundo necesitará de las mismas adecuaciones en la comunicación.

A continuación, verás varios ejemplos de preguntas que puedes formular. A partir de lo que has leído, ¿cuáles crees que son más provechosas para una persona con demencia?

A. ¿Recuerdas lo que te dije en la tarde?
B. Hoy por la tarde aceptaste barrer las hojas. ¿Quieres que vaya por un rastrillo?

A. Es un menú muy grande. ¿Qué quieres pedir?
B. El pescado y el pastel de carne se ven muy bien. ¿Qué te parece?

A. ¿Cuántos nietos tienes?
B. ¿Cómo se siente tener catorce nietos?

En estos ejemplos, las preguntas A dependen de la memoria o requieren de pensamiento abstracto. Las preguntas B, por el contrario, eliminan la necesidad de recordar. También proveen claridad, dan opciones limitadas y preguntan sobre preferencias.

Enfocarse en los sentimientos. A veces, hasta los mejores intentos por entender lo que dice una persona con demencia fracasarán. Si no puedes entender lo que tu ser querido está intentando comunicar, no sabrás cómo ayudar. En esos casos, la empatía y la reafirmación pueden ser de gran ayuda.

Si alguien con demencia muestra señales de aflicción y no sabes por qué ni qué hacer, ten en mente las habilidades no verbales sobre las que has leído. Mantente presente de una forma que muestre que estás comprometido. Si te parece apropiado, tócale la mano, el brazo o el hombro a la persona.

Asegúrate de que tu lenguaje corporal y expresiones faciales muestren afecto y preocupación, que estás afirmando la realidad de la persona.

Comunícate con palabras que reafirmen los sentimientos que has notado. Por ejemplo, puedes decir: "Lamento que te sientas triste (enojado/frustrado)", y luego ofrécele un mensaje reconfortante, como "estoy aquí contigo" o "me importas".

Estas estrategias validan las emociones de la persona y promueven su bienestar. Aunque puedes sentirte tentado a saltarte este paso y querer distraer a la persona, lo más probable es que no logres el resultado que buscas. En la mayoría de los casos, es sólo después de validar los sentimientos y la realidad de la persona que se puede redireccionar la emoción.

Que nuestros sentimientos, buenos o malos, sean reconocidos es una necesidad universal; a veces, es lo único que se necesita.

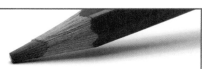

LECCIONES DESTACADAS: DESCIFRAR LA ANGUSTIA

Y COMUNICARSE BIEN

- Intentar ver las cosas de la misma forma que alguien con demencia (empatía) es esencial para entender las causas de la aflicción.
- Todas las acciones y comportamientos son significativos y reflejan un deseo de comunicar algo, incluyendo una necesidad emocional que no ha sido satisfecha.
- Cómo te comunicas puede socavar o preservar el sentido de valía personal.
- Las personas que viven con demencia pueden responder a preguntas que apelan a sus ideas, pensamientos, sentimientos, preferencias, curiosidad e imaginación.
- Proveer oportunidades diarias para tomar decisiones y dar opiniones potencia la autoestima, el amor propio, el sentido de propósito y el bienestar general de una persona con demencia.
- Cómo te comunicas influye en tu bienestar y en el de la persona con demencia.

SÉ COMPASIVO CONTIGO MISMO

Reconozco que la labor de cuidado actualmente es el capítulo más importante de mi vida. Mi futuro contiene otros capítulos. Pero, por ahora, mi papel de cuidadora me ha transformado y convertido en una persona más gentil, compasiva, paciente y amable.

Esta reflexión viene de Rosalie, a quien presentamos al inicio de este capítulo. Cuando escribió esto, tenía ya algunos años como compañera de cuidados.

Como has visto varias veces en este libro, cada cuidador tiene una experiencia distinta; no hay dos vivencias iguales. Asimismo, ningún cuidador tiene por qué sentir la obligación de convertirse en una especie de superhéroe. Para algunos, como Rosalie, la experiencia puede ser transformativa; para otros, no tanto.

En este capítulo, has encontrado información, enfoques y estrategias para proveer cuidados. Toma lo que tenga sentido para ti y se ajusta a tu situación particular.

Si descubres que no hay solución para los obstáculos a los que te enfrentas, entonces debes recurrir a la autocompasión. En ocasiones, es lo único que puedes hacer por ti mismo. Aprenderás más sobre la autocompasión y otras estrategias de autopreservación para cuidadores en el siguiente capítulo.

HACER PREGUNTAS "HERMOSAS"

Hacer preguntas que dependan de la memoria puede provocar sentimientos de vergüenza y pena en una persona con demencia. Tomar un enfoque distinto al hacer preguntas que utilice la libertad de la imaginación puede ser valioso.

- ¿Cuál es el mejor regalo que podrías recibir?
- ¿Cuál es el sonido más bello de tu casa?
- ¿Cómo recibirías a un nuevo amigo en tu hogar?
- ¿Cómo te sientes cuando pintas?
- ¿Qué deseas?
- ¿Qué te hace sentir feliz?

Todos éstos son ejemplos de "preguntas hermosas", una forma creativa de usar la imaginación para hacer preguntas que involucren las emociones de las personas con demencia. El concepto lo acuñó la doctora Anne Basting, fundadora y presidenta de TimeSlips (www.timeslips.org), una organización sin fines de lucro. La página web de Time Slips ofrece cientos de sugerencias para inspirar interacciones creativas.

Supongamos que visitas a una persona con demencia y te asomas por la ventana; ves a un ave sobre la rama de un árbol. La conversación podría transcurrir más o menos así:

TÚ: ¿Qué ves?
RESPUESTA: Un ave.
TÚ: ¿Quieres ponerle un nombre?
RESPUESTA: ¿Robin?
TÚ: ¿Cómo te imaginas el sonido que hace?

Hacer preguntas abiertas como éstas te permite alejarte de la dependencia en la memoria y, en cambio, utilizar el poder y la libertad de la imaginación. Este enfoque está diseñado para permitir interacciones más significativas y para conectar a las personas con sus seres queridos que viven con demencia.

"CUANDO TE SIENTAS DESANIMADO O ESTÉS EN UNA SITUACIÓN DOLOROSA, HÁBLATE COMO LE HABLARÍAS A UN BUEN AMIGO."

CAPÍTULO 18

Mapa hacia el bienestar

Convertirse en el cuidador de una persona con demencia no es un papel que uno solicite, y cada uno lo vive de forma distinta. Hay muchos factores que influyen en la experiencia del cuidado, incluyendo la relación con la persona a quien le provees cuidados, otros papeles y responsabilidades en tu vida, tus estrategias para sobrellevar la situación y el apoyo social.

Para algunos, la provisión de cuidados puede sentirse como una carga pesada y cada vez más grande. Para otros, resulta satisfactorio, enriquecedor y significativo. La mayoría concuerda en que ser cuidador de una persona con demencia es uno de los "trabajos" más difíciles que han tenido.

Según un reporte reciente, casi la mitad de los proveedores de cuidado en la familia dicen sentir un poco de estrés, mientras que más de un tercio reportaron sentirse muy estresados. Los cuidadores tienen que lidiar con muchas responsabilidades. Con frecuencia sienten que sus seres queridos dependen de ellos para navegar la vida diaria y para su apoyo emocional, confort y sentido de seguridad.

Como cuidador, manejas todas estas exigencias diarias mientras sabes que tu ser querido vive con una enfermedad que progresará con el tiempo. Quizá tengas dificultades para aceptarlo y adaptarte a los cambios que están más allá de tu control. Cada cambio que se suscite en el proceso puede sentirse como una pérdida que debe llorarse.

Frente a estos retos, es natural sentir toda una gama de emociones poderosas y contradictorias. Puedes sentirte triste, furioso, culpable, abrumado, exhausto o solo. Todos estos sentimientos y experiencias son normales. Te encontrarás con frustraciones y pérdidas. Cometerás errores.

Muchas cosas no saldrán como querías. Pero mientras más abras tu corazón a esta realidad en vez de intentar luchar contra ella, más probable será que encuentres tu fortaleza y paz interiores.

Este capítulo te ofrece sugerencias para abordar los picos y valles de ser un cuidador. También aprenderás formas de desarrollar la fortaleza interior que necesitas para los días venideros. Lo más importante es que recuerdes que no estás solo. Eres parte de una enorme familia de cuidadores de la demencia, únicos, pero que comparten la misma lucha.

EL CAMINO HACIA LA ACEPTACIÓN

Quizá alguien cercano a ti recibió un diagnóstico de demencia hace poco y estás teniendo problemas para adaptarte a esta noticia que está por cambiarlo todo. O tal vez creíste haber alcanzado una suerte de aceptación sólo para que todo vuelva a sacudirse cuando tu ser querido pierde alguna habilidad o muestra una pérdida de memoria considerable. En vez de enfrentarte a la incertidumbre que viene con un diagnóstico o un cambio no deseado, es posible que caigas en una negación no intencional.

En cierto nivel, quizá tengas la esperanza de que tu ser querido se mantendrá igual o incluso mejore. Puedes buscar señales de que la persona en realidad no está enferma, para decirte que los cambios que ves son parte del proceso de envejecer o convencerte de que un buen día es una señal de que tu ser querido está mejorando. Quizá rechaces el hecho de que la enfermedad afectará tu relación de forma

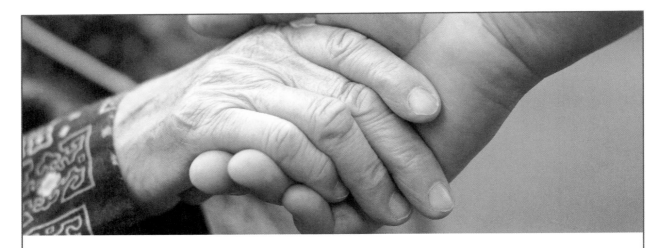

¿EL LADO POSITIVO DEL CUIDADO?

Aunque los proveedores de cuidados pueden tener experiencias tanto positivas como negativas durante el desempeño de sus tareas de cuidado y apoyo, el bienestar suele medirse en términos de cuánto estrés, carga, depresión o ansiedad siente una persona. Sin embargo, esto podría estar cambiando. Un artículo recientemente publicado en *The Gerontologist* muestra evidencia creciente de que, si los proveedores de cuidado pueden identificar aspectos positivos en su labor, esto podría ser benéfico para su bienestar.

considerable. Todos éstos son ejemplos de negación. Cualquier cosa que te haga sentir temeroso o vulnerable o que amenace tu sensación de control puede provocar una fuerte negación.

Los periodos ocasionales de negación son normales y comprensibles. En algunos casos, la negación inicial y a corto plazo incluso puede ser algo bueno. Puede darte tiempo para ajustarte a un asunto doloroso o estresante. Pero un estado de negación persistente puede ser poco saludable. Estudios muestran que cuando los cuidadores evitan las emociones dolorosas y caen en negación y pensamiento mágico, se someten a más estrés. Por el contrario, quienes aceptan su situación y les abren las puertas a las emociones tienden a tener una mejor salud mental.

Negar la realidad de tu situación impedirá que uses las herramientas, habilidades y el apoyo que necesitas. Aceptar tu situación te da oportunidades que te benefician a ti y a la persona que vive con demencia. Eso hace que la aceptación sea tan poderosa.

La aceptación es la decisión de estar con tu situación tal y como está. Desarrollar una actitud de aceptación no significa que estás de acuerdo con las injusticias. No es más que el hecho de que aceptas lo que no puedes cambiar. Cuando estás dispuesto a aceptar las cosas como son, demuestras humildad, valor y compasión, todas cualidades que te dotan de fortaleza.

La aceptación también significa darle toda tu atención a lo que está ocurriendo en el ahora. Como dijo un cuidador, "Tuve que dejar de pensar en cómo era mi papá y estar completamente presente en quién es él hoy". Éste es un ejemplo de aceptación. La aceptación se trata de la realidad, pero también es un punto de inflexión hacia el cambio y la transformación. Puede llevarte por un camino hacia un mayor bienestar. Las siguientes son cuatro formas en que puedes aprovechar el poder de la aceptación.

Entender que no puedes controlarlo todo

Para encontrar un poco de alivio del estrés de proveer cuidados, intenta reconocer la diferencia entre aquello que puedes cambiar y lo que no. Pretender cambiar algo que no puedes controlar deriva en emociones negativas, como la furia y el resentimiento.

Sin importar qué hagas, no puedes eliminar la enfermedad de tu ser querido. Y aunque hasta cierto punto lo sabes, la forma en que piensas, sientes y respondes puede ser una manera de rechazar esta verdad elemental. En este punto tener

"ESTAR DISPUESTO A VER CUALQUIER LOGRO COMO UN ÉXITO."

expectativas realistas puede ser de ayuda, siendo honesto con respecto a lo que puedes y lo que no puedes controlar.

Por ejemplo, no podrás controlar cómo progresará la enfermedad de tu ser querido ni si otros miembros o amigos de la familia estarán de acuerdo con tus decisiones. Pero sí puedes controlar tus esfuerzos para buscar apoyo, las habilidades de cuidado que construyas y cómo decidas responder ante una situación compleja.

Con el tiempo, muchos cuidadores aprenden a soltar lo que no pueden cambiar, incluyendo no ser capaces de "salvar" a la persona que vive con demencia o hacer que mejore. Dejar ir la expectativa de "arreglar" a alguien con demencia puede quitarte un peso de encima. Cuando no sientes la presión de remediar las cosas que están más allá de tu control, es posible descubrir que puedes interactuar con tu ser querido (y contigo mismo) con más empatía y compasión.

Ser un cuidador adecuado

Conforme la demencia progresa, necesitarás darle más ayuda a tu ser querido. Es probable que asumas responsabilidades de cosas que no habías hecho antes, como algunas tareas del hogar, jardinería o pagar las cuentas. También puedes convertirte en la fuente primaria de apoyo emocional para la persona que vive con demencia, quien tomará señales de ti para saber cómo reaccionar o qué hacer en ciertas circunstancias.

Es mucha presión, sobre todo cuando también tienes que vivir tu propia vida.

Aunque creas que puedes hacerlo todo (y pretendas hacerlo a la perfección) simple y sencillamente no es posible. Tal vez pienses que tendrás que sacrificar tus propias necesidades para estar tan disponible para tu ser querido, en todo momento. Esto no es saludable para ti y tampoco para tu ser querido. Estas expectativas llevan al agotamiento y a sentir culpa.

En cambio, puedes decidir ser un cuidador adecuado, en vez de intentar ser fantástico o perfecto. Establece límites realistas para ti mismo. Debes estar dispuesto a ver cualquier logro como un éxito. En vez de enfocarte en el "hubiera", repite *sólo puedo hacer mi mejor esfuerzo, y mi mejor esfuerzo es suficiente.*

Perdónate

La culpa suele ser producto de negarte a aceptar que hay cosas que están más allá de tu control. Liberarte de esa carga al perdonarte te ayudará.

Si criticaste o te molestaste con alguien con demencia antes de saber el diagnóstico, perdónate. Si hiciste la promesa de mantener a la persona con demencia viviendo en tu casa, pero eso dejó de ser una opción viable, está bien. En ese momento no sabías lo que sabes ahora.

Cuando tomas una decisión difícil o cometes un error, recuerda que eres humano y que estás haciendo lo mejor que puedes. Ninguna familia ni cuidador puede planear todas las situaciones ni prever todos los obstáculos.

No existen las familias perfectas, como tampoco existen las soluciones perfectas. Es aquí donde la autocompasión cobra importancia. En vez de juzgar o criticarte, se paciente y perdónate, incluso cuando te enfrentes a algo que se sienta como un fracaso personal.

Siente lo que sientes

Tus emociones (duelo, tristeza, ira o todas las anteriores) son una parte normal de ser un cuidador y un ser humano. Todas tus emociones contienen información y pueden ayudarte en momentos difíciles.

Es normal que resientas tu labor de cuidado y al mismo tiempo ames a la persona a quien cuidas. En vez de etiquetar lo que sientes como "malo" e intentar hacerlo a un lado, recuerda que tus sentimientos son naturales e incluso saludables. Esta expresión de apertura hacia lo que estás sintiendo en realidad es benéfico. Los estudios sugieren que estar consciente y abierto a los pensamientos y emociones les resta poder y puede aminorar el estrés que sientes.

Cuando estás abierto a percibir las emociones negativas, sin juzgarlas o juzgarte por sentirlas, creas espacio para que las emociones positivas, como la alegría o el alivio, se hagan presentes.

Así, es más probable que encuentres placer en los momentos de calma y silencio, como estar sentado en el jardín con tu ser querido o tomando té al final de un largo día. Sentir alegría en la vida no significa que no estás tomando en serio tus responsabilidades; significa que te estás cuidando.

CULPA Y AFLICCIÓN DEL DUELO

Dos emociones comunes en los cuidadores son la culpa y la aflicción del duelo.

La culpa es una emoción normal en la experiencia del cuidador. Si bien la culpa puede ser útil cuando te impulsa a corregir un error cometido o daño causado a otros, suele ser una emoción no merecida para los compañeros de cuidado.

El duelo es una emoción profunda y en ocasiones compleja que las personas sienten al sufrir una pérdida. Es una experiencia tanto universal como personal. Para los cuidadores de la demencia, el duelo puede ser una presencia constante a lo largo del camino. Aquí encontrarás más sobre el duelo y la culpa, incluyendo formas de lidiar con ambas emociones.

Lidiar con la culpa

Como cuidador, quizá tengas problemas con la culpa a causa de una amplia gama de fracasos imaginados:

- Sentir rabia o frustración hacia la persona que vive con demencia
- Sentirte atrapado en tu papel de cuidador, o desear que la persona con demencia no fuera parte de tu vida
- Sentir que no estás a la altura de otros cuidadores
- Necesitar un descanso de tu papel como cuidador
- Mudar a tu ser querido de la casa familiar a una comunidad asistida
- Necesitar ayuda de otros y no poder hacerlo todo por tu cuenta
- Sentir que has fracasado al satisfacer todas las necesidades de tu ser querido a la perfección
- Sentirte culpable por tener felicidad y alegría en tu vida

Si tú, como muchos cuidadores, estás experimentando culpa por alguna de estas u otra razón, intenta dar un paso hacia una perspectiva más balanceada y realista. Aquí tienes varias sugerencias que pueden ser de ayuda.

Nótalo. Reconocer que estás sintiendo culpa es un importante primer paso. Si intentas ignorar la culpa que sientes, puedes dar paso a más pensamientos negativos y estrés. Puede sonar contraproducente e incluso desagradable, pero para superar la culpa, primero hay que reconocerla. Una vez aceptada, puedes enfrentarte a ella de una forma más racional.

Comienza por preguntarte, "¿Estoy sintiéndome culpable por cosas que están más allá de mi control?" A partir de eso, tienes varias opciones:

- Perdonarte y dejarlo ir. Si lo permites, pasará.
- Perdonarte y tomar una decisión sobre cómo reaccionarás en una situación similar en el futuro.
- Perdonarte y tomar medidas que podrían beneficiarte a ti o a otros.

Habla con otros. No reprimas tu culpa. Habla con alguien que en verdad te escuche y comprenda lo que estás viviendo, como un amigo de confianza u otro cuidador. Compartirles tus sentimientos a otros ayudará a normalizar las emociones y a darte una perspectiva más balanceada.

Recuerda que la culpa es común. Es muy probable que muchos otros cuidadores hayan experimentado alguna sensación de culpa por todas las razones imaginables. Los momentos de rabia o frustración son naturales, también lo es querer un tiempo para alejarse y necesitar la ayuda y el apoyo de otros.

Vivir el duelo

Algunas personas comienzan a sentir el duelo al poco tiempo de que un ser querido recibe un diagnóstico. Otros pueden comenzar a vivir el duelo conforme la enfermedad progresa o cuando su ser querido ya ha muerto. Puedes llorar por la persona que está cambiando y por los cambios que le trae a tu vida convertirte en cuidador.

Atender tu duelo como cuidador es esencial. El duelo puede convertirse en un peso y manifestarse como ira o depresión. Estar con tu duelo puede traerle a tu vida un renovado sentido de paz y tranquilidad. Es una parte necesaria de la experiencia humana.

Tipos de duelo. Aunque el proceso de duelo varía de persona a persona, puede ser reconfortante saber que ciertas experiencias son comunes entre los cuidadores. Si has vivido alguno de estos tipos de duelo, no estás solo.

Duelo marginado. En un inicio, quizá tengas que lidiar con dos realidades contrapuestas: por un lado, tu ser querido está vivo y bien, y puede parecer igual a familiares y amigos. Por otro lado, has comenzado a notar cambios pequeños pero cada vez más frecuentes en tu ser querido que vaticinan transformaciones más grandes y dolorosas.

Sin el apoyo y la comprensión de quienes te rodean, podría parecer que lo que estás viviendo no importa y que no tienes derecho a estar en duelo. A esto se le llama duelo marginado.

"AJUSTARSE A LOS CAMBIOS Y LAS PÉRDIDAS ES UN PROCESO."

Pérdida ambigua. Este tipo de duelo ocurre cuando experimentas una sensación de pérdida por alguien que sigue aquí físicamente, pero que en lo mental y emocional ya no está presente de la forma en que necesitas o quieres que lo esté. Tu pareja, tu padre o un amigo puede estar frente a ti, pero lamentas no poder intercambiar consejos, compartir apoyo emocional, cocinar juntos o discutir las noticias del día en la misma forma en que lo hacían antes.

La pérdida ambigua puede variar según el tipo de demencia. En el alzhéimer, por ejemplo, los cuidadores pueden experimentar pérdidas relacionadas con cambios en el pensamiento y la memoria, como la capacidad de mantener conversaciones significativas. Los cambios en la conducta por la degeneración frontotemporal provocan que la persona pierda la habilidad de responder con las emociones apropiadas o empatía hacia otros. Esto puede ser muy doloroso para los cuidadores y las familias. Y la demencia con cuerpos de Lewy puede causar fluctuaciones en el pensamiento que aparentan que alguien entra y sale de distintas etapas de la demencia cuando, en realidad, estas fluctuaciones ocurren en todas las etapas de la enfermedad. Esto puede provocar variaciones similares en el estado emocional de los cuidadores y familiares.

Duelo anticipado. Conforme aprendes sobre la demencia y haces planes para el futuro, puedes verte inundado por pensamientos sobre los cambios y retos venideros, y comenzar a sufrir por pérdidas que no han ocurrido aún. Por ejemplo, puedes lamentarte por un momento en el que tu ser querido ya no te reconozca o tenga que salir de tu casa para ir a una comunidad de vivienda asistida. Este tipo de duelo es conocido como duelo anticipado.

Coexistir con el duelo. Ajustarse a los cambios y las pérdidas es un proceso. Al igual que la práctica de la aceptación, abordar el duelo ocurre de varias formas.

Aquí tienes tres pasos importantes a considerar al enfrentarse al duelo.

Reconoce tu dolor. En vez de hacer el duelo a un lado, permítete reconocerlo y sentirlo, junto con todas las demás emociones emergentes. Quizá te sorprenda cuando surjan emociones fuertes como ira, culpa, frustración y resentimiento. Intenta aceptar tus sentimientos con franqueza y apertura.

Comparte tu duelo. Tienes que saber que no todo el mundo comprenderá tu duelo. La mayoría de la gente cree que el duelo ocurre cuando alguien muere. Habla de lo que sientes con alguien en quien confíes. Puede ser un buen amigo, otro cuidador, un profesional o un miembro de la familia que te apoye. Para algunos cuidadores, los grupos de apoyo pueden ser de ayuda. Busca un grupo en el que te sientas seguro expresando tus experiencias y emociones.

Prepárate para múltiples momentos de duelo. Ya que la demencia empeora con el tiempo, es posible que vivas varios momentos de pérdida a lo largo del camino. Lo que detone tu duelo puede parecer pequeño (como la primera vez que asistes a un grupo de apoyo para proveedores de cuidado), o puede ser abrumadoramente grande (como el día en que tu ser querido necesita vivir en una comunidad de vida asistida).

EN LO QUE ELIGES ENFOCARTE ES SIGNIFICATIVO

Como ya has aprendido, es importante y saludable que reconozcas el duelo, la culpa y otros sentimientos que pueden ser agobiantes o negativos.

Sin embargo, *no* es saludable enfocarse en estos sentimientos por tanto tiempo que no dejen espacio para experiencias y emociones positivas. Para encontrar el equilibrio adecuado, lo mejor es darles a las emociones dolorosas o difíciles la atención que requieren al surgir, pero luego hacer un esfuerzo consciente por abrirles la puerta a las experiencias y emociones positivas.

Recibir lo bueno con brazos abiertos puede ser más fácil en teoría que en la práctica. En realidad, es mucho más sencillo para el cerebro prestarles atención a las cosas malas y pasar por alto las buenas. Esto es un producto de la evolución de los seres humanos. Para los primeros hombres, prestarles atención a las amenazas peligrosas y negativas era cuestión de vida o muerte. Quienes estaban más en sintonía con el peligro y las cosas malas que los rodeaban tenían más posibilidades de sobrevivir.

Hoy en día, esta atención en lo malo es conocida como un sesgo negativo. Los estudios muestran que el cerebro está más activo al responder a algo negativo. Como resultado, el cerebro tiende a verse más influido por las malas noticias y las experiencias negativas en vez de las buenas noticias y experiencias positivas. Con frecuencia, las experiencias positivas pasan por enfrente de ti sin que siquiera las notes.

Un ejemplo de un sesgo negativo: imagina que vas a pasar la tarde con tu hija. Se ríen, intercambian historias y disfrutan de una maravillosa conversación. Te sientes en verdad conectada y feliz por haber pasado ese tiempo juntas.

Cuando están por despedirse, tu hija dice que no cree que debas llevar a su papá (tu esposo) al programa diurno para adultos al que suele ir. «Su demencia no es tan grave, no tiene por qué estar ahí».

Te molestas de inmediato. En el camino a casa, repasas lo que dijo una y otra vez. Cuando llegas, estás furiosa, exhausta y desgastada. Sientes que tu hija no aprecia el apoyo que recibes (y necesitas) al llevar a tu esposo a ese programa. Te vas a la cama sintiendo que tu día se arruinó.

¿Qué ocurrió con todas esas buenas sensaciones del día? Tus experiencias positivas quedaron enterradas debajo de una breve experiencia negativa; así es como funciona el sesgo negativo. En pocas palabras, las emociones malas son más fuertes que las buenas. En consecuencia, pasas más tiempo pensando en las malas experiencias, y éstas cobran más peso.

Por suerte, puedes superar tu sesgo negativo y enfocarte en las emociones positivas siguiendo estos pasos.

Lidiar con tu diálogo interno negativo

Tu diálogo interno es la forma en que hablas contigo mismo en tu cabeza. Estos pensamientos automáticos pueden ser positivos o negativos, pero los segundos suelen ser más frecuentes que los primeros. Para los cuidadores, un diálogo interno negativo puede conllevar pensamientos de duda y crítica, remordimientos, preocupaciones y culpa. Algunas formas de diálogo interno negativo incluyen:

Filtrar: cuando magnificas los aspectos negativos de una situación y filtras todos los positivos. En el ejemplo anterior, pasaste una gran tarde con tu hija, llena de alegría y conexión. Sin embargo, la visita terminó con una breve conversación en la que estuvieron en desacuerdo. Durante el resto del día y la noche, te enfocaste sólo en el desencuentro y te olvidaste de los momentos maravillosos.

Personalizar: cuando algo malo ocurre y automáticamente asumes la culpa. Por ejemplo, tu grupo de café cancela su reunión de mañana; tú piensas que se debe a que nadie quiere estar cerca de ti y oír tus problemas.

Catastrofizar: creer de forma automática que siempre va a ocurrir lo peor es conocido como catastrofizar. Tal vez estás teniendo una mala mañana y te dices que, mientras seas proveedora de cuidados, tu vida no será más que un día terrible tras otro. Ése sería un ejemplo de catastrofizar.

Polarizar: ocurre cuando ves las cosas sólo como buenas o malas, sin puntos intermedios. Tal vez sientas que tienes que ser perfecta o serás un fracaso total. Por ejemplo, si no puedes convencer a la persona con demencia de que se bañe, consideras que eres el peor proveedor de cuidados del mundo.

Afirmaciones que empiezan con "debería": implica que estás convenciéndote de que deberías pensar, sentirte o comportarte de cierta forma. Quizá piensas que *deberías* cuidar a tu ser querido sin ayuda, o que *deberías* cumplir tu promesa de no llevarlo a una comunidad de vida asistida.

Es importante detectar cuando has caído en un diálogo interno negativo para que cambies el patrón. A partir de ahí, intenta explorar las causas de los sentimientos negativos. ¿Tu ira proviene del sentirte abrumado, asustado o solo? ¿Viene de las expectativas imposibles que creaste para ti mismo o que otros han impuesto sobre ti? Preguntas como éstas pueden ayudarte a hacer una pausa y ver tu situación de una manera más balanceada.

La próxima vez que una conversación negativa comience a desarrollarse en tu cabeza, intenta hacerte las siguientes preguntas:

- ¿Le hablaría así a un buen amigo?
- ¿Qué me tiene (enojada, frustrada, preocupada) en realidad?
- ¿Lo que me preocupa o molesta es sólo lo que estoy pensando en el momento? Recuerda, los pensamientos son reales, pero no necesariamente ciertos.
- ¿En verdad debo preocuparme por esto?
- ¿Qué pasaría si ignoro esto?
- ¿Es por las expectativas de alguien más que estoy haciendo esto?
- ¿Puedo conformarme con una solución temporal?

Saborea lo positivo

Ya que el cerebro tiene tendencia natural hacia lo negativo, es importante dedicarles tiempo y atención adicional a las cosas buenas, cuando ocurren. Mientras que las experiencias negativas pueden transferirse y almacenarse en el cerebro rápidamente, las experiencias positivas y agradables pueden requerir de más tiempo y esfuerzo para producir el mismo resultado. Cuando algo bueno pase, toma un momento para enfocarte en ello y saborearlo. Repite el momento varias veces en tu cabeza y enfócate en las emociones positivas que el recuerdo evoca.

Aquello en lo que te enfocas determina qué partes de tu cerebro se fortalecen con el tiempo. En otras palabras, si les prestas más atención a las experiencias positivas o agradables, sin importar cuán pequeñas sean, tu cerebro puede adaptarse mejor a la resiliencia, el optimismo, la gratitud y las emociones positivas.

Esta estrategia puede ser de ayuda al buscar momentos de conexión con la persona con demencia y apreciar las fortalezas o habilidades que posea. Préstale atención a cualquier aspecto de la vida por el que estés agradecida, incluso si es sólo la capacidad de disfrutar de un amanecer y un trago de tu té favorito.

PRACTICAR LA CONCIENCIA PLENA

Hemos hablado sobre el estrés físico, emocional y psicológico que produce cuidar a un ser querido con demencia. Los efectos secundarios del cuidado pueden poner en riesgo tu cuerpo, mente y salud general. Aquí es donde la conciencia plena puede ser de ayuda; puede hacer frente al impacto negativo del estrés y ayudarte a ser más amable contigo mismo y con otros.

La conciencia plena es un tipo de meditación en el que te centras en estar intensamente consciente de lo que sientes y piensas en el momento, sin interpretaciones ni juicios. Practicar la conciencia plena puede ayudarte a reducir el estrés, tomar mejores decisiones y estar en verdad presente con la persona que vive con demencia.

También mejora tu capacidad para disfrutar las alegrías de la vida diaria.

ADOPTAR LA PRÁCTICA DE LA GRATITUD

La gratitud desempeña un papel importante en el bienestar. En especial para los cuidadores de personas con demencia, los estudios demuestran que adoptar la práctica de la gratitud puede mejorar las habilidades para sobrellevar las circunstancias y aliviar el estrés.

Aquí hay tres formas de comenzar a practicar la gratitud, cortesía del *Manual de la felicidad de la Clínica Mayo*:

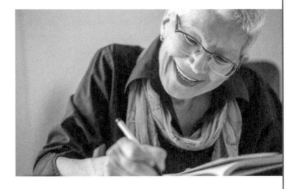

- *Lleva un diario de gratitud.* Escribe en él todos los días. Lo que escribas puede ser tan sencillo como un gesto amable de un desconocido en la tienda. Todos los pensamientos y acciones positivas cuentan, sin importar qué tan pequeñas sean.
- *Utiliza indicadores de gratitud.* Coloca fotografías de personas o cosas que te hagan feliz cuando las ves con frecuencia. Pega notas positivas o citas inspiradoras en tu refrigerador o junto a tu computadora para reforzar la gratitud.
- *Ten un frasco de gratitud.* Pon un frasco vacío con papel y pluma a un lado en un lugar accesible de tu hogar. Escribe en el papel una cosa por la que estés agradecido cada día y pon el papel en el frasco. Anima al resto de la familia a hacer lo mismo. En algún momento del día, saca unas cuantas notas del frasco y léelas.

Un corpus cada vez más grande de investigaciones ha demostrado que la conciencia plena es benéfica para los cuidadores de las personas con demencia. Un estudio descubrió que las personas que cuidan de familiares con alzhéimer y otras formas de demencia estaban menos estresados y su estado de ánimo estaba más estable cuando practicaban un tipo de meditación llamado Mindfulness-Based Stress Reduction (MBSR). Otro estudio sugiere que la MBSR es más útil que la educación en provisión de cuidados en términos de la salud mental, reducir el estrés y aliviar la depresión. Una evaluación más reciente encontró que la MBSR puede ayudar con la depresión y ansiedad de las personas que cuidan de familiares con demencia.

Los expertos creen que la conciencia plena funciona, en parte, al ayudar a la gente a aceptar sus experiencias, incluyendo sus emociones dolorosas, en vez de evitarlas.

La conciencia plena también ofrece beneficios particulares para los cuidadores, de acuerdo con Marguerite Manteau-Rao, trabajadora social clínica. Manteau-Rao desarrolló el método de Cuidado de la Demencia Basado en la Conciencia Plena para entrenar a proveedores de cuidados de demencia en el Centro Osher de Medicina Integrativa de la Universidad de California, San Francisco.

En su libro *Caring for a Loved One With Dementia*, Manteau-Rao dice que la conciencia plena:

- Ayuda a los compañeros de cuidado a pasar menos tiempo en un estado mental de estrés, que suele asociarse con pensar demasiado en el pasado o preocuparse por un evento o situación futura.
- Capacita a los cuidadores para que hagan una pausa durante una situación complicada.
- Ayuda a los cuidadores a estar más conscientes de la persona con demencia, ayudándoles a identificar señales no verbales.
- Ayuda a los cuidadores a pasar de un modo acelerado y enfocado en tareas a uno de sólo estar presente. Esto hace que la persona con demencia se sienta reconocida y responda de manera positiva.
- Promueve una presencia calmada y centrada.
- Incrementa la conciencia sensorial. Esto ayuda a los cuidadores a prever estresores ambientales y hacer los cambios adecuados para ayudar a la persona con demencia.
- Nos enseña formas de vincularnos con la persona que vive con demencia y de señalarle que estás en sintonía con su estado actual, aun si la persona ya no es capaz de hablar de forma comprensiva.

Usa las prácticas descritas en las páginas 275 y 277 para familiarizarte con la conciencia plena.

SER COMPASIVO CONTIGO MISMO

La autocompasión está estrechamente relacionada con la conciencia plena. Durante la práctica de la conciencia plena, generamos un sentido de la autoconciencia con respecto a nuestros pensamientos, emociones, sensaciones y entorno.

La autocompasión es una actitud que puedes agregar a tu experiencia de la conciencia plena; implica ser gentil contigo mismo, sobre todo cuando tiendes a juzgarte duramente o sientes que has fracasado.

La autocompasión nos ayuda a recordar que todos los seres humanos somos imperfectos y que eso no tiene nada de malo.

En *The Mindful Self-Compassion Workbook*, los psicólogos Kristen Neff y Christopher Germer describen la autocompasión en los siguientes términos:

Tratarte con gentileza. Cuando te sientas triste o estés pasando por una situación dolorosa, háblate a ti mismo como le hablarías a un buen amigo. Por ejemplo, puedes decirte cosas como: *Esto es muy estresante, y no sabes cómo lo lamento. Estás haciendo lo mejor que puedes. Todo estará bien.* Bríndate el tipo de apoyo que más necesitas en ese momento.

Acepta que los humanos cometemos errores. En lugar de autoflagelarte por las que consideras que son tus imperfecciones, recuerda que todos somos imperfectos. Todos fracasamos y, por momentos, sentimos que no somos lo suficientemente buenos. Reconoce tus fracasos e imperfecciones de forma compasiva, sin juzgarte. Repite cosas como: *Soy un ser con errores, y por eso soy igual que los demás.*

Sé consciente de las emociones y los pensamientos negativos. Ya hemos hablado de que prestarles atención a tus pensamientos te ayudará a reaccionar de forma más pertinente a las emociones y las situaciones difíciles. Este tipo de conciencia plena es también un elemento clave de la autocompasión; de modo que, en lugar de resistirte o de reprimir los pensamientos, las emociones y las sensaciones negativas, déjalos ser y reconócelos como algo momentáneo y pasajero.La autocompasión es esencial para la salud y el bienestar. El primer paso para ser un cuidador compasivo es que seas compasivo contigo mismo y te cuides a ti mismo.

OPCIONES DE APOYO

Practicar la aceptación significa que habrá ocasiones en las que necesitarás más asistencia de la que podrás proveer tú solo a tu ser querido, y no siempre es sencillo pedir ayuda. Quizá te preocupe que tu ser querido no se sienta cómodo con otras personas, o quizá creas que nadie podrá brindarle el tipo de cuidados que le brindas tú.

La realidad es que recibir ayuda hace menos pesada la tarea de cuidar, tanto a nivel físico como emocional. La asistencia adecuada contribuirá con recursos y habilidades de los que quizá tú carezcas, y te brindará la oportunidad de recargar baterías. Además, este empujón te ayudará a ser un cuidador más eficaz, paciente y compasivo.

Las fuentes de apoyo entran dentro de dos grandes categorías: informal y formal. A continuación, explicamos en qué difieren y brindamos ejemplos de estos dos valiosos tipos de apoyo.

EJERCICIO DE RESPIRACIÓN Y CONCIENCIA PLENA

Concentrarte en tu respiración es una práctica de conciencia plena bastante habitual. Dado que la respiración siempre ocurre en tiempo presente, esta práctica es una estrategia para quedarnos en el presente o volver a él.

1. Encuentra una postura cómoda, ya sea sentado en una silla o en un cojín en el suelo. Puedes mantener los ojos abiertos o cerrados, aunque quizá se te facilite concentrarte si tienes los ojos cerrados.
2. Inhala profundo y exhala tres veces. Luego vuelve a retomar tu ritmo de respiración habitual.
3. Sintonízate con tu respiración natural. Siente el flujo natural de tu respiración mientras inhalas y exhalas. No es necesario que lo modifiques. Presta atención al lugar en el pecho donde sientes la respiración; tal vez sea en el vientre, o quizá sea en medio del pecho, en la garganta o en las fosas nasales. Hazte consciente de los patrones de tu respiración y observa con curiosidad cualquier sonido o sensación que experimentes.
4. Cuando descubras que te has desviado y ya no estás prestando atención a tu respiración, es momento de hacer una pausa y volver a enfocarte en ella.
5. Practica este ejercicio entre cinco y quince minutos al día. Sigue tu respiración, procura darte cuenta cuando tu atención se desvíe y vuelve a enfocarla en la respiración siempre que sea necesario. La intención no es impedirle a la mente divagar, sino darnos cuenta de que ocurre.

Apoyo informal

El apoyo informal incluye a familiares, amigos, vecinos y miembros de una comunidad religiosa. Es decir, en términos generales son personas que conocieron a tu ser querido antes de que desarrollara la enfermedad.

Son gente con la que puedes contar, por ejemplo, para que visiten a la persona que está bajo tu cuidado o la lleven a realizar alguna actividad. Sus visitas serán valiosas tanto para ti como para la persona que vive con demencia porque contribuyen a mantenerlos a ambos socialmente activos.

Aunque estas fuentes de apoyo informal sean bienintencionadas, algunos cuidadores afirman que con el tiempo se debilitan y dejan al cuidador sin él. Para mantener el vínculo con los integrantes de esta red de apoyo informal, recuerda pedirles ayuda de formas específicas.

Ya sea a través de llamadas, cartas, correos electrónicos o visitas personales, habla con ellos sobre el diagnóstico, los síntomas y los cambios que observes en la persona que vive con demencia, y enfatiza que tu ser querido sigue siendo igual y que sigue disfrutando muchas cosas.

Comparte con ellos tus necesidades actuales de apoyo y dales sugerencias específicas del tipo de actividades que sería útil que realizaran al visitar a tu ser querido con demencia.

Haz una lista de las cosas que es necesario que se realicen de forma rutinaria y deja que la gente de esta red de apoyo informal elija las que más le convengan. O puedes abordarlo de forma distinta y hacer una lista de las tareas rutinarias que realizas a diario y asignarles algunas a ciertos individuos con base en sus cualidades y en los recursos que pueden aportar. Para los familiares y amigos es gratificante ayudar, pues también es su forma de demostrar que se preocupan.

Apoyo formal

El apoyo formal incluye a cualquier agencia con o sin fines de lucro que provea asistencia a los individuos que requieren cuidados médicos constantes; por ejemplo, las agencias de enfermeros y cuidadores, los centros educativos comunitarios, los programas diurnos para personas mayores y los centros de atención a personas de la tercera edad.

Los grupos de apoyo, por su parte, congregan a cuidadores en circunstancias como las tuyas. Los grupos de apoyo acostumbran reunirse para compartir experiencias y sentimientos, y por lo regular son dirigidos por un profesional o voluntario capacitado.

Asistir a un grupo de apoyo te brindará la oportunidad de escuchar a personas que han enfrentado problemas similares a los tuyos, o habrá ocasiones en los que no estés buscando ideas nuevas o consejos, sino que sólo quieras estar entre personas que entienden lo que estás viviendo y con las que te identificas. De hecho, hay diversos tipos de grupos de apoyo.

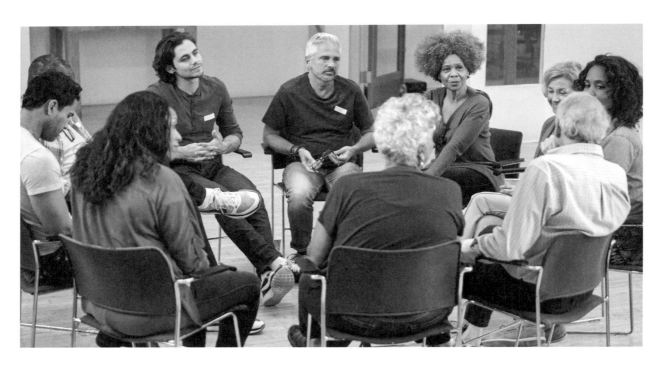

LA PRÁCTICA STOP

Además de apartar formalmente un lugar y una hora para practicar la atención plena, puedes hacerlo durante tus actividades cotidianas, como durante un alto, mientras te lavas las manos o cuando te sientas a comer. Una forma de hacerlo es a través de la práctica desarrollada por el doctor Jon Kabat-Zinn: la práctica STOP.

Esta práctica te ayuda a distanciarse un poco de las circunstancias cotidianas estresantes y de las inquietudes que te dan vueltas en la cabeza, y te permite volver al presente para que veas las cosas con una perspectiva renovada y regules mejor tu reacción a las presiones.

En primer lugar, identifica varias actividades que realices a lo largo del día de forma regular. Cualquiera de las ya mencionadas puede funcionar; la idea es que sirvan como pautas para hacer una pausa. Esta práctica te ayudará a reducir el estrés y a imprimirle más calma a tu día. Con el tiempo, STOP será un hábito y parte recurrente de tu práctica de atención plena.

STOP (que en inglés significa "detenerse") funciona así:

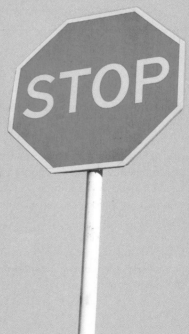

S Sólo detente. No importa lo que estés haciendo; detente por un instante.

T Toma varios respiros. Inhala y exhala varias veces.

O Observa tus pensamientos. ¿Adónde se va tu mente? Quizá te des cuenta de que estás pensando muchas cosas negativas. ¿Qué sientes? Las investigaciones demuestran que el simple acto de nombrar las emociones alivia la intensidad y tiene un efecto calmante. ¿Qué está ocurriendo a tu alrededor? Observa tu entorno.

P Procede con tus actividades o aprovecha lo aprendido durante esta práctica para cambiar el rumbo.

LA PAUSA AUTOCOMPASIVA

Al igual que la práctica STOP, la pausa autocompasiva, concebida por la doctora Kristen Neff, puede ayudarte a ser más bondadoso contigo mismo. Puedes usarla en cualquier momento, pero es especialmente útil frente a situaciones difíciles o dolorosas.

La pausa autocompasiva funciona de la siguiente forma:

1. Reconoce tus emociones y piensa: *Este es un momento de sufrimiento*. Ahora bien, en vez de "sufrimiento" puedes decir que es "doloroso" o cualquier otro adjetivo que describa lo que sientes.

2. Repite para tus adentros: *No estoy solo. Todos enfrentamos dificultades y sentimos dolor y sufrimiento.*

3. Pon las manos sobre tu corazón. Siente la calidez de tus manos y el gentil contacto con el pecho. Si hay otro tipo de contacto físico que te reconforte, aprovéchalo también.

4. Repite una de las siguientes frases:

   - Me permito ser bondadoso conmigo mismo
   - Me permito brindarme la compasión que necesito
   - Me permito aceptarme tal y como soy
   - Me permito perdonarme
   - Me permito ser paciente
   - Me permito sentirme tranquilo

Grupos específicos por enfermedad. Se trata de grupos para cuidadores de gente con demencia más específicos, como grupos de apoyo para cuidadores de personas con demencia con cuerpos de Lewy o con demencia frontotemporal.

Grupos específicos por tipo de relación interpersonal. Son grupos que reúnen a cuidadores que tienen en común el tipo de relación afectiva que los une a su ser querido enfermo. Por ejemplo, hay grupos de cónyuges, grupos de hijos o grupos de hombres cuidadores.

Grupos de apoyo guiados por pares. Estos grupos son guiados por actuales o antiguos cuidadores que comparten la experiencia de brindar cuidados.

Grupos de apoyo guiados por facilitadores capacitados. Dicho facilitador puede ser un trabajador social, coach de vida, clérigo, proveedor de cuidados en la tercera edad o un profesional de otra índole.

Grupos de apoyo virtuales o telefónicos. Estos grupos ofrecen apoyo a gente que no puede trasladarse a sesiones presenciales o que necesitan alguien con quien hablar en horarios inusuales.

En internet encontrarás salas de discusión, blogs y otros grupos de apoyo.

Apóyate en tu buen juicio sobre los recursos virtuales o pídele una recomendación a un profesional médico de tu confianza.

APROVECHAR EL SISTEMA DE APOYO INFORMAL

Si alguien comenta algo como "Dime si hay algo en lo que pueda ayudarte", puedes tomar esta lista como punto de partida para aprovechar su oferta:

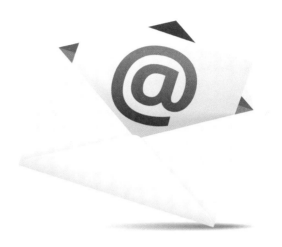

- Que lleven a tu ser querido a citas médicas
- Que llamen o visiten una vez por semana
- Que te ayuden a organizar y procesar los gastos médicos
- Que te lleven comida
- Que se encarguen de las compras u otros mandados
- Que contribuyan con la limpieza del hogar, la lavandería o el trabajo del jardín
- Que te pregunten de forma ocasional cómo te encuentras
- Que te escuchen cuando necesites hablar con alguien

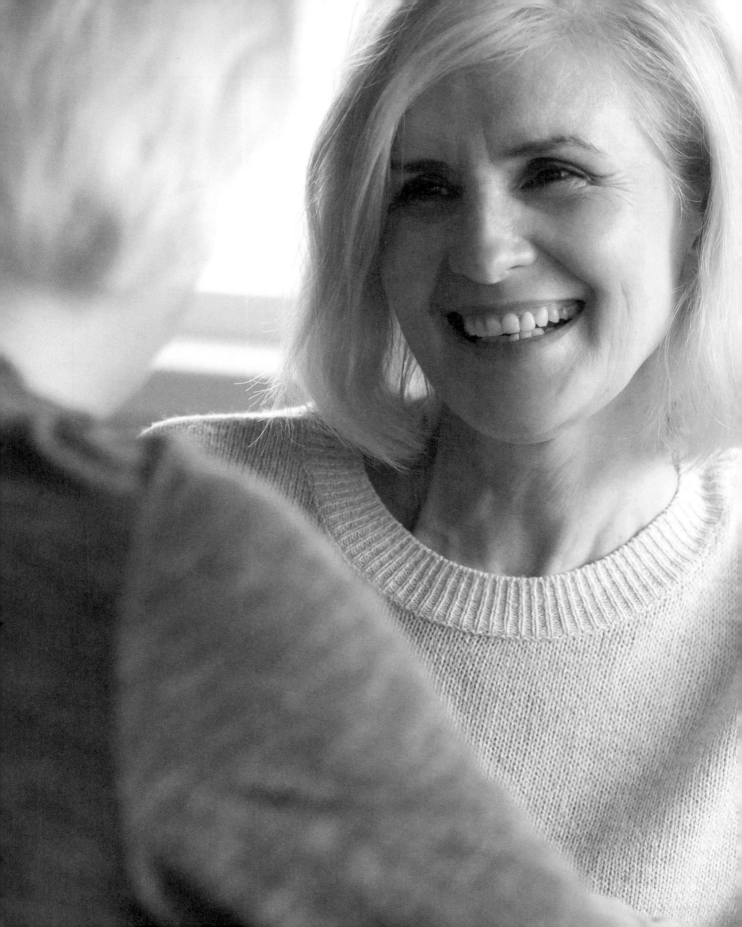

PARTE 6

Salud neurológica para todos

Cuidar la salud de nuestro cerebro toma toda la vida. A lo largo de la vida, el cerebro tiene la capacidad de adaptarse y crecer de muchas formas, y podemos fortalecerlo a cualquier edad.

El cerebro se fortalece más o menos de la misma forma en que fortalecemos los músculos de los brazos y las piernas a través del ejercicio. En el caso del cerebro, aprender habilidades nuevas, tomar clases y ampliar nuestro vocabulario, entre otros ejemplos, son formas de mejorar la salud neurológica y de mantener las neuronas activas a lo largo de la vida.

Las decisiones que tomamos a diario también nos ayudan a mantener el cerebro rindiendo al máximo, sin importar nuestra edad. Más allá de los ejercicios enfocados en las habilidades cognitivas, muchos de los hábitos que son benéficos para la salud en general también contribuyen a mejorar la salud del cerebro. Entre ellos están: alimentarse sanamente, ejercitarse de forma regular, dormir bien y vincularse con otras personas.

En los siguientes dos capítulos hablaremos de los pasos que podemos emprender para optimizar la salud del cerebro y quizá hasta prevenir la demencia.

"AUNQUE EL DAÑO CEREBRAL NO ES REVERSIBLE, CUIDAR EL CEREBRO Y LOS VASOS SANGUÍNEOS QUE LO IRRIGAN PUEDE SER BENÉFICO."

CAPÍTULO 19

Envejecimiento saludable

En la primera parte del libro ahondamos en varios de los cambios que ocurren comúnmente con el envejecimiento, incluyendo las alteraciones neurológicas. Por ejemplo, a medida que envejecemos, se vuelve más difícil realizar varias tareas al mismo tiempo o requerimos más tiempo para responder a una pregunta. La mayoría de la gente es capaz de identificar al menos algunos cambios sutiles en su cognición y su memoria conforme va envejeciendo.

Aunque los cambios habituales del envejecimiento no anticipan la demencia, emprender desde ahora ciertas acciones para proteger tu cerebro te ayudará a mantenerte sano con el paso de los años.

CLAVES PARA UNA BUENA SALUD NEUROLÓGICA

Las investigaciones han evidenciado que cerca de un tercio de las veces la demencia es causada por factores de riesgo que están bajo nuestro control. En teoría, esto significaría que, si podemos influir en estos factores de riesgo, podremos reducir el peligro de desarrollar problemas cognitivos a la larga.

Si bien no hay una estrategia única para reducir el riesgo de demencia o ralentizar el deterioro cognitivo, la ciencia sugiere que la combinación de buenos hábitos y tratamientos es útil. Los investigadores creen que emprender ciertas acciones podría postergar o prevenir la demencia, por lo que, en términos generales, estas medidas podrían ser un mapa para que envejezcamos mejor.

Los estudios demuestran que mantener el cerebro sano es un proceso que dura toda la vida, cosa que solemos pasar por alto. Pensemos, por ejemplo, en la educación infantil. Es probable que este aprendizaje temprano siente las bases de nuestra reserva cognitiva; es decir, de nuestra capacidad para tolerar cambios que son dañinos para el cerebro (en la siguiente sección ahondaremos en este concepto).

La reserva cognitiva suele medirse en años de educación formal, por lo que, si sigues educándote a lo largo de la vida, podrías aumentar tu reserva cognitiva y la protección neurológica que ésta brinda.

Asimismo, se ha demostrado que lidiar con otras cuestiones de salud, como la diabetes, la hipertensión, la inactividad física y el tabaquismo, también contribuye a mejorar la salud neurológica. Aunque es importante hacerlo a cualquier edad, es de suma importancia hacerlo durante la mediana edad, pues cuidar tu salud en general protegerá tus vasos sanguíneos, lo que, a su vez, contribuirá a prevenir el deterioro cognitivo en etapas posteriores de la vida. Como ya sabes, promover un buen flujo sanguíneo es bueno tanto para el corazón como para el cerebro.

A continuación, ahondaremos en las estrategias que, según la ciencia, son más útiles para promover la salud cerebral a lo largo de la vida.

La reserva cognitiva

Si te han dicho que se observan cambios físicos en tu cerebro, como encogimiento de regiones muy involucradas en la memoria, y que esos cambios suelen verse en personas con demencia, es posible que pienses lo peor. Sin embargo, no

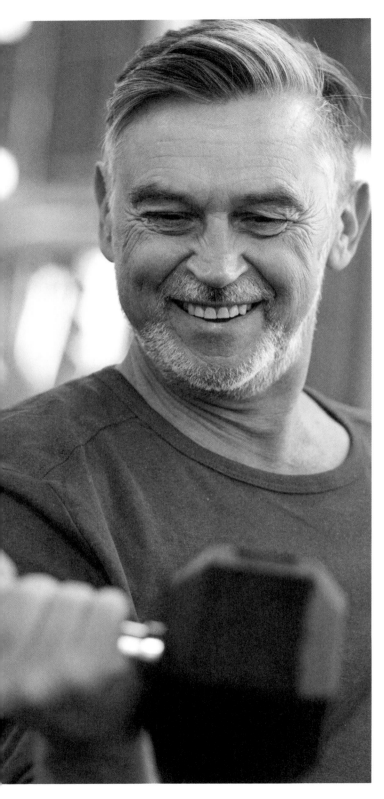

toda la gente con cambios neurológicos relacionados con la demencia presenta indicios de la enfermedad. Pero, ¿por qué? Los especialistas creen que la diferencia entre dos individuos se reduce a su reserva cognitiva. En pocas palabras, la reserva cognitiva es la capacidad del cerebro para enfrentar los cambios físicos del cerebro, como aquellos provocados por la demencia.

La reserva cognitiva de cada persona se desarrolla a lo largo de la vida y puede contrarrestar algunos de los cambios neurológicos que derivan en demencia. Los investigadores creen que hay ciertas actividades que nos ayudan a desarrollar una mayor reserva cognitiva y que pueden compensar la pérdida de zonas dañadas del cerebro, en especial aquellas que generan desafíos cognitivos moderados.

Ya sea que nazcas con una buena reserva cognitiva o no, puedes ir reforzándola a través de la educación y de actividades como aprender una nueva habilidad, leer, aprender a tocar un instrumento o hasta practicar la conciencia plena. Al parecer, la gente que dedica más tiempo de su vida al aprendizaje desarrolla redes neuronales más sólidas y refuerza la conexión entre ellas. Y una buena red neuronal es capaz de lidiar mejor con el daño celular causado por afecciones que anteceden a la demencia.

Actividad física

Aunque los científicos no han descubierto aún qué tanto contribuye la actividad física a mejorar la memoria o a ralentizar el deterioro cognitivo, sí saben que ayuda.

Durante un estudio, los investigadores dividieron a los participantes en dos grupos. A uno de ellos le asignaron ejercicio aeróbico, mientras que al otro grupo le asignaron ejercicios de estiramiento y equilibrio. Después de un año, los investigadores observaron que la gente que realizó ejercicio aeróbico exhibía crecimiento del hipocampo, que es la región del cerebro encargada de la formación de nuevos recuerdos.

En otro estudio, los científicos observaron que gente que tenía el gen que causa el alzhéimer y que además se ejercitaba durante 150 minutos o más a la semana era capaz de postergar varios años el desarrollo de la enfermedad. En contraste, los participantes que tenían el gen causante del alzhéimer que se ejercitaban menos de 150 minutos a la semana desarrollaron la enfermedad mucho más rápido.

Aunque no está claro si el ejercicio reduce el riesgo de alzhéimer, esta investigación nos hace pensar que podría ser así.

¿Por qué es tan importante la actividad física? Los especialistas creen que el ejercicio mejora el flujo sanguíneo, lo

NOTAS SOBRE EL "ENTRENAMIENTO CEREBRAL"

¿Qué podemos decir sobre las actividades formales para estimular la mente? Últimamente se habla mucho del entrenamiento cognitivo como estrategia para mejorar ciertas funciones cerebrales, como la memoria, el lenguaje y el procesamiento cerebral. Este tipo de programas estructurados utilizan ejercicios repetitivos de memoria y razonamiento, y pueden realizarse por computadora o en persona, ya sea de forma individual o en grupos pequeños.

Según los investigadores, no hay pruebas contundentes de que estas actividades sirvan de algo. Es común encontrar anuncios de productos y servicios para entrenar el cerebro que ofrecen beneficios a corto plazo en las áreas que se ejercitan, como el razonamiento, la toma de decisiones y el lenguaje. Sin embargo, hasta el momento no hay indicios de que sean útiles más allá del corto plazo ni de que contribuyan a prevenir el desarrollo de la demencia.

Los expertos afirman que lo más benéfico es realizar actividades que estimulen el cerebro durante toda la vida; es decir, recibir una buena educación, tener un empleo mentalmente estimulante y tener pasatiempos o actividades sociales que pongan a nuestro cerebro a trabajar.

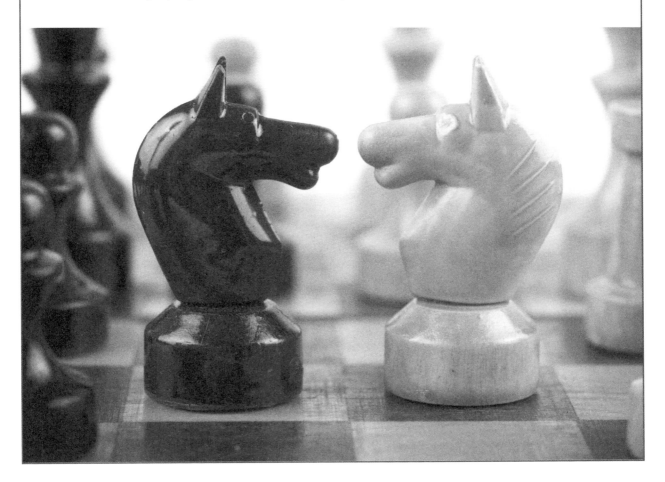

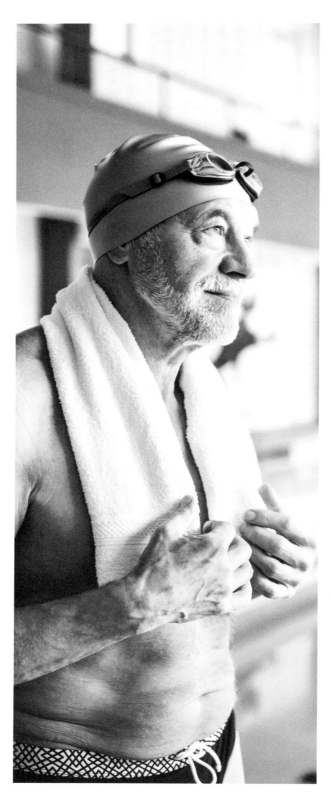

que a su vez ayuda al cerebro. Asimismo, aumenta las concentraciones de sustancias químicas que por naturaleza son neuroprotectoras. Además, la actividad física ayuda a compensar la pérdida de las conexiones neuronales que ocurre a medida que envejecemos.

Entre personas que realizan actividad física de forma regular, es menos probable que las funciones neurológicas se deterioren, como también es menos probable que desarrollen demencia. La actividad física también ayuda a combatir otros factores de riesgo de demencia, como la hipertensión, la diabetes y la hipercolesterolemia. Asimismo, fortalece el sistema inmunológico y combate la inflamación.

No obstante, el ejercicio físico por sí solo no suele mejorar la cognición de adultos mayores sanos, por lo que es probable que sea realmente útil sólo si es parte de un plan de bienestar más amplio. Aun así, el ejercicio físico es benéfico para mucho más que sólo para la salud neurológica.

Para tener una buena salud en general, el Departamento de Salud y Servicios Humanos de Estados Unidos recomienda que los adultos realicen al menos 150 minutos de actividad aeróbica moderada, 75 minutos de actividad aeróbica vigorosa o una combinación de ambas cada semana. También es importante hacer ejercicios de fuerza, pues, según las recomendaciones nacionales más recientes, es benéfico realizar actividades que fortalezcan los principales grupos musculares del cuerpo al menos un par de veces por semana.

Si quieres obtener mayores beneficios, procura hacer al menos 300 minutos de actividad aeróbica moderada, 150 minutos de actividad aeróbica vigorosa o una combinación de ambas cada semana.

Sal a caminar con un amigo, toma alguna clase aeróbica o inscríbete a un centro comunitario en donde impartan clases de baile, pues cualquiera de estas actividades te ayudará a alcanzar tu meta de actividad física semanal. Recuerda que cualquier tipo de actividad física, por mínima que sea, es mejor que nada.

Manejar la hipertensión

La hipertensión en la mediana edad se vincula con un mayor riesgo de demencia en la vejez, por lo que manejar la hipertensión es esencial para cuidar nuestra salud vascular. Esto ayuda a prevenir, sobre todo, la demencia vascular.

La demencia vascular es causada por el estrechamiento o bloqueo de las arterias que irrigan el cerebro o por un accidente cerebrovascular que interrumpe el flujo de sangre al cerebro. Sea cual sea el caso, una de las posibles culpables es la hipertensión.

"LA HIPERTENSIÓN DEBILITA LAS ARTERIAS QUE LLEVAN SANGRE A TODO EL CUERPO."

La hipertensión debilita las arterias que llevan sangre a todo el cuerpo y, además de causar accidentes cerebrovasculares notorios, puede provocar ACV silenciosos que en muchas ocasiones pasan desapercibidos.

Con el paso del tiempo, los ACV dejan cicatrices en los vasos sanguíneos que, a su vez, causan problemas en el funcionamiento de distintas partes del cerebro. De hecho, pueden provocar incluso que algunas partes del cerebro dejen de funcionar por completo. Los investigadores han observado que las personas de más de 65 años con hipertensión tienen más cicatrices en el cerebro que quienes no padecen hipertensión.

Por eso la salud vascular es tan importante para mantener el cerebro sano. Si los vasos sanguíneos se debilitan, no pueden trasladar los nutrientes y el oxígeno que necesitan las células del cerebro para funcionar. Por lo tanto, manejar la hipertensión evitará esta cascada de efectos secundarios.

Aunque las recomendaciones estándar actuales sugieren aspirar a una presión arterial menor a 130/90 milímetros de mercurio (mm Hg), anteriormente explicamos que alcanzar una meta aún menor puede prevenir la demencia. De hecho, los científicos han descubierto que reducir la presión arterial sistólica (la cifra más alta de la lectura) hasta 120 mm Hg reduce el riesgo de deterioro cognitivo.

Para reducir la presión arterial, un buen punto de partida es hacer cambios al estilo de vida, como llevar una alimentación saludable y realizar actividad física de forma regular. Y, en algunos casos, puede ser necesario tomar medicamentos. De hecho, varios estudios han reportado un menor riesgo de deterioro cognitivo en personas que se tratan la hipertensión con fármacos.

¿QUÉ HAY DEL AISLAMIENTO SOCIAL?

Desde hace décadas, la ciencia asocia el aislamiento social con mala salud. A diferencia de la soledad, el aislamiento social implica tener muy poco o cero contacto con otras personas, o simplemente no tener relaciones cercanas, como una pareja, familiares, amigos y colegas.

El aislamiento social aumenta el riesgo de deterioro de las capacidades cognitivas y de la memoria, además de incrementar la probabilidad de desarrollar alzhéimer. Esto puede deberse en parte a que el aislamiento social se puede traducir en inactividad mental y provocar un deterioro cognitivo más acelerado. Además, vuelve a la gente más propensa a desarrollar afecciones vinculadas con el alzhéimer, como hipertensión, cardiopatías y depresión.

También se vincula con otros comportamientos poco saludables, como el tabaquismo y el sedentarismo, los cuales aumentan el riesgo de deterioro cognitivo. Y, al igual que otros factores de riesgo de alzhéimer, el aislamiento social puede ser incluso un síntoma más de la enfermedad.

Mantener los vínculos sociales ayuda al cerebro de muchas maneras; para empezar, refuerza la reserva cognitiva que ayuda a proteger al cerebro de cambios causados por el envejecimiento. Además, la gente con redes sociales más amplias y que dedica más tiempo a socializar se desempeña mejor en términos de habilidades del pensamiento y exhibe menor deterioro cognitivo conforme envejece.

De hecho, la gente con muchos contactos que socializa con regularidad puede tener hasta un 50 por ciento menos de probabilidades de desarrollar problemas de memoria.

Las investigaciones también muestran que relacionarse con los demás tiene un efecto positivo en las sustancias químicas que protegen al cerebro de la demencia, especialmente la causada por la enfermedad de Alzheimer.

La cantidad de gente con la que interactúas, la diversidad de tus contactos y la frecuencia con la que socializas con la gente de tu círculo social influyen en el funcionamiento cerebral. Esto demuestra que mantener los vínculos sociales, en especial durante la vejez, es importante para mantener una buena salud neurológica y prevenir el tipo de cambios cerebrales que anteceden a la demencia.

La socialización activa es un aspecto que todos podemos incorporar a nuestra vida en cualquier momento y que probablemente nos beneficiará. Interactuar con otras personas (ya sean familiares, amigos, vecinos, colegas u otros miembros de la comunidad) mejora el ánimo, nos hace ver la vida de forma más positiva y pone nuestro cerebro a trabajar, todo lo cual influye de forma positiva en nuestras habilidades cognitivas. La interacción social se considera un predictor tan preciso del bienestar que algunos expertos consideran que debe formar parte de los planes de prevención de la demencia.

¿EL SUEÑO INFLUYE EN ALGO?

No es novedad que dormir lo suficiente y que nuestro sueño sea de buena calidad es importante para nuestra salud y bienestar en general. Sin embargo, en términos del riesgo de demencia, dormir bien parece ser crucial. Las investigaciones han empezado a señalar que no dormir lo suficiente ni dormir bien durante varios años incrementa el riesgo de demencia. En un análisis se observó que la gente que experimenta interrupciones durante el sueño a lo largo de varios años tiene un riesgo mayor de desarrollar demencia.

Asimismo, los científicos han observado que quienes no duermen lo suficiente son dos veces más propensos a desarrollar alzhéimer.

Pero ¿por qué es tan importante el sueño?

En capítulos previos explicamos que los depósitos de beta-amiloide se endurecen y forman placas, las cuales provocan la muerte de las células del cerebro. Se cree que este proceso da pie al alzhéimer y es una causa común de demencia. Durante el sueño, se eliminan las proteínas beta-amiloides y otras toxinas, por lo que, si no dormimos bien, sobre todo durante periodos prolongados, este proceso puede no ser tan eficiente.

La falta de buen sueño también podría aumentar el riesgo de demencia de otras formas, pues favorece el desarrollo de afecciones relacionadas, como la hipertensión y la diabetes, las cuales nos hacen más propensos a desarrollar demencia. Otro potencial culpable es la apnea del sueño, un trastorno que provoca que dejemos de respirar brevemente mientras dormimos. Dos indicios comunes de la apnea del sueño son los ronquidos y sentirse cansado después de una buena noche de sueño. La apnea del sueño provoca que disminuyan los valores de oxígeno en el cuerpo, por lo que el cerebro no se oxigena lo suficiente. Como resultado, el hipocampo (que es donde se forman los recuerdos) se encoge.

Por estos motivos, resolver los problemas del sueño y mejorar su calidad podría proteger nuestra cognición. Los científicos siguen tratando de determinar si mejorar la calidad del sueño reduce el riesgo de desarrollar alzhéimer;

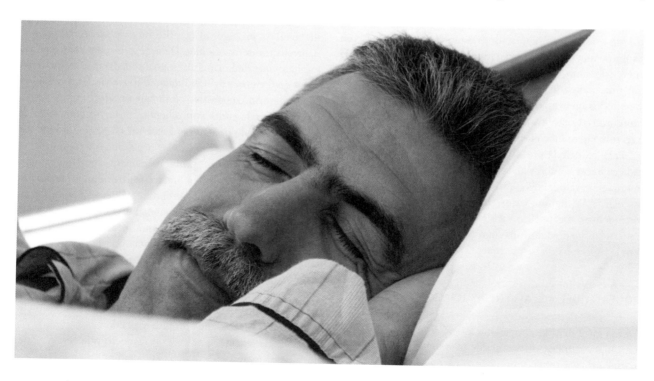

"ADOPTAR ESTOS HÁBITOS PUEDE MEJORAR NUESTRA SALUD A CUALQUIER EDAD; ¡NUNCA ES DEMASIADO TARDE!"

no obstante, con todos los otros beneficios que aporta, no es mala idea emprender pasos para dormir mejor. A continuación, describimos algunos pasos sencillos que puedes emprender.

Establece un horario fijo

Elige un horario fijo para irte a dormir y para despertar. Debe ser el mismo todos los días de la semana.

Crea un entorno adecuado para dormir

Las habitaciones oscuras, frescas y silenciosas son mejores para dormir. Evita usar aparatos electrónicos o ver televisión al menos media hora antes de irte a la cama, pues eso también ayuda a mejorar la calidad del sueño.

Presta atención a lo que comes y bebes

Irte a dormir con hambre o habiendo comido demasiado dificulta el descanso durante el sueño. Beber alcohol o cafeína poco antes de irte a dormir puede tener el mismo efecto dañino.

Procura hábitos diarios saludables

Realizar actividad física con regularidad, pasar tiempo en exteriores, limitar las siestas durante el día y manejar el estrés es muy importante para la salud en general. Además, estos hábitos nos ayudan a dormir mejor por las noches.

PREVENCIÓN

Aunque el daño cerebral no es reversible, cuidar el cerebro y los vasos sanguíneos que lo irrigan puede ser benéfico. De hecho, cuidar nuestra salud vascular es una buena manera de reducir nuestro riesgo de desarrollar demencia. En un estudio en el que participaron personas con alzhéimer, los investigadores observaron que tratar la hipertensión, la hipercolesterolemia, la diabetes, el tabaquismo y la acumulación de grasas y otras sustancias en las paredes arteriales (arteriosclerosis, afecciones que nos hacen más propensos a desarrollar vasculopatías) ayudó a ralentizar el deterioro de las habilidades cognitivas que se asocia con la demencia por alzhéimer.

Reducir el riesgo de ACV

La demencia es causada por afecciones neurológicas, siendo el alzhéimer el tipo más común y conocido de demencia. Las enfermedades que afectan los vasos sanguíneos (que son las mismas que causan ataques cardiacos y ACV) son la segunda causa más común de demencia después del alzhéimer.

Evitar las afecciones que aumentan el riesgo de ataques cardiacos y ACV podría, a su vez, reducir nuestro riesgo de desarrollar demencia. Es decir, debemos mantener valores sanos de colesterol, cuidar nuestra presión arterial, evitar desarrollar diabetes, no fumar, alcanzar y mantener un peso saludable, y ejercitarnos con regularidad. Todo esto nos ayudará a mantenernos sanos.

Prevenir los ACV es importantísimo porque ayuda a impedir el desarrollo de síntomas de demencia, incluso en personas que a nivel cerebral exhiben indicios de una afección similar a la demencia. Por ejemplo, un grupo de investigación que dio seguimiento a casi 700 monjas católicas durante varios años observó que las monjas que habían tenido un ACV eran mucho más propensas a desarrollar síntomas de demencia. Por su parte, las monjas que no habían tenido accidentes cerebrovasculares eran menos propensas a presentar síntomas de demencia, incluso si en estudios de imagen se observaban indicios de demencia en su cerebro.

Lo mejor es adoptar cuanto antes hábitos que protejan nuestro sistema vascular y mantenerlos conforme vayamos envejeciendo. Si tu salud vascular se deteriora durante tu juventud, será mucho más difícil enmendar el daño en etapas posteriores de la vida. Además, dado que el daño a los vasos sanguíneos del cerebro aumenta el riesgo de demencia, cuidar nuestra salud vascular durante la juventud y a lo largo de la vida nos permitirá llegar a la vejez en buena forma neurológica.

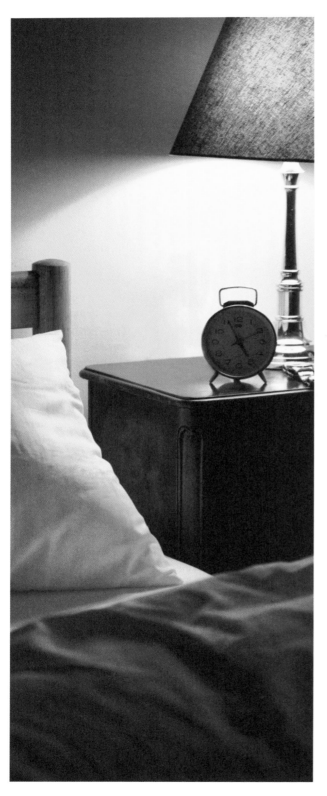

Esto no implica que no sea útil incorporar hábitos saludables en cualquier momento de la vida. Adoptar estos hábitos puede mejorar nuestra salud a cualquier edad; ¡nunca es demasiado tarde! No obstante, entre más pronto lo hagas, más beneficios tendrás.

Manejar la hipertensión. Como ya hemos mencionado, controlar la hipertensión ayuda a prevenir los ACV, lo cual contribuye a reducir el riesgo de demencia.

No fumar. El tabaquismo puede aumentar el riesgo de tener un ACV porque se vincula con problemas cardiacos. Además, las neurotoxinas presentes en el humo del cigarro dañan el cerebro y lo vuelven más propenso a un ACV. De hecho, después de años de dejar de fumar, el riesgo de ACV de un exfumador es casi el mismo que el de alguien que nunca ha fumado.

Aunque dejar de fumar no es nada sencillo, hay diversas alternativas, incluyendo algunas de índole farmacológica, que te pueden ayudar. En general, las estrategias más exitosas para dejar de fumar incluyen tanto medicamentos como intervenciones no farmacológicas. Entre las opciones hay medicamentos como la terapia de reemplazo de nicotina y bupropión, e intervenciones como la terapia cognitivo conductual y los ejercicios de conciencia plena.

Controlar la diabetes. Si tienes diabetes, es más probable que tengas un ACV, en parte porque la diabetes daña los vasos sanguíneos. Esta razón no es suficiente para afirmar que el manejo de la diabetes es importante para reducir el riesgo de un ACV y una posterior demencia. Mejorar la alimentación, hacer ejercicio, alcanzar y mantener un peso saludable y tomar medicamentos para la diabetes ayuda a manejar la enfermedad. Si acaso tienes un ACV, el daño al cerebro será menor si tienes la diabetes controlada.

Hay otros vínculos entre la diabetes y la demencia. El exceso de azúcar en sangre puede provocar más inflamación en el cerebro, lo que a su vez genera problemas en el funcionamiento cerebral. Además, los científicos siguen estudiando activamente el aparente vínculo entre el desarrollo de diabetes en las etapas tardías de la vida y un mayor riesgo de demencia.

Mantener un peso saludable. El sobrepeso contribuye a muchos factores de riesgo de ACV, incluyendo la hipertensión, las cardiopatías y la diabetes. De hecho, perder apenas cuatro kg basta para reducir la presión arterial y disminuir el riesgo de demencia.

Alcanzar un peso saludable también reduce el riesgo de demencia de otras formas. Las investigaciones han encontrado vínculos entre la obesidad y el síndrome metabólico, el cual se cree que contribuye a un proceso que dificulta que el cerebro pueda deshacerse de la beta-amiloide. Bajar de peso puede impedir que eso ocurra, además de reducir varios factores vinculados a problemas cognitivos, como la inflamación.

También es relevante señalar que la obesidad (es decir, un índice de masa corporal de 30 o más) se ha asociado con un mayor riesgo de deterioro cognitivo, en especial durante la mediana edad.

Llevar una dieta saludable. Hacer ejercicio de forma regular y llevar una alimentación saludable son esenciales para bajar de peso y no recuperarlo. En la siguiente sección ahondaremos en el tema del ejercicio, pero, en cuanto a la alimentación, las investigaciones sugieren que la dieta mediterránea puede ayudar con el tema del peso *y también* prevenir la demencia.

En capítulos anteriores mencionamos que llevar una dieta mediterránea (que sea rica en frutas, verduras, aceite de oliva, legumbres, cereales enteros y pescados) es benéfico para la salud neurológica en general. Pero al parecer eso no es todo: los científicos creen que también influye en el riesgo de desarrollar demencia.

La gente que sigue una dieta mediterránea parece ser menos propensa a desarrollar alzhéimer que quienes llevan una dieta distinta. Y las investigaciones también sugieren que llevar este tipo de dieta puede ralentizar el deterioro en adultos mayores, impedir que el deterioro cognitivo leve derive en alzhéimer y reducir el riesgo de deterioro cognitivo leve.

Estos beneficios podrían explicarse a partir de las opciones dietéticas que forman parte de la dieta mediterránea. Estos alimentos saludables reducen el colesterol y los valores de azúcar en sangre, lo cual contribuye a la protección de los vasos sanguíneos y, por ende, reduce el riesgo de ACV, deterioro cognitivo leve y alzhéimer. Asimismo, la dieta mediterránea podría prevenir la pérdida de tejido cerebral asociada con el alzhéimer.

Especialistas en demencia se han enfocado en estudiar el consumo de pescado, uno de los principales componentes de la dieta mediterránea. Algunas investigaciones sugieren que la gente que tiene el gen apolipoproteína E (APOE), el cual se relaciona con un mayor riesgo de alzhéimer, pueden presentar menos cambios neurológicos vinculados al alzhéimer si consumen pescados y mariscos de forma regular.

No obstante, una de las inquietudes con respecto a los pescados y mariscos es el contenido de mercurio de los alimentos de origen marino. El mercurio es una toxina que, en grandes cantidades, daña el cerebro. Teniendo esto en cuenta, las investigaciones se han enfocado en la ingesta de pescados y mariscos y su vínculo con el riesgo de alzhéimer. Y los resultados sugieren que, si se consumen con moderación, los pescados y mariscos ayudan a prevenir los cambios neurológicos asociados al alzhéimer, a pesar de los valores elevados de mercurio.

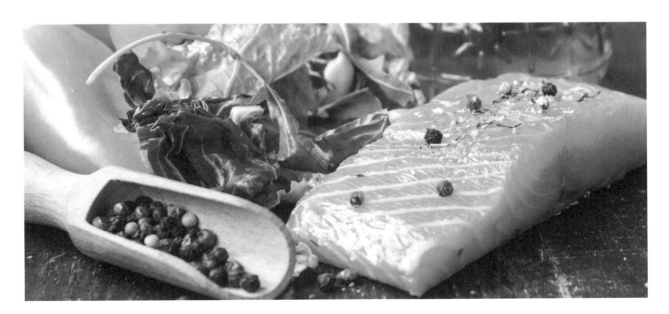

"EN TÉRMINOS GENERALES, LOS ADULTOS MAYORES QUE SE EJERCITAN SON MÁS PROPENSOS A RETENER SUS CAPACIDADES COGNITIVAS."

Ejercitarse de forma regular. Aunque aún no hay investigaciones que demuestren de forma contundente que el ejercicio previene el deterioro cognitivo o la demencia, algunos estudios han observado que el ejercicio es capaz de proteger sustancialmente nuestro cerebro del deterioro cognitivo. Y, al parecer, entre más nos ejercitemos, más beneficios obtendremos.

En términos generales, los adultos mayores que se ejercitan son más propensos a retener sus capacidades cognitivas que los que no se ejercitan de forma regular.

Un estudio en el que participaron adultos de 60 años en adelante que no tenían alzhéimer o que tenían alzhéimer en etapas tempranas observó que quienes tenían una mejor condición cardiorrespiratoria experimentaban menos encogimiento cerebral, que es un marcador clave de la demencia.

La condición cardiorrespiratoria permite medir la salud de los individuos porque muestra qué tan bien circula el oxígeno por el cuerpo durante la actividad física o qué tan buena es su resistencia cardiopulmonar.

Para mejorar este tipo de resistencia, por lo regular se usa ejercicio aeróbico, el cual también mejora la salud de los vasos sanguíneos y del corazón, y puede reducir el riesgo de tener un ACV. La actividad aeróbica también reduce la hipertensión y ayuda a bajar de peso, controlar la diabetes, disminuir el estrés, mejorar el equilibrio y disminuir la incidencia de caídas.

Cualquier actividad aeróbica cuenta, siempre y cuando sea algo que disfrutes lo suficiente como para realizarlo de forma regular. Caminar es una alternativa común, pero en general cualquier actividad que te acelere el ritmo cardiaco y te quite un poco el aliento es buena opción. También se ha demostrado que el ejercicio aumenta el tamaño del hipocampo, que es la parte del cerebro encargada de la memoria. El hipocampo tiende a encogerse con el paso del tiempo, lo cual aumenta el riesgo de desarrollar demencia. La actividad aeróbica, por su parte, parece revertir esta pérdida y mejorar la memoria, incluso en la vejez.

Mantener el estrés a raya. Cuando enfrentamos situaciones estresantes, experimentamos una descarga temporal de hormonas que aumenta la presión sanguínea y estrecha los vasos sanguíneos. Aunque no hay evidencia irrefutable de que el estrés a largo plazo provoca hipertensión, sí se vincula con factores que aumentan el riesgo de desarrollar hipertensión. Por ejemplo, en épocas de mucho estrés, algunas personas recurren a hábitos poco saludables, como fumar, beber alcohol en exceso o consumir alimentos poco saludables. Y todos estos mecanismos de defensa poco saludables pueden contribuir al desarrollo de la hipertensión.

Entre los ejemplos de métodos saludables para mantener el estrés a raya están: la respiración profunda, el ejercicio físico, la meditación, la práctica de yoga, y simplificar las actividades diarias. Esto puede impedir que el estrés dé pie a la hipertensión.

Beber alcohol sólo con moderación. A pesar de que beber pequeñas cantidades de alcohol puede protegernos de un ACV, consumirlo en exceso aumenta el riesgo de tenerlo. Además, nos hace más propensos a la hipertensión, lo que, a su vez, hace más factible que ocurra un ACV. Asimismo, beber alcohol en exceso aumenta el riesgo de demencia y de deterioro cognitivo.

Tomar complejo B. Las vitaminas del complejo B (B6, B12 y ácido fólico) contribuyen en conjunto a reducir las concentraciones de homocisteína en la sangre, ya que el exceso de esta proteína en la sangre aumenta el riesgo de daño vascular.

No obstante, no hay evidencia directa de que el complejo B previene los ACV ni el deterioro cognitivo vascular, por lo que quizá no sirva más que para mejorar un poco la salud cardiovascular.

Si tomas complejo B, asegúrate de que la dosis diaria no contenga más de 100 miligramos de B6. En la actualidad, la Organización Mundial de la Salud (OMS) no recomienda el complejo B ni ningún otro suplemento alimenticio para reducir el riesgo de deterioro cognitivo o de demencia.

Evitar el uso de drogas ilícitas. Muchas drogas ilegales, como la cocaína, hacen a la gente más propensa a tener un ACV.

¿Los medicamentos ayudan a manejar la demencia?

Aunque medicamentos como los inhibidores de la colinesterasa y la memantina pueden beneficiar a quienes reciben un diagnóstico de demencia, no se recomienda su uso para tratar otros problemas cognitivos ni para prevenirlos. Los ensayos clínicos que han estudiado si el uso de medicamentos para el alzhéimer previene ciertos problemas, como la progresión del deterioro cognitivo leve a demencia, han mostrado que no tienen efectos duraderos.

LAS ESTRATEGIAS EN CONJUNTO

Adoptar nuevos hábitos y comportamientos saludables que mejoren y protejan la memoria toma bastante tiempo, pero todo paso, por pequeño que sea, ayuda.

Empieza por hacer un repaso de lo aprendido en este capítulo y compáralo con tus hábitos y tu estilo de vida actual. ¿Ya practicas los hábitos aquí descritos que sirven para mejorar la salud del cerebro? Identifica todo aquello que ya haces y reconoce tus esfuerzos por mejorar tu salud neurológica. A continuación, enfócate en aquello que puedes mejorar. En primer lugar, haz una lista de comportamientos que podrías pulir. Luego, identifica hábitos nuevos que te gustaría incorporar a tu vida cotidiana.

¿Es posible dar pequeños pasos para lograr cambios más sustanciales y benéficos para la salud? Por ejemplo, unirte a un club de lectura podría ayudarte a socializar más. O quizá te gustaría incrementar el tiempo que dedicas a caminar. O tal vez es hora de hablar con tu médico y pedirle que te ayude a dejar el cigarro de una vez por todas.

Todos éstos son buenos primeros pasos que, a la larga, contribuirán a que tu cerebro envejezca mejor.

Una última acotación: si te interesa mejorar varios aspectos, empieza de uno en uno para que no te resulte abrumador y te desanimes. Ten paciencia y avanza un paso a la vez.

"EN EL MUNDO ENTERO HAY MUCHAS INVESTIGACIONES ACTIVAS EN TORNO AL ALZHÉIMER Y OTRAS CAUSAS DE DEMENCIA, Y CADA VEZ SURGEN MÁS."

CAPÍTULO 20

Investigaciones y tendencias

En el último capítulo hablamos de los distintos factores implicados en la salud neurológica, incluyendo aquellos en los que podemos intervenir para mantener nuestro cerebro sano conforme envejecemos. Los investigadores siguen identificando las mejores estrategias cotidianas para nutrir nuestro cerebro, y han aprendido que, aunque lo ideal es emprender estas acciones desde que somos jóvenes para mantenernos neurológicamente en forma, nunca será demasiado tarde para adoptar hábitos benéficos para el cerebro, puesto que el cuidado de la salud neurológica es un proceso que dura toda la vida.

Los científicos también están desentrañando el misterio de cómo y por qué desarrollamos demencia. Aunque se enfocan en formas de tratar las enfermedades que la causan, también investigan formas de prevenir dichas enfermedades desde el principio.

Estas investigaciones son tan cruciales que en Estados Unidos existe un plan nacional para mejorar los mecanismos de prevención y tratamiento de la demencia para 2025. El denominado Plan Nacional para Enfrentar el Alzhéimer tiene cuatro metas centrales. La primera es establecer formas eficaces de prevenir y tratar el alzhéimer y otras formas de demencia. La segunda consiste en mejorar el tipo de cuidados que se brindan. La tercera consiste en expandir el apoyo para la gente con demencia y sus familiares. Y, por último, educar al público acerca de la demencia y sus principales causas.

Todas estas iniciativas para atender la demencia son cruciales, pues hay cerca de 50 millones de personas en todo el mundo viviendo con demencia, y esta cifra podría triplicarse para 2050.

Este capítulo compila las tendencias actuales en la investigación sobre la demencia, incluyendo los últimos avances y posibles líneas de trabajo para el futuro. Y cada una de estas iniciativas nos brinda mayor esperanza de tratar y prevenir la demencia.

DETECTAR EL ALZHÉIMER ANTES DE QUE APAREZCAN LOS SÍNTOMAS

Buena parte de las investigaciones actuales se enfocan en la detección del alzhéimer y de otras enfermedades neurodegenerativas en sus fases más tempranas, incluso antes de que aparezcan los síntomas. Algunos investigadores creen que los medicamentos serán más útiles si se administran muy al principio del proceso patológico, antes de que ocurran daños irreversibles en el cerebro. Además, la detección temprana también permitiría que la gente reciba tratamientos preventivos o de tratamientos que impidan que los síntomas sean graves.

En capítulos anteriores explicamos que el alzhéimer empieza mucho antes de que aparezcan síntomas notorios, fase que se conoce como alzhéimer preclínico.

Por lo regular, este tipo de alzhéimer sólo se identifica en entornos de investigación, aunque en la actualidad los estudios de imagen permiten observar los depósitos de proteínas tau y beta-amiloide (característicos del alzhéimer) incluso en esta fase preclínica. Y es crucial detectar estos depósitos de forma temprana para que coincida con el desarrollo de tratamientos nuevos.

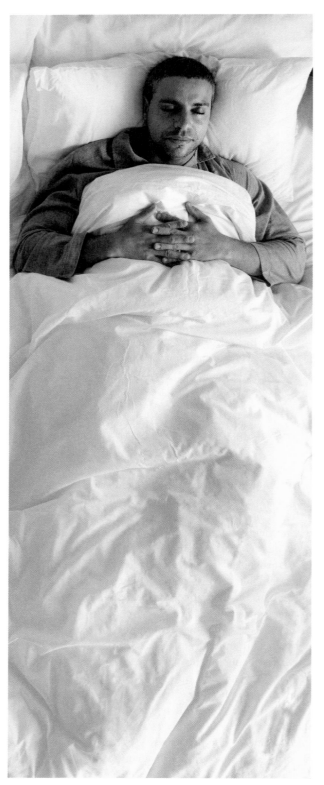

A continuación, presentamos algunos de los factores que últimamente se han asociado con el deterioro cognitivo y la forma en que los científicos pueden aprovechar estos hallazgos para detectar de manera más oportuna las causas del deterioro cognitivo.

¿Un nuevo factor de riesgo de deterioro cognitivo?

Los investigadores creen que la gente que siente que su capacidad cognitiva ha cambiado está en mayor riesgo de desarrollar deterioro cognitivo leve y alzhéimer en el futuro, incluso si sus pruebas cognitivas arrojan resultados normales. En términos científicos, esto se conoce como "deterioro cognitivo subjetivo".

Un estudio de revisión de datos recopilados durante una década sugiere que el deterioro subjetivo de la cognición y la memoria que no se refleja en pruebas cognitivas podría en realidad ser indicio de una fase temprana de alzhéimer si se conjuga con análisis que muestren la presencia de ciertos biomarcadores en el cerebro.

Hasta el momento, hacer la distinción entre el deterioro cognitivo subjetivo y los típicos deslices cotidianos no tiene valor práctico alguno. No obstante, las personas que sienten que sus capacidades cognitivas han cambiado podrían representar un grupo en ensayos clínicos porque están en riesgo de enfrentar un deterioro palpable más adelante.

El vínculo entre el sueño y la demencia

En el capítulo anterior señalamos que dormir lo suficiente y de forma ininterrumpida es clave para prevenir la demencia. Por ejemplo, en algunas investigaciones se ha observado que la gente que no duerme lo suficiente tiene el doble de probabilidades de desarrollar demencia, por lo que los científicos siguen tratando de averiguar por qué es tan importante la conexión entre el sueño y la demencia.

Una posible respuesta es que el sueño influye en los valores de proteínas tau y beta-amiloide que se acumulan en el cerebro, las cuales están implicadas en el desarrollo del alzhéimer. Se cree que el sueño ayuda a expulsar las proteínas de beta-amiloide del cerebro antes de que se formen placas que, a la larga, provocan alzhéimer.

Teniendo esto en cuenta, algunos grupos de investigación consideran que el sueño es uno de los principales factores a tratar para prevenir la demencia. Aunque se requieren más investigaciones al respecto, es posible que mejorar la calidad del sueño ayude a retrasar o incluso permita prevenir algunos de los cambios neurológicos asociados a la demencia.

Un grupo de científicos estudió a un pequeño grupo de adultos con niveles cognitivos en el rango normal para

"LOS ANÁLISIS DE SANGRE TAMBIÉN AYUDARÍAN A LOS MÉDICOS A IDENTIFICAR Y DIAGNOSTICAR LAS CAUSAS DE LOS DISTINTOS TIPOS DE DEMENCIA."

tratar de identificar vínculos entre la calidad del sueño (a partir de las ondas cerebrales durante el sueño) y las concentraciones de proteínas tau y beta-amiloide en el cerebro. Se observó que los adultos que a sus 50 años afirmaban no dormir bien tuvieron más beta-amiloide en el cerebro años después. Por su parte, los que a sus 60 afirmaban no dormir bien tuvieron más proteína tau en el cerebro años después.

Aunque no toda la gente que tiene depósitos de proteínas tau y beta-amiloide en el cerebro desarrolla demencia, la mala calidad del sueño puede provocar cambios neurológicos que se relacionan con la demencia.

Además de la falta de sueño, la somnolencia durante el día también puede ser un factor de riesgo para desarrollar alzhéimer.

Los investigadores han observado que algunas personas que aparentan estar sanas, pero tienen más proteínas beta-amiloide en el cerebro pueden sentirse más cansadas durante el día.

Por ende, tratar la somnolencia diurna excesiva puede mejorar el desempeño cognitivo, pero aún no se sabe si también permite postergar o prevenir los cambios neurológicos que dan pie al alzhéimer.

ANÁLISIS SANGUÍNEOS PROMETEDORES PARA DETECTAR EL ALZHÉIMER

Anteriormente hablamos de los análisis que los científicos están desarrollando para diagnosticar el alzhéimer antes de que genere síntomas, y sabemos que buena parte de estas investigaciones se han enfocado en biomarcadores y cambios genéticos que pueden identificarse mucho antes de que surjan los síntomas clínicos de la demencia.

Aunque se pueden encontrar indicios de alzhéimer en el fluido que rodea al cerebro y la médula espinal, el estudio requerido para obtenerlo implica insertar una aguja en la espalda baja. También se puede realizar una tomografía de emisión de positrones (TEP), la cual muestra las placas en el cerebro que pueden provocar alzhéimer. No obstante, este tipo de estudio es muy costoso, usa radiación y no está disponible en todas partes.

Por estos motivos, los análisis de sangre son un área de investigación prometedora, ya que brindarían formas más económicas de detectar el alzhéimer y otras causas de demencia. En la actualidad, los científicos están investigando diversas sustancias presentes en el cerebro que podrían estar vinculadas con el alzhéimer con la finalidad de desarrollar pruebas de sangre adecuadas.

Una de estas sustancias son los metabolitos, los cuales son parte importante de procesos que el cuerpo requiere para mantenerse vivo (es decir, para el metabolismo). El metabolismo ayuda a las células a crecer, reproducirse y mantenerse sanas, además de contribuir al desecho de las toxinas del cuerpo. Los científicos han identificado 26 metabolitos presentes en la sangre y el cerebro de personas con alzhéimer, y esta información podría contribuir a desarrollar nuevas pruebas y tratamientos para esta enfermedad.

La capacidad de encontrar proteínas beta-amiloide en los análisis de sangre sigue estudiándose, pues los investigadores creen que en algún momento se podrán crear pruebas de sangre capaces de detectar esta proteína que se usen como herramienta para descubrir si alguien tiene amiloide en el cerebro y está en mayor riesgo de desarrollar alzhéimer en el futuro.

Este tipo de pruebas de sangre representaría estrategias más económicas y simples para evaluar el riesgo de alzhéimer o incluso para diagnosticarlo. Además, contribuirían a identificar a gente que pudiera participar en ensayos clínicos diseñados para encontrar nuevos tratamientos. Asimismo, permitirían analizar los resultados de muchas más personas y limitar la necesidad de realizar estudios mucho más invasivos y costosos.

También se están desarrollando análisis de sangre capaces de medir la cantidad de proteína tau en la sangre. Al igual que con la beta-amiloide, una prueba de sangre capaz de determinar la concentración de la proteína tau en la sangre podría indicar si alguien tiene depósitos de esta proteína en el cerebro, lo cual es un indicio clave de alzhéimer.

Los científicos creen que pruebas de sangre capaces de medir las concentraciones de proteína tau podrían servir como estudios iniciales para diagnosticar el alzhéimer, además de que serían formas menos invasivas y costosas de identificar a gente que requiere estudios clínicos adicionales.

Los análisis de sangre también ayudarían a los médicos a identificar y diagnosticar las causas de los distintos tipos de demencia, lo cual haría más accesibles los tratamientos para quienes los necesitaran.

AVANCES EN LA DEMENCIA CON CUERPOS DE LEWY

La segunda causa más común de demencia neurodegenerativa, la enfermedad con cuerpos de Lewy, con frecuencia no se diagnostica de forma adecuada, ya que no empieza de la misma manera en todos los individuos ni sigue siempre el mismo curso. Cuando los síntomas aparecen, si es que los hay, pueden parecerse a los de otras causas de demencia.

Los científicos que estudian los síntomas de la demencia con cuerpos de Lewy buscan superar estos desafíos, con la esperanza de encontrar formas de diagnosticarla de forma más oportuna, que es cuando los tratamientos son más útiles.

Los investigadores han descubierto que algunos de los síntomas de la demencia con cuerpos de Lewy se presentan mucho antes de que se diagnostique la enfermedad, durante la que se describe como fase prodrómica. Por ejemplo, los problemas de visión asociados al color pueden afectar a la gente hasta 12 años antes de que se le diagnostique demencia con cuerpos de Lewy. Asimismo, el trastorno de conducta durante el sueño REM puede desarrollarse hasta 50 años

antes de que surjan los síntomas de deterioro cognitivo. Este trastorno del sueño provoca que la gente actúe físicamente sueños vívidos y por lo regular desagradables a través de sonidos y movimientos repentinos de brazos y piernas mientras sigue dormida.

En la actualidad, los investigadores dan seguimiento a personas con trastorno de la conducta durante el sueño REM en busca de indicios y biomarcadores que permitan determinar quién podría desarrollar la enfermedad con cuerpos de Lewy y en qué momento.

Asimismo, están buscando nuevas formas de ayudar a los médicos a lidiar con los síntomas de la demencia con cuerpos de Lewy para que puedan diagnosticarla de forma más oportuna, que es cuando los tratamientos funcionan mejor. La demencia con cuerpos de Lewy no sólo representa un desafío para la ciencia, sino también para el diagnóstico clínico, pues muchas veces los médicos no conocen a fondo esta enfermedad, además de que lidiar con la diversa gama de síntomas es complicado.

Para atajar estos desafíos, puede ser útil apoyarse en los kits de valoración provistos por el programa de investigación DIAMOND-Lewy.

DIAMOND, acrónimo en inglés del programa de diagnóstico y manejo de la demencia neurodegenerativa, es una colaboración entre las universidades de Cambridge y Newcastle, financiado por los Institutos Nacionales de Investigación Sanitaria de Reino Unido.

Estos kits de valoración incluyen cuestionarios iniciales que ayudan a los médicos a determinar si alguien presenta las cuatro cualidades centrales de la demencia con cuerpos de Lewy descritas en el capítulo 10: fluctuaciones cognitivas, trastorno de conducta durante el sueño REM, ver cosas que no existen (alucinaciones visuales) y parkinsonismo.

Los científicos también están tratando de desarrollar pruebas que permitan la detección oportuna de este tipo de demencia. Por ejemplo, se está investigando si es posible detectar y medir la alfa sinucleína en muestras de líquido cefalorraquídeo para diagnosticar la enfermedad con cuerpos de Lewy. Asimismo, están tratando de determinar si las biopsias de piel permiten detectar cambios en los valores de alfa sinucleína, lo cual podría revelar si una persona tiene este tipo de demencia.

La variabilidad cardiaca es otra área de interés; se trata de una medición de las variaciones en las pulsaciones del cerebro, y las investigaciones sugieren que las pruebas de variabilidad cardiaca podrían predecir si una persona con deterioro cognitivo leve desarrollará posteriormente demencia con cuerpos de Lewy o alzhéimer.

PRIONES Y ENFERMEDAD NEURODEGENERATIVA

Los priones son proteínas presentes de forma natural en los cerebros de animales y personas, y por lo regular son inofensivos; sin embargo, si se deforman, causan enfermedades devastadoras. Las enfermedades por priones se han asociado desde hace mucho a trastornos neurológicos mortales, como la enfermedad de Creutzfeldt-Jakob descrita en el capítulo 3. Y los investigadores han empezado a pensar que esos mismos procesos intervienen en trastornos más comunes que involucran la presencia de proteínas en el cerebro, como el alzhéimer.

Recordarás que las enfermedades que causan demencia suelen empezar con el mal procesamiento de proteínas, las cuales se acumulan y dañan células sanas que dejan de funcionar y mueren. Hay distintas proteínas asociadas a distintas causas de demencia; por ejemplo, la beta-amiloide se vincula con el alzhéimer.

La relación entre las proteínas beta-amiloide, tau y alfa sinucleína y los priones es una de las líneas de trabajo más activas en las investigaciones actuales sobre procesos neurodegenerativos. Al igual que los priones, la alfa sinucleína y la tau se pliegan mal y provocan que otras células cerebrales también se plieguen mal, lo que ocasiona cambios en la cognición y el razonamiento. No obstante, estos cambios son más graduales en el alzhéimer y la enfermedad con cuerpos de Lewy que en la enfermedad de Creutzfeldt-Jakob.

Los científicos sospechan que esto podría ser parte clave del proceso patológico del alzhéimer y de la demencia con cuerpos de Lewy. Si los priones y las proteínas beta-amiloide, tau y alfa sinucleína se comportan de formas similares, podrían tener también otras cualidades en común. Se siguen estudiando las similitudes entre los priones y las proteínas vinculadas a enfermedades que causan demencia, y lo que se descubra a partir de ello nos brindará más información sobre lo que ocurre en fases tempranas de la enfermedad y permitirá realizar diagnósticos más oportunos y tratar desde antes las causas de la demencia.

INFECCIONES Y TRASTORNOS NEURODEGENERATIVOS

Los científicos llevan mucho tiempo preguntándose si ciertas infecciones influyen en el posterior desarrollo de alzhéimer en el cerebro. Desde hace al menos tres décadas, los investigadores encontraron virus de herpes en cerebros de

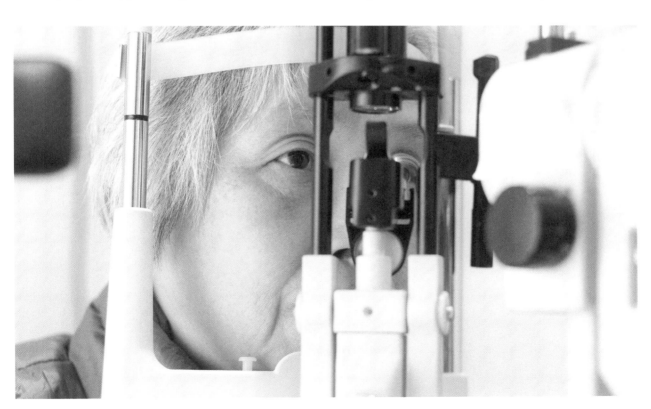

personas con alzhéimer (entre ellos, el virus que causa la varicela y los ataques de herpes zóster). Aunque algunos ensayos clínicos pequeños sugieren que los virus del herpes aumentan el riesgo de demencia, las investigaciones también han demostrado que este riesgo se elimina casi por completo cuando se trata la infección.

Es necesario que se hagan estudios más extensos para determinar a ciencia cierta si los virus del herpes intervienen de alguna forma en el desarrollo del alzhéimer.

ENFERMEDAD PERIODONTAL

Varios estudios han demostrado que personas mayores con enfermedad periodontal tienen un mayor riesgo de desarrollar alzhéimer y deterioro cognitivo. Aunque aún no se sabe a ciencia cierta por qué, al parecer algunas de las bacterias involucradas en la enfermedad periodontal logran llegar al cerebro, donde provocan inflamación que detona el desarrollo del alzhéimer.

A pesar de ser una línea de investigación activa, aún hay mucho por descubrir al respecto y se requieren muchas más investigaciones para confirmar este vínculo.

SALUD INTESTINAL Y DEMENCIA

De los 30 y 50 billones de bacterias que viven en nuestro organismo, la mayoría se encuentra en el tracto digestivo. Las bacterias intestinales benéficas descomponen los nutrientes y los medicamentos, ayudan al sistema inmunológico a defenderse de los patógenos y favorecen el funcionamiento adecuado del sistema digestivo. No obstante, en el tracto digestivo también hay bacterias dañinas que, cuando predominan, se asocian con varias enfermedades, incluyendo artritis, síndrome de intestino irritable, obesidad, cáncer y depresión.

El delicado equilibrio entre bacterias intestinales benéficas y bacterias dañinas podría estar vinculado con la salud neurológica. Un buen equilibrio entre estas bacterias podría fortalecer la barrera hematoencefálica, y algunos científicos creen que esta barrera celular es la primera que impide el ingreso de sustancias dañinas al cerebro, como las que provocan el desarrollo del alzhéimer.

Las investigaciones también sugieren que un balance adecuado de bacterias intestinales reduce la cantidad de beta-amiloide en el cerebro, lo cual sería benéfico para quienes ya viven con alzhéimer.

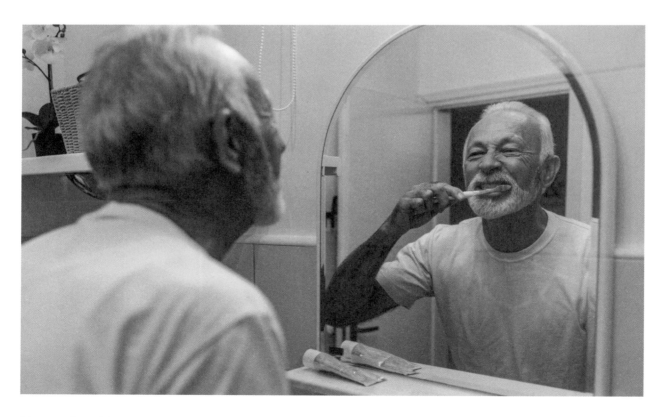

No obstante, hasta la fecha los científicos no han llegado a un consenso sobre el vínculo entre salud intestinal y trastornos neurológicos, pues no se sabe lo suficiente sobre la relación entre ambas.

Lo que sí sabemos es que la alimentación es crucial tanto para favorecer la salud intestinal como para reducir el riesgo de demencia. Las investigaciones demuestran que una dieta alta en grasas saturadas y colesterol aumenta el riesgo de alzhéimer, y se cree que se debe a los cambios que este tipo de dieta provoca en el equilibrio de la flora intestinal. Algunos científicos creen también que una dieta alta en este tipo de grasas afecta la capacidad de aprendizaje, la memoria y la cognición. Estos hallazgos pueden brindarnos la oportunidad no sólo de mejorar nuestra salud, sino también de impedir que ocurran los cambios neurológicos que dan lugar a la demencia.

Aún se deben hacer muchas investigaciones sobre salud intestinal y demencia para idear posibles tratamientos que se estudien posteriormente en ensayos clínicos.

TRATAMIENTOS GENÉTICOS

Es posible que ya estés familiarizado con los tratamientos genéticos, los cuales implican cambiar los genes del cuerpo para tratar o frenar las enfermedades. Es un tipo de tratamiento prometedor para una amplia gama de enfermedades, incluyendo cánceres, cardiopatías y diabetes. Los científicos creen que un día podrá usarse también para tratar y prevenir enfermedades que causan demencia.

Hay varias terapias genéticas usadas para curar enfermedades o ayudar al cuerpo a combatirlas. Una posibilidad consiste en desactivar ciertos genes antes de que tengan la posibilidad de generar enfermedad en el cuerpo; de ese modo, la terapia genética básicamente bloquea la enfermedad e impide su desarrollo, además de mantener las células sanas.

Un ejemplo de este tipo de tratamiento es la terapia antisentido, la cual aprovecha fragmentos de ADN o ARN conocidos como oligonucleótidos antisentido o agentes antisentido para cambiar productos genéticos específicos dentro de las células que son propensos a provocar daños, con lo cual se frena el proceso patológico antes de que comience.

Los investigadores han obtenido éxitos preliminares en ensayos clínicos de terapias antisentido para el tratamiento de trastornos neurodegenerativos como la enfermedad de Huntington y la esclerosis lateral amiotrófica (ELA). Teniendo esto en cuenta, los científicos están ideando formas de usar terapias antisentido para el tratamiento y la prevención de otros trastornos neurodegenerativos, como los que causan demencia.

Asimismo, se están estudiando tratamientos antisentido para combatir formas genéticas de alzhéimer y de degeneración frontotemporal.

Algunos de los potenciales objetivos de la terapia antisentido podrían ser:

- La proteína precursora del amiloide, la cual permite la producción de beta-amiloide.
- La variante genética de la apolipoproteína E, un gen vinculado a un mayor riesgo de alzhéimer de desarrollo tardío.
- Genes que provocan degeneración de los lóbulos frontal y temporal, como el gen MAPT, el cual hace que se formen ovillos en el cerebro.

Este tipo de terapia genética conlleva ciertos desafíos. Por un lado, el agente inyectado podría desarticularse antes de alcanzar su objetivo o podría ser incapaz de cambiar por completo el producto genético encargado de provocar la enfermedad. No obstante, a pesar de estos problemas, los científicos consideran que es un tipo de terapia prometedora para tratar y prevenir las enfermedades que causan demencia.

DEGENERACIÓN FRONTOTEMPORAL Y TRASTORNOS RELACIONADOS

El concepto de degeneración frontotemporal agrupa una serie de trastornos neurodegenerativos que afectan sobre todo las regiones del cerebro vinculadas con la personalidad, el comportamiento, la memoria y el lenguaje, las cuales representan hasta una quinta parte de todos los casos de demencia en Estados Unidos.

Previamente señalamos que la demencia frontotemporal, la parálisis supranuclear progresiva, la afasia progresiva primaria y el síndrome corticobasal son algunos de los trastornos englobados en el concepto de degeneración frontotemporal. Estos trastornos suelen afectar a adultos que están en la flor de la vida (es decir, entre los 40 y 69 años), y no se han encontrado tratamientos que los ralenticen, frenen o prevengan.

También mencionamos que muchos de los genes asociados a la degeneración frontotemporal son hereditarios. Y los investigadores aprovechan lo que van descubriendo

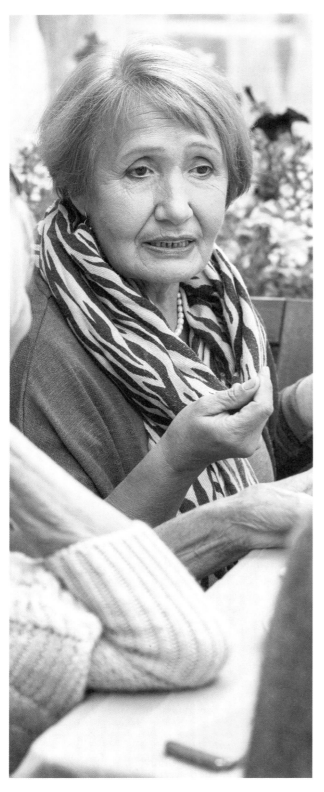

sobre esos genes para desarrollar biomarcadores que permitan hacer un diagnóstico oportuno y desarrollar tratamientos capaces de postergar el desarrollo de este tipo de demencia.

Por ejemplo, se ha observado en ensayos clínicos que el deterioro cognitivo empieza hasta ocho años antes de que aparezcan los primeros síntomas de degeneración frontotemporal. Al parecer, estas alteraciones cognitivas se relacionan con cambios genéticos que están ocurriendo a la par. Por ende, se están ideando pruebas cognitivas para personas con familiares que tienen degeneración frontotemporal para identificar esos cambios (y la enfermedad en sí) de forma oportuna.

También se están estudiando otros cambios que ocurren en fases tempranas, antes de que aparezcan los primeros síntomas de degeneración frontotemporal; por ejemplo, cambios en la función ejecutiva.

Los problemas de organización de tareas, pensamiento abstracto, manejo del tiempo y resolución de problemas tienen que ver con la función ejecutiva, la cual parece verse afectada desde el principio en personas con degeneración frontotemporal. Teniendo esto en cuenta, evaluar la función ejecutiva podría servir para identificar cambios que marquen el comienzo de la degeneración frontotemporal. Por lo pronto, se recomienda el uso de una evaluación específica, denominada EXAMINER (acrónimo en inglés de medidas e instrumentos de evaluación e investigación neuroconductual de la función ejecutiva). La prueba EXAMINER, financiada por los Institutos Nacionales de Salud de Estados Unidos, podría ser mucho más útil para detectar problemas de la función ejecutiva que se asocian con la degeneración frontotemporal.

Al igual que con otros tipos de demencia, los biomarcadores son una importante línea de investigación para el diagnóstico de la degeneración frontotemporal. De hecho, se están desarrollando biomarcadores observables en estudios de imagen, en sangre o en el líquido cefalorraquídeo que puedan usarse para detectar este tipo de trastornos de forma temprana y dar seguimiento a su avance.

Puesto que la investigación relacionada con los trastornos frontotemporales conlleva muchos desafíos, los Institutos Nacionales de Salud de Estados Unidos financian una colaboración entre dos proyectos de investigación. El objetivo de esta colaboración, conocida como ALLFTD, es integrar las investigaciones al respecto que se realizan en Norteamérica. Esta colaboración nos ayudará a entender mejor el desarrollo de estos trastornos en el cerebro e idealmente servirá para crear tratamientos y terapias preventivas.

PARTICIPACIÓN EN ENSAYOS CLÍNICOS

Es imposible realizar investigaciones sin voluntarios que estén dispuestos a participar en ensayos clínicos, razón por la cual el público en general desempeña un papel significativo en la lucha contra el alzhéimer y demencias relacionadas.

Aun así, es indispensable reflexionar bien antes de ingresar a un ensayo clínico; de hecho, en el caso del alzhéimer, la decisión depende de toda la familia y no de una sola persona.

Para ayudar a las familias a tomar esta decisión tan importante, la Asociación de Alzhéimer preparó la siguiente lista de cuestiones a tener en cuenta:

- Exploren con su médico las ventajas y desventajas de participar en un ensayo clínico en particular.
- Prepárense para responder preguntas sobre el estado de salud de su ser querido.
- Es posible que se requieran estudios adicionales para determinar si la persona interesada en el ensayo clínico es elegible. Quizá no todas las personas con alzhéimer lo sean.
- Los ensayos clínicos implican un compromiso de tiempo y otras responsabilidades, como trasladarse al lugar del estudio, administrar los medicamentos y llevar un registro de cambios en el estado de salud para reportarlos a los coordinadores del estudio. Consulten si es necesario hacer gastos adicionales.
- Los ensayos clínicos conllevan ciertos riesgos, pues sirven para determinar la efectividad y seguridad de los medicamentos.
- No todos los participantes en el estudio reciben el medicamento que se está probando. En casi todos los ensayos clínicos hay un grupo que recibe una sustancia inactiva (placebo) y otro que recibe el medicamento experimental. Esto les permite a los científicos comparar ambos grupos. La gente que recibe el placebo es igual de importante que quienes reciben el tratamiento. Si el medicamento da resultados positivos, los participantes que recibieron el placebo podrían tener la opción de recibir el medicamento experimental después del ensayo.
- Hagan preguntas para resolver todas sus inquietudes. Los investigadores deben responderlas de forma satisfactoria. Si en algún momento se sienten incómodos, siempre tendrán la opción de abandonar el ensayo.

En estos sitios (en inglés) encontrarás más información sobre ensayos clínicos para alzhéimer que se están realizando en Estados Unidos:

Asociación de Alzhéimer
www.alz.org/research/clinical_trials/find_clinical_trials_trialmatch.asp

Biblioteca Nacional de Medicina de Estados Unidos
www.clinicaltrials.gov

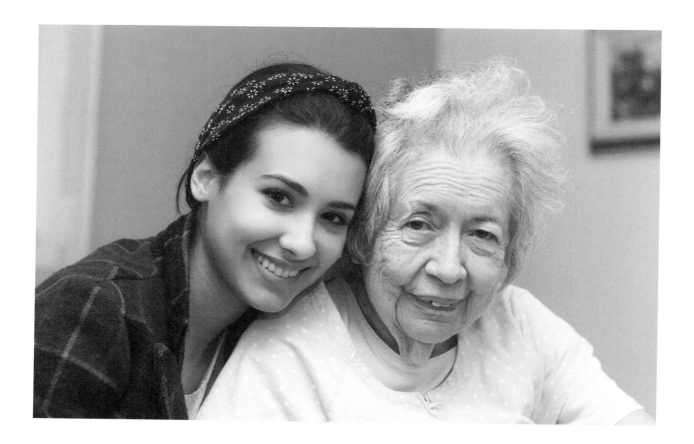

Los científicos involucrados en estos proyectos colaborativos estudian toda clase de trastornos frontotemporales, ya sean hereditarios o no. Tienen la esperanza de descubrir indicios tempranos y previos a la aparición de los síntomas, lo cual favorecería la creación de tratamientos eficaces y estrategias de prevención que se puedan evaluar en ensayos clínicos y, en última instancia, lleguen a manos de los médicos que tratan a los pacientes con estos trastornos.

Como parte de esta iniciativa, los científicos desean probar distintos biomarcadores (es decir, indicios tempranos de estas enfermedades) y diseñar análisis de laboratorio capaces de identificarlos y de medir su progreso. Eso nos brindaría más información acerca de quiénes tienen mayor riesgo de desarrollarlos y de cómo evolucionan los síntomas de estas enfermedades con el paso del tiempo.

EL PAPEL DE LAS REDES CEREBRALES

Las enfermedades neurodegenerativas, como el alzhéimer, se definen a partir de los síntomas que causan. Y, como hemos visto a lo largo de este libro, entre estos síntomas están los problemas de memoria.

Sin embargo, ¿qué pasa dentro del cerebro que provoca estos síntomas? Quienes estudian este aspecto del alzhéimer están desentrañando este misterio y comprendiendo a cabalidad qué implica la formación de recuerdos y los mecanismos por medio de los cuales el alzhéimer causa problemas de memoria.

En capítulos previos explicamos cómo se forman los recuerdos y mencionamos que los científicos han descubierto que hay varias redes cerebrales involucradas en este proceso. No hay una sola red a cargo de la memoria; de hecho, hay varias redes extensas en todo el cerebro que dependen las unas de las otras para la creación de los recuerdos.

Tomemos como ejemplo lo que recuerdas de tu abuela. Es imposible señalar puntualmente cuáles son las células cerebrales que contienen todos los recuerdos que tienes de ella, pues en realidad hay varias redes distintas dentro del cerebro que contienen distintos tipos de información que provee el contexto de esos recuerdos. En conjunto, estas redes cerebrales crean una imagen de quién fue tu abuela, de lo que sabes sobre ella, de cómo te sientes con respecto a ella, etcétera, etcétera.

Este ejemplo nos permite ilustrar que son varias las redes (o sistemas de células extendidas por el cerebro) que se necesitan para formar un recuerdo, y que dichas redes colaboran entre sí y dependen las unas de las otras.

Las redes cerebrales se parecen a una red eléctrica: si se descompone una placa eléctrica, alguna de las placas contiguas se encargará de compensarlo. Si la red eléctrica es lo suficientemente fuerte, las luces de la casa no se apagarán. Sin embargo, si la descarga es excesiva, se quemarán también otros circuitos y te quedarás sin energía eléctrica.

Los científicos creen que algo similar ocurre en el caso del alzhéimer y que el daño de una red cerebral aumenta la carga de otras. Si el sistema es lo suficientemente fuerte, quizá no haya problemas; no obstante, si algún eslabón de la cadena está debilitado, el alzhéimer puede tomar las riendas, extenderse y generar síntomas como la pérdida de memoria.

Se espera que al entender mejor las redes cerebrales y la forma en que el alzhéimer las afecta ayude a la gente a adquirir hábitos saludables que favorezcan lo suficiente la salud de dichas redes cerebrales como para prevenir que el alzhéimer se extienda.

EL FUTURO DE LA INVESTIGACIÓN

Hay muchas investigaciones en torno al alzhéimer y otras causas de demencia y cada vez surgen más. Aun así, las nuevas estrategias para el diagnóstico y el tratamiento de estas enfermedades tardan en llegar a la gente que más las necesita. Después del descubrimiento inicial, se requieren muchas investigaciones para sustentar esos hallazgos y poner a prueba la seguridad y eficacia de los potenciales medicamentos o terapias antes de que estén al alcance del público general.

Para acelerar las investigaciones, la Coalición para el Combate de Enfermedades Graves (CAMD, por sus siglas en inglés), una agrupación de fundaciones sin fines de lucro y consultores gubernamentales, ha consolidado una alianza única en su tipo que permite compartir los datos de ensayos clínicos relacionados con el alzhéimer. La CAMD también ha colaborado con el consorcio de Estándares de Intercambio de Datos Clínicos (CDISC, por sus siglas en inglés) para definir los estándares de calidad de estos datos. Los científicos consideran que estos estándares y los datos compartidos de más de 6,500 participantes acelerarán el desarrollo de terapias que puedan usarse para tratar y prevenir de forma eficaz las enfermedades vinculadas a la demencia.

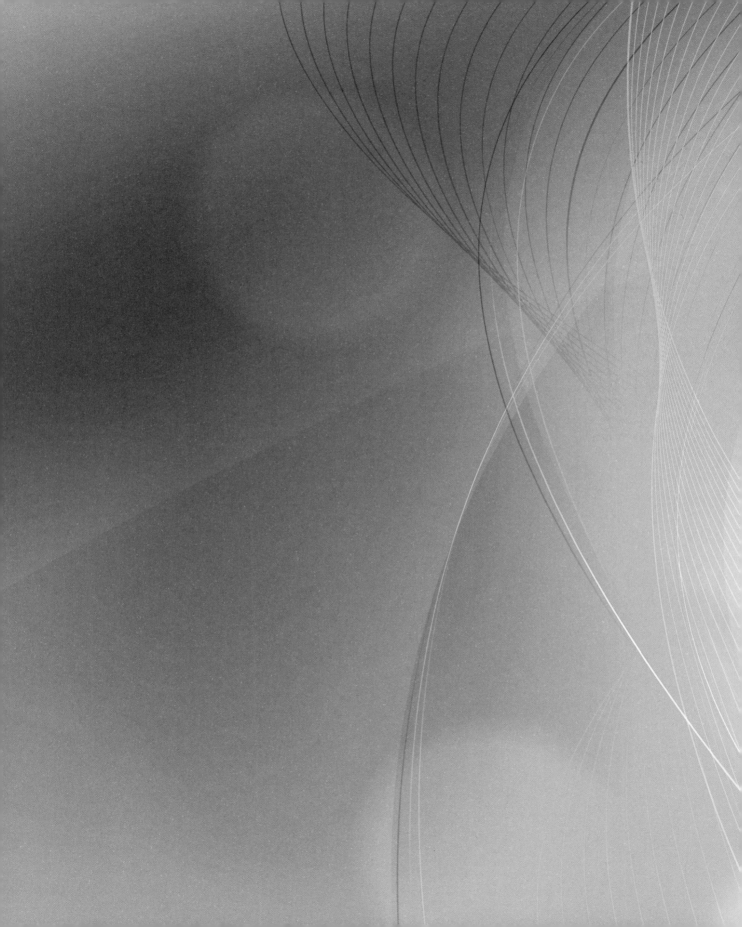

Recursos adicionales

AARP
601 E St. NW
Washington, DC 20049
888-687-2277
www.aarp.org

**ADMINISTRATION FOR COMMUNITY
LIVING**
330 C St. SW
Washington, DC 20201
202-401-4634
https://acl.gov

**ADVANCE DIRECTIVE FORMS
(FORMULARIOS DE VOLUNTAD
ANTICIPADA)**
De la AARP
www.aarp.org/caregiving/financial-legal/free-printable-
advance-directives
De la American Bar Association
www.americanbar.org/groups/law_aging/resources/
health_care_decision_making/Stateforms

ADVANCING STATES
(antes National Association of States United for Aging and
Disabilities)
241 18th St. S, Suite 403
Arlington, VA 22202
202-898-2578
www.advancingstates.org

AGENCY FOR HEALTHCARE RESEARCH AND QUALITY
Oficina de Comunicaciones
5600 Fishers Lane, 7º piso
Rockville, MD 20857
301-427-1104
www.ahrq.gov

ALZCONNECTED
225 N. Michigan Ave., Piso 17
Chicago, IL 60601
800-272-3900
www.alzconnected.org

**ALZHEIMER'S AND RELATED DEMENTIAS EDUCATION
AND REFERRAL CENTER**
800-438-4380
www.alzheimers.gov

ALZHEIMER'S ASSOCIATION
225 N. Michigan Ave., Floor 17
Chicago, IL 60601
800-272-3900
www.alz.org

ALZHEIMER'S DISEASE INTERNATIONAL
64 Great Suffolk St.
Londres, SE1 0BB
Reino Unido
011-44-20-7981-0880
www.alz.co.uk

ALZHEIMER'S FOUNDATION OF AMERICA

322 Eighth Ave., 16th Floor
Nueva York, NY 10001
866-232-8484
https://alzfdn.org

THE ASSOCIATION FOR FRONTOTEMPORAL DEGENERATION

2700 Horizon Drive, Suite 120
King of Prussia, PA 19406
267-514-7221 or 866-507-7222
www.theaftd.org

BRIGHTFOCUS FOUNDATION

22512 Gateway Center Drive
Clarksburg, MD 20871
800-437-2423
www.brightfocus.org

CENTER FOR DRUG EVALUATION AND RESEARCH (CDER)

División de Información Farmacológica, Administración de
Medicamentos y Alimentos de Estados Unidos
Oficina de comunicaciones
10001 New Hampshire Ave.
Hillandale Building, 4° piso
Silver Spring, MD 20993
855-543-3784 o 301-796-3400
www.fda.gov/Drugs

CENTERS FOR MEDICARE AND MEDICAID SERVICES

7500 Security Blvd.
Baltimore, MD 21244
www.cms.gov

COMMUNITY RESOURCE FINDER

www.communityresourcefinder.org

CREUTZFELDT-JAKOB DISEASE FOUNDATION INC.

3634 W. Market St., Suite 110
Akron, OH 44333
800-659-1991
https://cjdfoundation.org

CUREPSP

1216 Broadway, Second Floor
Nueva York, NY 10001
347-294-2873 o 800-457-4777
https://www.psp.org

DEMENTIA ACTION ALLIANCE

732-212-9036
https://daanow.org

DEMENTIA FRIENDLY AMERICA

1100 New Jersey Ave. SE, Suite 350
Washington, DC 20003
202-872-0888
www.dfamerica.org/

DEPARTMENT OF VETERANS AFFAIRS

844-698-2311
www.va.gov/find-locations

ELDERCARE LOCATOR

Administrado por la Administration on Aging
800-677-1116
https://eldercare.acl.gov

FAMILY CAREGIVER ALLIANCE

101 Montgomery St., Suite 2150
San Francisco, CA 94104
415-434–3388 o 800-445-8106
www.caregiver.org

PLANEACIÓN FINANCIERA Y LEGAL PARA CUIDADORES

De la Alzheimer's Association
www.alz.org/help-support/caregiving/
financial-legal-planning

GIVING VOICE INITIATIVE

7801 E. Bush Lake Road, Suite 120
Bloomington, MN 55439
612-440-9660
https://givingvoicechorus.org

HOUSE OF MEMORIES

345 W. Kellogg Blvd.
St. Paul, MN 55102
800-657-3773
www.mnhs.org/houseofmemories

THE I'M STILL HERE FOUNDATION

10 Tower Office Park, Suite 317
Woburn, MA 01801
781-674-2884
www.imstillhere.org

LEWY BODY DEMENTIA ASSOCIATION
912 Killian Hill Road SW
Lilburn, GA 30047
404-935-6444 o 800-539-9767
www.lbda.org

CLÍNICA MAYO
www.MayoClinic.org

CANAL DE YOUTUBE DE LA CLÍNICA MAYO
www.youtube.com/user/mayoclinic
Palabra clave: demencia

MEALS ON WHEELS AMERICA
1550 Crystal Drive, Suite 1004
Arlington, VA 22202
888-998-6325
www.mealsonwheelsamerica.org

MEDICAID Y MEDICARE
7500 Security Blvd.
Baltimore, Maryland 21244-1850
877-267-2323 o 410-786-3000
www.medicaid.gov

MEDICALERT FOUNDATION
101 Lander Ave.
Turlock, CA 95380
800-432-5378
www.medicalert.org

NATIONAL ADULT DAY SERVICES ASSOCIATION
11350 Random Hills Road, Suite 800
Fairfax, VA 22030
877-745-1440
www.nadsa.org

NATIONAL APHASIA ASSOCIATION
P.O. Box 87
Scarsdale, NY 10583
www.aphasia.org/aphasia-resources/
primary-progressive-aphasia

NATIONAL ASSOCIATION OF AREA AGENCIES ON AGING
1100 New Jersey Ave. SE, Suite 350
Washington, DC 20003
202-872-0888
www.n4a.org

NATIONAL COUNCIL ON AGING
251 18th St. S, Suite 500
Arlington, VA 22202
571-527-3900
www.ncoa.org

NATIONAL HOSPICE AND PALLIATIVE CARE ORGANIZATION
1731 King Street
Alexandria, VA 22314
703-837-1500
www.nhpco.org

NATIONAL INSTITUTE OF MENTAL HEALTH
Oficina de Política Científica, Planificación
y Comunicaciones
6001 Executive Blvd.
Room 6200, MSC 9663
Bethesda, MD 20892-9663
866-615-6464
www.nimh.nih.gov

NATIONAL INSTITUTE OF NEUROLOGICAL DISORDERS AND STROKE
Instituto Neurológico de los Institutos Nacionales de Salud
de Estados Unidos
P.O. Box 5801
Bethesda, MD 20824
800-352-9424
www.ninds.nih.gov

NATIONAL INSTITUTE ON AGING
31 Center Drive, MSC 2292
Building 31, Room 5C27
Bethesda, MD 20892
800-222-2225
www.nia.nih.gov

NATIONAL INSTITUTES OF HEALTH CLINICAL CENTER
10 Center Drive
Bethesda, MD 20892
301-496-4000
https://clinicalcenter.nih.gov

NATIONAL LIBRARY OF MEDICINE
8600 Rockville Pike
Bethesda, MD 20894
www.nlm.nih.gov

NATIONAL RESPITE NETWORK AND RESPITE LOCATOR

https://archrespite.org/respitelocator

PARKINSON'S FOUNDATION

800-473-4636

www.parkinson.org

THE PRESENCE CARE PROJECT

www.presencecareproject.com

SOCIAL SECURITY ADMINISTRATION

1100 W. High Rise

6401 Security Blvd.

Baltimore, MD 21235

800-772-1213

www.ssa.gov

SOCIETY FOR NEUROSCIENCE

1121 14th St. NW, Suite 1010

Washington, DC 20005

202-962-4000

www.sfn.org

SPARK!

800 W. Wells St.

Milwaukee, WI 53233

414-278-6943

www.sparkprograms.org

TIMESLIPS

www.timeslips.org

TRIALMATCH

De la Alzheimer's Association

www.alz.org/alzheimers-dementia/research_progress/
clinical-trials/about-clinical-trials

WCG CENTERWATCH

Clinical Research and Drug Information

300 N. Washington St., Suite 200

Falls Church, VA 22046

617-948-5100 o 866-219-3440

www.centerwatch.com

ORGANIZACIÓN MUNDIAL DE LA SALUD

525 Twenty-Third St. NW

Washington, DC 20037

www.who.int/mental_health/neurology/en

LECTURAS RECOMENDADAS

Ahlskog J Eric. *Dementia With Lewy Bodies and Parkinson's Disease Dementia: Patient, Family, and Clinician Working Together for Better Outcomes.* Oxford University Press; 2014.

Allen Power G. *Dementia Beyond Disease: Enhancing Well-Being.* Health Professions Press; 2014.

Ames Hoblitzelle O. *Ten Thousand Joys & Ten Thousand Sorrows: A Couple's Journey Through Alzheimer's.* TarcherPerigree; 2008.

Basting A. *Creative Care: A Revolutionary Approach to Dementia and Elder Care.* Harper-One; 2020.

Boss P. *Loving Someone Who Has Dementia: How To Find Hope While Coping With Stress and Grief.* Jossey-Bass; 2011.

Brackey J. *Creating Moments of Joy Along the Alzheimer's Journey.* 5ª ed. Purdue University Press; 2016.

Bryden C. *Dancing With Dementia: My Story of Living Positively With Dementia.* Kingsley Publishers; 2005.

Buell Whitworth H, et al. *A Caregiver's Guide to Lewy Body Dementia.* Demos Medical Publishing; 2011.

Chang E, *et al. Living With Dementia: A Practical Guide for Families and Personal Carers.* ACER Press; 2013.

Cornish J. *The Dementia Handbook: How To Provide Dementia Care at Home.* CreateSpace Independent Publishing Platform; 2017.

Kuhn D, *et al. The Art of Dementia Care.* Delmar; 2008.

Manteau-Rao M. *Caring for a Loved One With Dementia: A Mindfulness-Based Guide for Reducing Stress and Making the Best of Your Journey Together.* New Harbinger Publications; 2016.

Neff K, *et al. The Mindful Self-Compassion Workbook: A Proven Way To Accept Yourself, Build Inner Strength, and Thrive.* The Guilford Press, 2018.

Pearce N. *Inside Alzheimer's: How to Hear and Honor Connections With a Person Who Has Dementia.* Forrason Press; 2010.

Powell T. *Dementia Reimagined: Building a Life of Joy and Dignity From Beginning to End.* Avery; 2019.

Snyder L. *Living Your Best With Early-Stage Alzheimer's: An Essential Guide.* Sunrise River Press; 2010.

Towne Jennings J. *Living With Lewy Body Dementia: One Caregiver's Personal, In-Depth Experience.* WestBow Press; 2012.

Zeisel J. *I'm Still Here: A New Philosophy of Alzheimer's Care.* Avery; 2009.

Índice analítico

evitar el, 230
Véase también soledad
alcohol, 56, 57, 143, 174, 177, 189, 289, 292
alcoholismo crónico, 53
alergia
medicamentos para la, 67
alerta, 170-174, 177, 178
diurna, 189
estado de, 78
fluctuaciones de, 177, 178
niveles de, 49
Véase también atención
alfa sinucleína, 71, 169, 170, 171, 190, 298, 299
alimentación, 42, 135, 197, 290, 291, 301
balanceada, 52, 201
parenteral, 236, 237
rica en frutas y verduras, 99
saludable, 17, 142, 287, 291
tubo de, 167
Véase también dieta
alivio, 77, 212-214, 269
del cuidador ante la muerte, 241
del dolor, 239
del estrés, 268
alteraciones del sueño, 38, 64, 78, 79, 113, 170, 188
alucinaciones, 56, 102, 113, 139, 163, 176, 178, 186-
188, 191
auditivas, 178
visuales, 49, 63, 170, 171, 175-178, 187, 298
Véase también percepciones erróneas
alzhéimer
atípico, 115, 121, 128
esporádico 127
no amnésico, 115
preclínico, 90, 101, 107, 109, 295
precoz, 72, 87, 93, 94, 99, 115, 125-129, 206, 223
tardío 90, 94, 95
amiloides, 39-41, 48, 71, 85, 88-90, 92, 96, 97, 120, 288
amnesia, 36, 37, 115, 227
analgésicos, 239
análisis de sangre, 51, 74, 103, 120, 126, 156, 162, 179,
297, 298
angustia, 139, 175, 187, 254, 261
descifrar la, 258, 264
reducir la, 258
anosognosia, 29, 211, 212, 217
ansiedad, 23, 54, 63, 75, 79, 86, 111, 113, 120, 124, 131,
137, 139, 143, 166, 176, 178, 187-190, 201, 213, 227,
239, 246, 253, 254, 258, 263, 268, 274
fármacos para tratar, 38, 67, 113, 139, 188
Véase también nerviosismo

ansiolíticos, 139, 201
antagonistas de los receptores de NMDA, 134, 186
antecedentes familiares, 33, 51, 56, 62, 94, 105, 126,
127, 160, 170
antibióticos, 237
antidepresivos, 51, 113, 137, 139, 163, 164, 178, 188,
201
antipsicóticos, 51, 139, 163, 187, 188
apatía, 54, 56, 63, 75, 112, 124, 148, 150, 155-157, 163,
167, 177, 178, 186, 198, 201, 258, 259, 260, 261
apnea
del sueño, 38, 42, 113, 143, 173, 181, 189, 288
obstructiva del sueño, 188
APOE (gen)
E2, 94, 95
E4, 41, 94, 125
apoyo
a larga distancia, 247
emocional, 220, 238, 246, 247, 267, 269, 271
formal, 276
informal, 275, 276, 279
médico, 236
nutricional, 166
Véase también compañeros de cuidados
apraxia progresiva primaria del habla, 150, 158
arte y creatividad, 258, 260
Véase también terapia artística
asilo, 112, 113, 206
Véase también centro de vida asistida
aspartato, 134, 186
aspirina, 201
Asociación de Alzhéimer, 111, 220
atención, 22, 29, 36, 46-50, 56, 64, 65, 78, 86, 131, 133,
137, 145, 169-171, 173, 179, 181-184, 186, 198, 205,
216, 258, 275
déficit de, 29
fluctuaciones de la, 173, 178
geriátrica, 206
individualizada (centrada en la persona), 253, 254
plena, 277
primaria, 60
selectiva, 133
Véase también alerta, concentración, sesgo negativo
aterosclerosis, 49, 87, 97, 193, 200
atrofia, 38, 69, 88, 118, 120, 211
cerebral, 65, 108
cortical posterior, 115, 117, 118, 120-122, 211
del hipocampo, 103
del lóbulo temporal medial, 103
autocompasión, 231, 265, 269, 274, 275
autodiagnosticarse, 75

B

beta amiloide, 39, 40, 70, 72-74, 87-99, 104-107, 115, 117, 120, 125, 127, 154, 169

biomarcadores, 40, 72, 73, 83, 87, 90, 103-107, 115, 156, 162, 182, 296-298, 302, 304

C

calidad de vida, 51, 77, 80-83, 101, 112, 113, 131, 132, 135, 140-143, 162, 165, 167, 172, 182, 190, 191, 205, 207, 215, 224-228, 231, 235, 236, 254, 258, 260, 261

cambios

al entorno, 166

cognitivos, 21, 23, 28, 35, 38, 48, 64, 75, 79, 80, 101, 108, 172, 175

conductuales, 117, 148, 153, 250

del envejecimiento, 19

en la personalidad, 52, 61, 85, 102, 109, 121

físicos, 250

neurológicos, 207, 253, 261, 284, 291, 296, 297, 301

carbidopa/levodopa, 187

centro de vida asistida, 112, 237, 238, 256, 270-272

cerebelo, 20

circulación sanguínea en el, 41

con deterioro cognitivo leve, 39, 41

daño cerebral, 29, 116, 153, 200, 282, 289

derrame cerebral, 193, 196

enfermedades del, 28

entrenamiento cerebral, 285

funciones del, 19

hipocampo, 20, 24, 29, 38, 40, 86, 87, 103, 106-108, 149, 154, 180, 199, 284, 288, 292

lesión cerebrovascular, 97

lóbulo occipital, 20, 149, 199

lóbulo parietal, 20, 86, 103, 149, 200

lóbulo temporal, 20, 22, 24, 86, 149, 151-154, 156

normal, 39, 72, 108, 159, 180

sistema límbico, 20, 86

tálamo, 195, 199

telencéfalo, 20, 22

tronco encefálico, 20, 169-171, 173, 175

tumores cerebrales, 53

Véase también sistema nervioso

cerebro, 19

cambios del, 131, 145, 283, 284

coágulo, 193, 196

Véase también ACV, derrame cerebral, embolia

cognición, 26-28, 32, 35, 48, 194, 198, 211, 237, 286, 301

anormal (deteriorada o pobre), 26, 28, 195, 296

cambios en la, 37, 101, 198, 213, 225, 283, 299

normal (buena), 26, 28, 40, 179

proteger, mejorar la, 113, 197, 288

compañeros de cuidados, 246, 247, 270, 274

Véase también cuidadores

compasión, 148, 165, 251, 268, 278

auto-, 231, 265, 268, 274, 275

Véase también empatía

comunicación, 117, 238, 257, 261

cerebral, 90, 111, 132

dificultades de, 261

efectiva, 262, 263

estrategias (adecuaciones) de, 207, 262, 264

habilidades de, 36

neuronal, 86, 88, 95, 169

no verbal, 238, 260, 261, 263

problemas (desafíos) de, 119, 165, 260

verbal, 260, 261

concentración, 22, 28, 37, 38, 42, 53, 56, 75, 78, 132, 143, 186

conciencia plena, 273-275, 284, 290

conducir, 35, 61, 63, 120, 199, 203, 212, 216, 217

confusión, 26, 32, 45, 49, 53, 56, 75-78, 110, 132, 137-139, 143, 187, 188, 194, 198, 207, 211, 213, 228, 246

nocturna, 173, 176

Véase también alucinaciones, delirios, sonambulismo

conmoción, 213, 245, 263

consejos

generales en materia de salud, 197

para aceptar el diagnóstico, 211

para crear una comunidad de apoyo, 209

para lidiar con situaciones complicadas, 253

para los cuidadores, 191, 219

para personas con afasia progresiva primaria logopénica, 117

para personas que viven con demencia, 208, 223

para todos, 209

CPR (reanimación cardiorrespiratoria), 237, 238

creencias falsas, 176, 178, 187, 208

Véase también delirios

cuerpos de Lewy, 33, 37, 47, 49, 59, 71, 77, 78, 102, 103, 111, 120, 126, 145, 169-191, 201, 253, 271, 278, 298, 299

cuidadores, 81, 85, 110, 112, 119, 128, 132, 136, 142, 165, 173, 182, 183, 190, 191, 207, 208, 215, 217, 221, 227, 229, 233-239, 241, 243-249, 254-258, 267-269, 271-274, 276

ansiedad de los, 143

arte y creatividad para los, 260

autopreservación para los, 265

capacitación para los, 140

consejos para, 219

culpa en los, 270

depresión en los, 112

CRÉDITOS DE IMÁGENES

Los individuos que aparecen retratados en las fotografías de este libro son modelos, y estas imágenes se emplean únicamente con fines ilustrativos. No existe correlación alguna entre los individuos retratados y la condición o el tema abordado.

Todas las fotografías e ilustraciones son propiedad de la Fundación para la Educación e Investigación Médica (MFMER, por sus siglas en inglés) de la Clínica Mayo con excepción de las siguientes:

Esta obra se imprimió y encuadernó
en el mes de agosto de 2023,
en los talleres de Egedsa, que se localizan en
la calle Roís de Corella, 12-16, nave 1,
C.P. 08205, Sabadell (España).